図解でよくわかる

歯のきほん

歯のしくみから病気、予防や治療、美容、健康、歯科業界まで

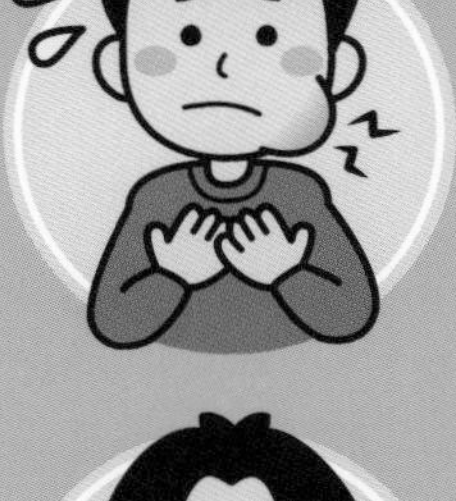

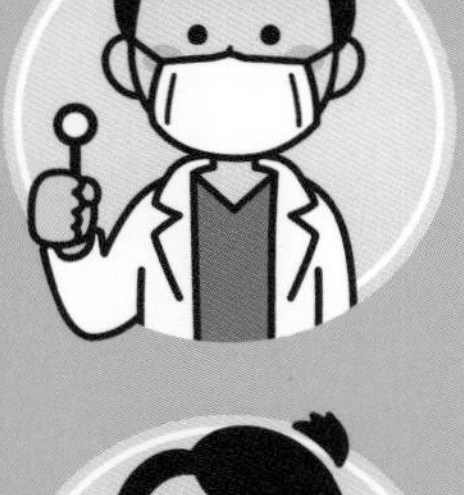

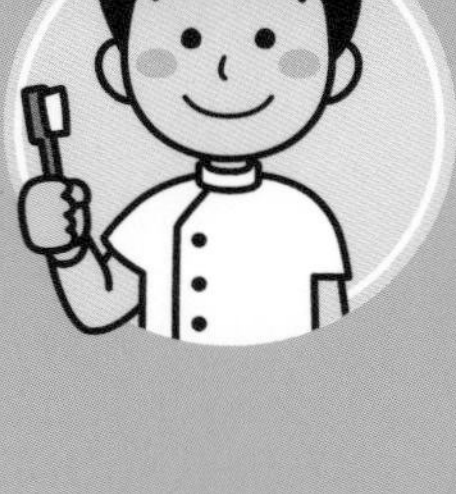

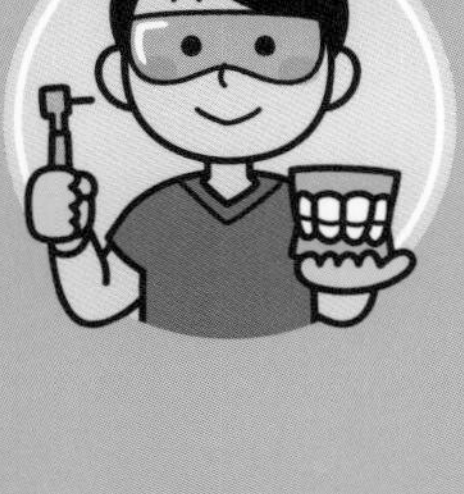

柿本 和俊　隈部 俊二
神 光一郎　中塚 美智子
三上 豊

誠文堂新光社

目次

はじめに

歯は実にさまざまなことを私たちに教えてくれます。遺跡で見つかる昔の人の骨や歯から、その人が生きていた年代、亡くなったときのおおよその年齢や性別、生活様式などがみえてきます。近年はその歯についている歯石からDNAを抽出し、その人の食生活や歯や口の状態のみならず細菌叢、人類の移動や進化といった、より広い範囲にわたる貴重な情報も得られるようになりました。人類学者や考古学者にとって、歯は宝物なのだそうです。

一方、悲しい事故が発生して多くの方が犠牲になられた時、事故の衝撃が凄まじく、亡くなられた方がどなたかわからない場合があります。歯や歯並び、治療を受けた跡、入れ歯の形などから最終的に身元を特定することがありますが、これは歯が原形を留めていること、歯の形や口の中の状態が1人1人異なること、歯科の診療記録が存在することなどから実現します。歯や口の状態から犠牲になられた方がどなたかが明らかになるだけでなく、最期の時を迎えるまでのその方の人生が甦ることもあるのです。

歯は人体で最も硬く、骨よりも長くその形を留めます。一見すると白い固まりに過ぎませんが、実は1人1人個性があり、その構造を微細に解析することでとても興味深い情報を私たちに与えてくれます。

この本を手にされたみなさんは、何かのきっかけで「歯」に興味を持ち、ここまで辿りつかれたのだと想像しています。みなさんの興味がさらに深くなるよう、「歯のきほん」ではさまざまな視点から5名の執筆者が歯や口、歯科、そして全身を捉えていけるように工夫し、「一歯入魂」の思いで文章を書いています。歯のおもしろさ、重要性、奥深さ、可能性をお伝えし、みなさんと一緒にそれらを味わうことができればうれしいです。

2020年6月　執筆者一同

1

歯の仕組みと働き

歯ってどんなもの

……歯は皮膚からできた

歯の定義は「顎口類《がっこうるい》（脊椎《せきつい》動物で口に上下の顎を持つもの）の口腔内《こうくうない》（口の中）に存在し、食物の摂取に働く、カルシウムとリン酸を主成分とした石灰化（カルシウムの化合物が沈着すること）した組織構造をもつ器官」となっており、脊椎動物（背骨を持つ動物のことで、魚類、両生類、爬《は》虫類、鳥類、哺《ほ》乳類）の口の中に存在します。普通は上下の顎に生えていますが、魚類では口腔全体や咽頭にもみられることがあります。人間を含めた脊椎動物の歯は真皮《しんぴ》（皮膚の最表層にある表皮の下唇）からできた象牙質を持ち、真歯《しんし》と呼ばれます。

無脊椎動物にも歯はあると思いますか。軟体動物のタコやカタツムリの歯舌（舌の上に歯が生えている）や、棘皮《きょくひ》動物のウニのアリストテレスの提灯《ちょうちん》などが歯に似たものですが、これらは表皮（皮膚の最表層）が変化したもので、角質や酸化鉄、炭酸カルシウムなどから作られ、象牙質をもたないので偽歯《ぎし》といわれます。

歯は4億年以上前の古生代シルル紀、ヒレなどに棘を持つ棘魚類に初めて出現したとされます。これは無顎類（顎が発達していない魚類で、現生ではヤツメウナギが残っている）の甲皮類《こうひるい》の体表にあった、硬い皮《ひ》甲《こう》（魚の鱗《うろこ》の起源）と呼ばれる骨格がもとになっています。現生の動物では、約4億年前の古生代デボン紀の軟骨魚類であるサメの祖先の皮歯《ひし》（楯鱗）が口腔内に入り込み、食物摂取に働くようになったものが歯の起源と考えられています。サメの皮膚を覆っている皮歯は歯と同じ成分でできており、硬くざらざらしているので山葵《わさび》をおろす鮫皮おろしなどに利用されています。

偽歯《ぎし》

カタツムリの歯舌

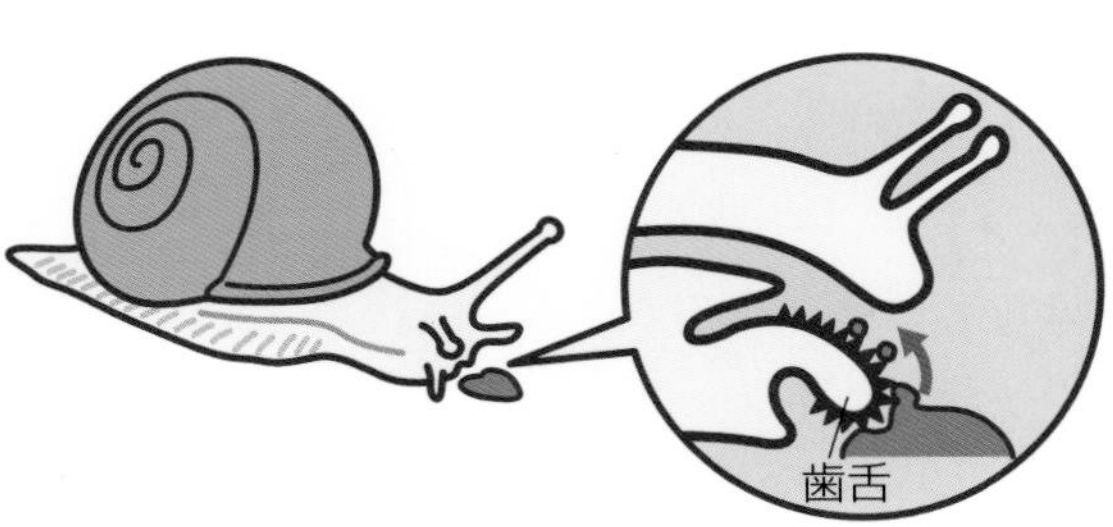

カタツムリはエサの表面をおろし金のようなつくりの、約2万本の歯舌で削り取って食べます。

ウニの模式図

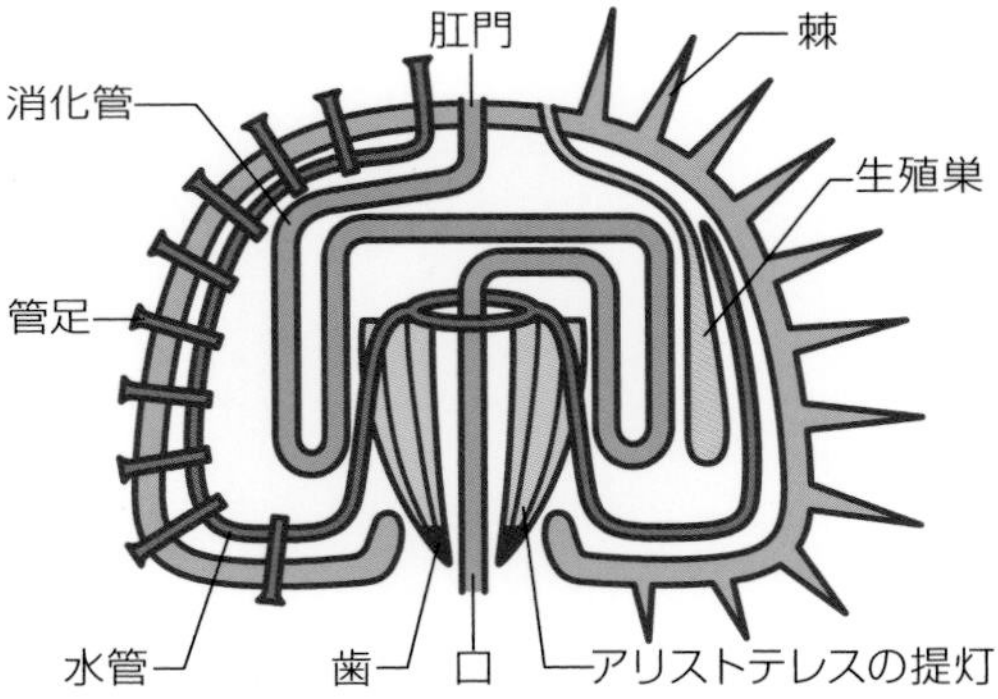

歯の起源

甲皮類の一例

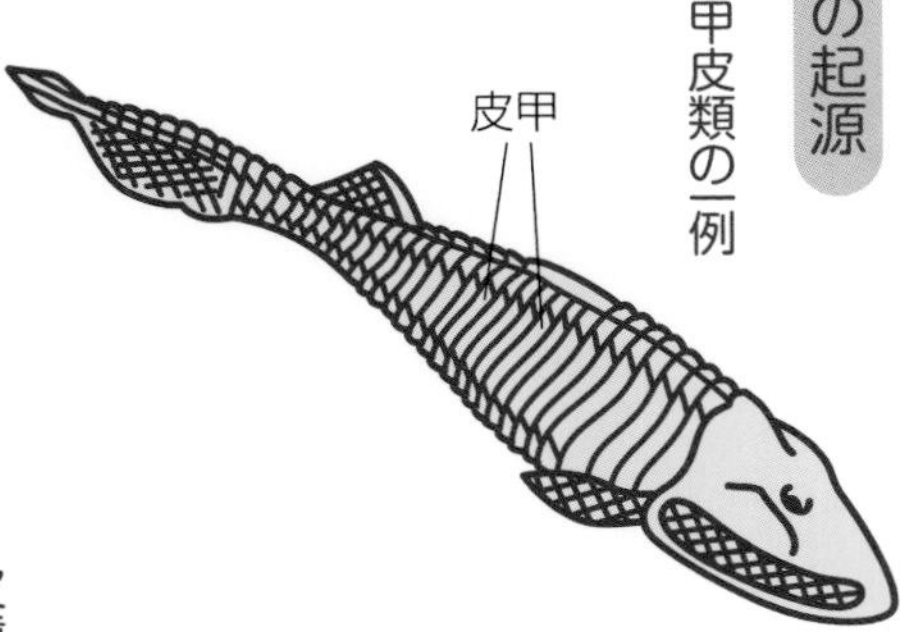

皮甲が進化すると、強固な皮骨になると考えられています。人間の頭蓋骨と鎖骨は皮骨に由来します。

皮歯の構造

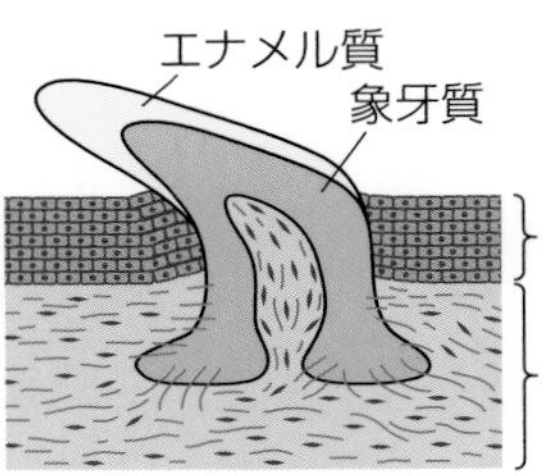

皮歯が口腔内に入り込む模式図

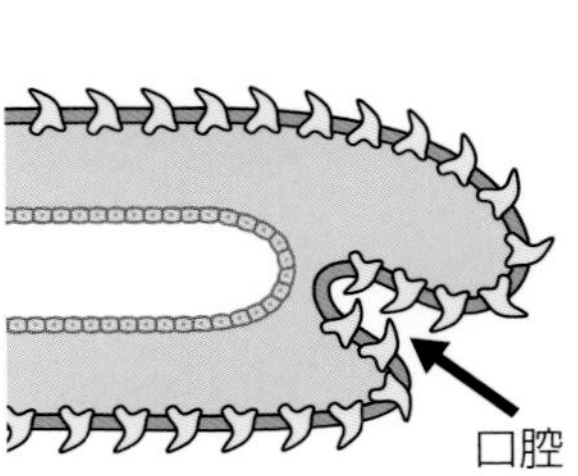

歯は何のためにあるのか？

……ヒトは主に咀嚼《そしゃく》機能＋副機能

歯にはどのような機能があるのでしょう。主な機能は「捕食《ほしょく》」と「咀嚼《そしゃく》」です。捕食は餌となる動物を捉えて食べること、咀嚼は食べ物をかんで細かくし、表面積を大きくして消化酵素の働きを良くする物理的な消化のことです。

動物は食物を口に入れないと生きていけません。捕食は動物が生きていくための基本です。魚類から爬虫類まではどの歯も同じような形をしており、歯で獲物を捕らえた後ほぼ丸飲みするので、捕食器としての役割が非常に大きいといえます。

哺乳類に進化してくると動物は恒温性（体温は37℃前後を保ち、寒いところや暑いところへの活動範囲が大いに広がった）を獲得したため、格段にエネルギーを必要とするようになりました。食物の消化吸収効率を上げるため、咀嚼機能が発達しました。栄養素は消化酵素により分解（化学的消化という）され、腸管で吸収されます。咀嚼器としての役割を果たすため歯の形は複雑になり、生えてくる場所ごとに形を変えるようになりました。また、食物摂取の際、見た目、匂い、味、温度、硬さなど五感をフルに働かせて安全な食べ物かどうか判断します。かむことによって硬さや粘着性などの情報も得ます。ヒトでは特に捕食器としての機能は失われており、歯科医師の主な仕事は失われた咀嚼機能の回復ということになります。

副機能としては道具の代用（歯で糸を切る）、構音（言葉の音を作る）、武器の代用（闘う時にかみ付く）、顔かたちの調和（明眸皓歯《めいぼうこうし》：澄んだ瞳と白い歯は美人の代名詞）などがあります。

主な機能

捕食

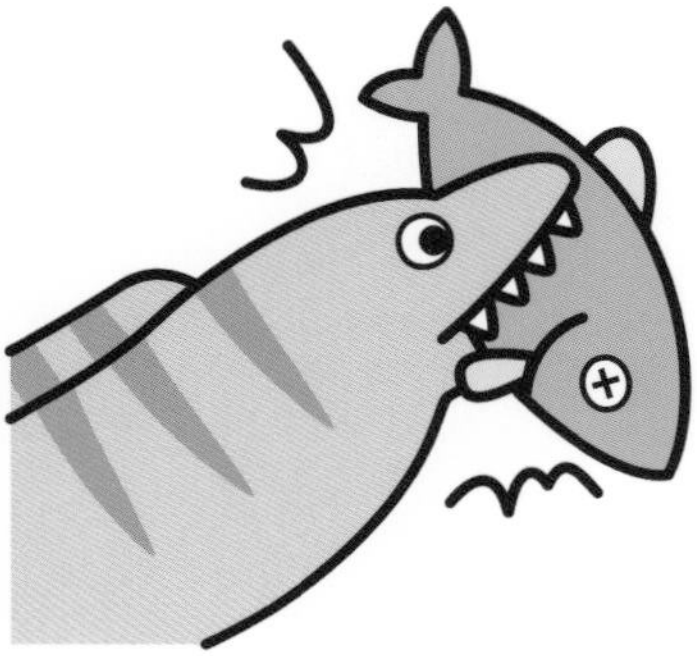

咀嚼

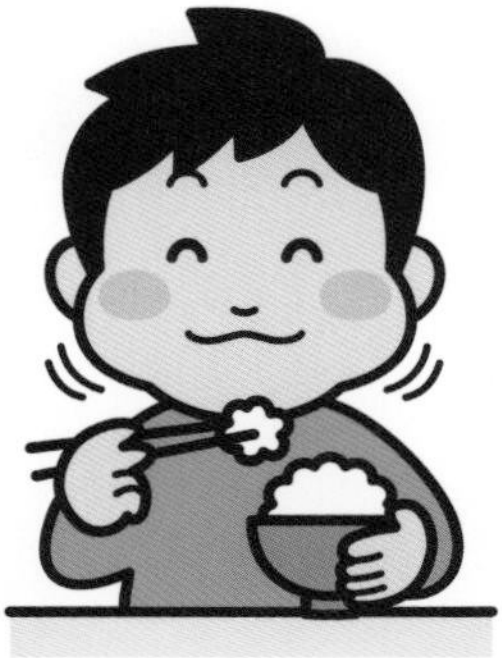

副機能

構音

（歯音（[t]、[d]、[s]、[z]）の形成）

口の中	唇の形	発音記号	
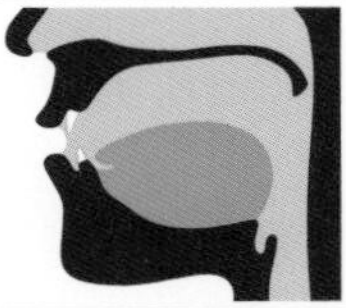	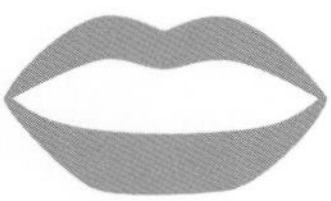	[a]	ア
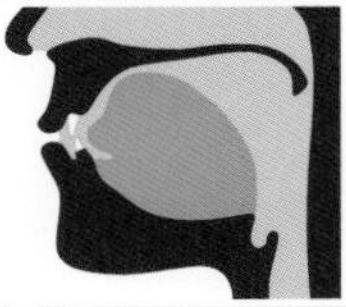	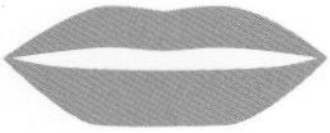	[i]	イ

顔かたちの調和

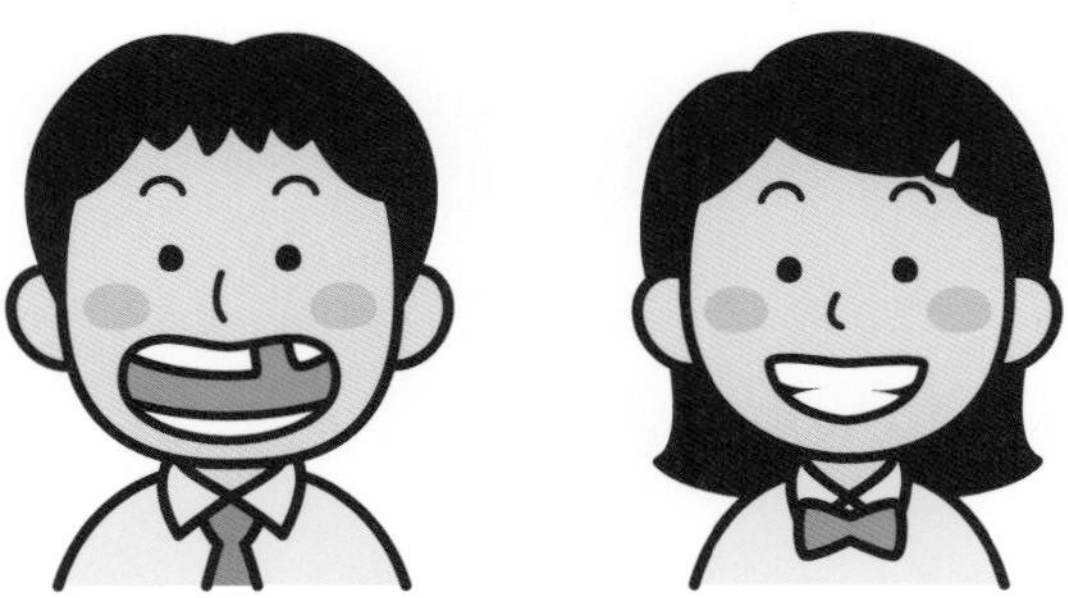

口腔の構造

……口の中にあるものを知ろう

口腔は消化器官の最初の部分で、咽頭－食道－胃－腸と続きます。口腔の範囲は前方は口唇、後方は口峡《こうきょう》、側面は頬、上方は口蓋《こうがい》、下方は口底《こうてい》により囲まれています。アーチ状を形作る歯の並びが歯列弓《しれつきゅう》で、その外側が口腔前庭《こうくうぜんてい》、内側が固有口腔です。

口腔は口腔粘膜で覆われており、粘膜の下は場所によって筋肉や骨がみられます。歯ぐきと唇や頬の裏側にある粘膜がつながってヒダになっています。口のほぼ真ん中にあるものは上唇小帯、少し奥にあるものは頬小帯《きょうしょうたい》です。また口の真ん中から数えて7番目の歯（上顎第二大臼歯）付近の向かいの頬の粘膜に、三大唾液腺（つばを作る器官、耳下《じか》腺、顎下《がっか》腺、舌下《ぜっか》腺）の一つである耳下腺《じかせん》の導管の出口、耳下腺乳頭《にゅうとう》とよばれるふくらみがあります。下唇にも上顎と同じように下唇小帯や頬小帯がみられます。

固有口腔をみると、上顎の前方2/3は骨の裏打ちのある硬口蓋があり、後方1/3は骨の裏打ちのない軟口蓋が続いています。最後部中央には「のどちんこ」と呼ばれる口蓋垂《こうがいすい》がぶら下がっています。

舌の前2/3は舌体《ぜったい》といい、味を感じる味蕾《みらい》があります。舌の後1/3は舌根《ぜっこん》で舌扁桃《ぜっへんとう》があります。

咽頭との境界の口峡の側面には口蓋舌弓、口蓋咽頭弓とよばれる二つのヒダがあり、ヒダの間に風邪をひいたときなどに赤く腫れる口蓋扁桃《こうがいへんとう》があります。舌を持ち上げてみると舌小帯《ぜっしょうたい》とよばれる薄いヒダがあり、口底には舌下腺《ぜっかせん》を覆う舌下《ぜっか》ヒダが、その前方に舌下腺と顎下腺の導管の出口である舌下小丘《しょうきゅう》とよばれるふくらみが左右一つずつみられます。

口腔

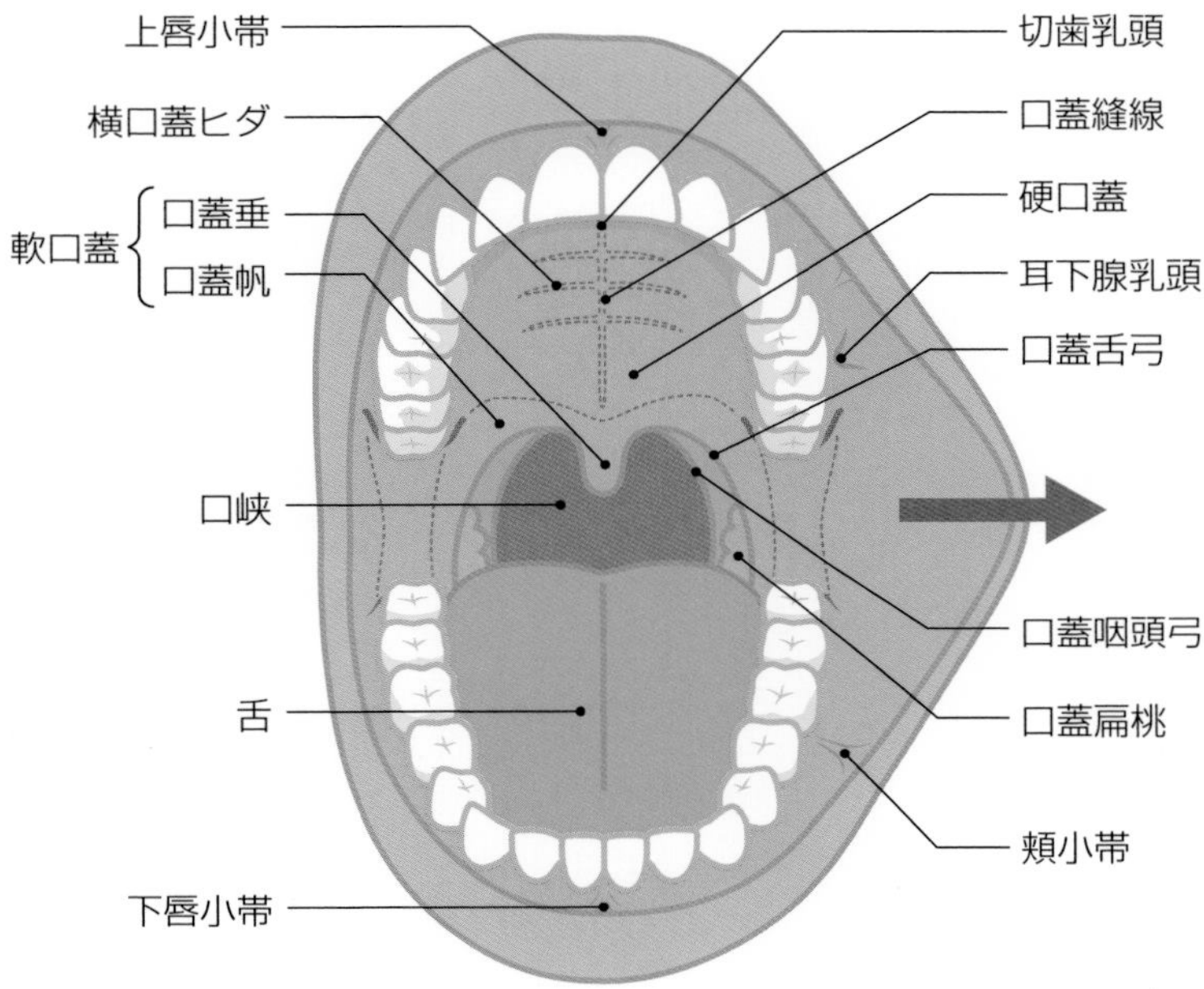

舌《ぜつ》下面《かめん》と口底《こうてい》

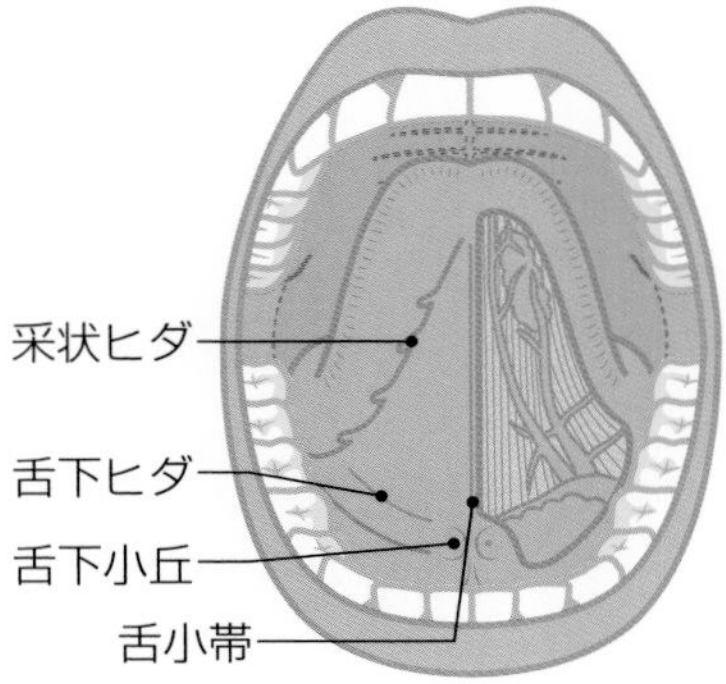

舌《ぜつ》

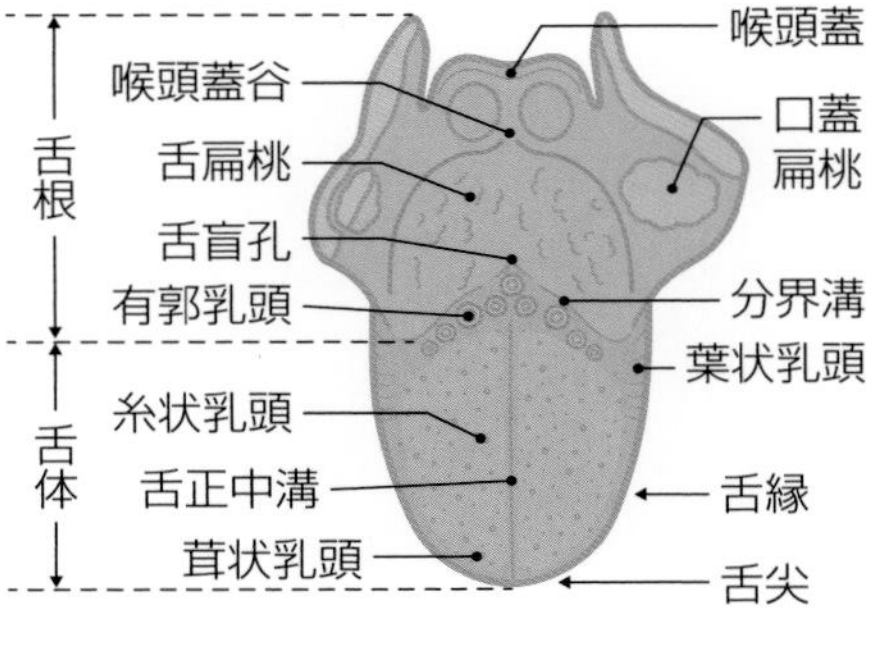

歯の組織

……歯は3つの硬い組織でできている

人間の歯は口の中にみえる歯冠《しかん》と、歯ぐき（歯肉《しにく》）に覆われている歯根《しこん》に分けられます。歯の断面をみると歯の本体が象牙質でできているのが分かりますが、名前の通り印鑑などに使われた象牙と同じ性質のものです。歯冠を覆っているのはエナメル質で、人体で最も硬い組織です。歯根は薄いセメント質で覆われています。歯の中心部には歯の外形に似た空洞が存在し、その中に「歯の神経」といわれる歯髄《しずい》という軟らかい組織が入っています。エナメル質、象牙質、セメント質は硬いため、歯の三硬組織《こうそしき》とよばれます。

歯根は顎の骨に埋まっており、その上は歯肉でカバーされています。歯根の埋まっている穴を歯槽《しそう》とよび、その周りの顎の骨を歯槽骨といいます。歯槽骨とセメント質の間には狭い隙間があり、歯根膜《しこんまく》とよばれる軟らかい組織が歯を顎の骨に固定しています。歯根膜は他に、かむ時に歯や顎にかかる力を緩める働きや、歯ごたえを感じる鋭敏な感覚器としての役割なども持っています。セメント質、歯槽骨、歯根膜、歯肉の4つを総称して歯周組織と呼びます。

人間にみられる硬い組織は骨と歯の三硬組織の計4つですが、このうちエナメル質は皮膚の最表層にある表皮と同様の上皮細胞が作った硬組織であり、コラーゲン線維がなく、ほとんどがハイドロキシアパタイト（リン酸カルシウムの結晶、化学式：$Ca_{10}(PO_4)_6(OH)_2$）でできています。一方、骨、象牙質、セメント質は間葉《かんよう》性硬組織とよばれる仲間で、性質がよく似ています。コラーゲン線維で形が作られており、そこにハイドロキシアパタイトが沈着しています。

歯の各部の名称

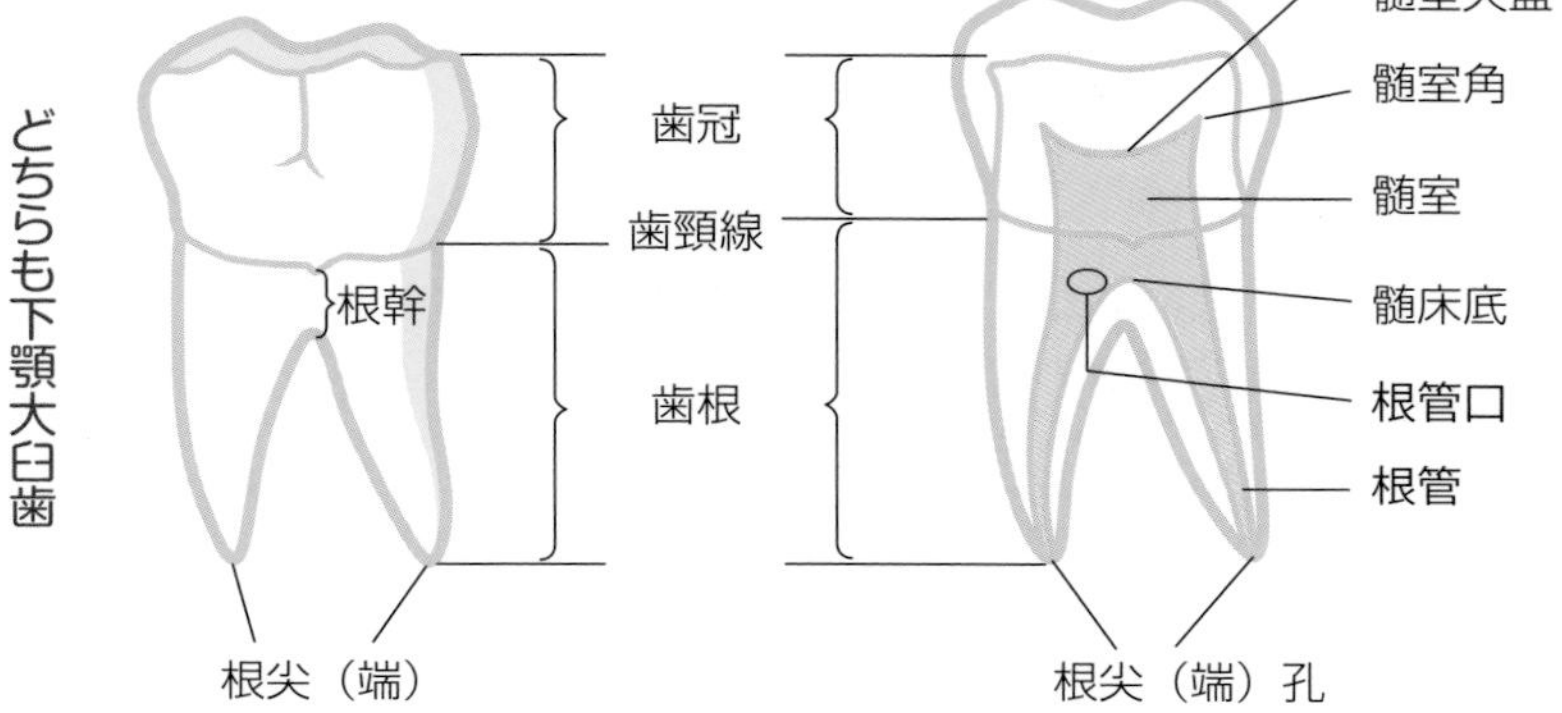

歯の組織と歯周組織

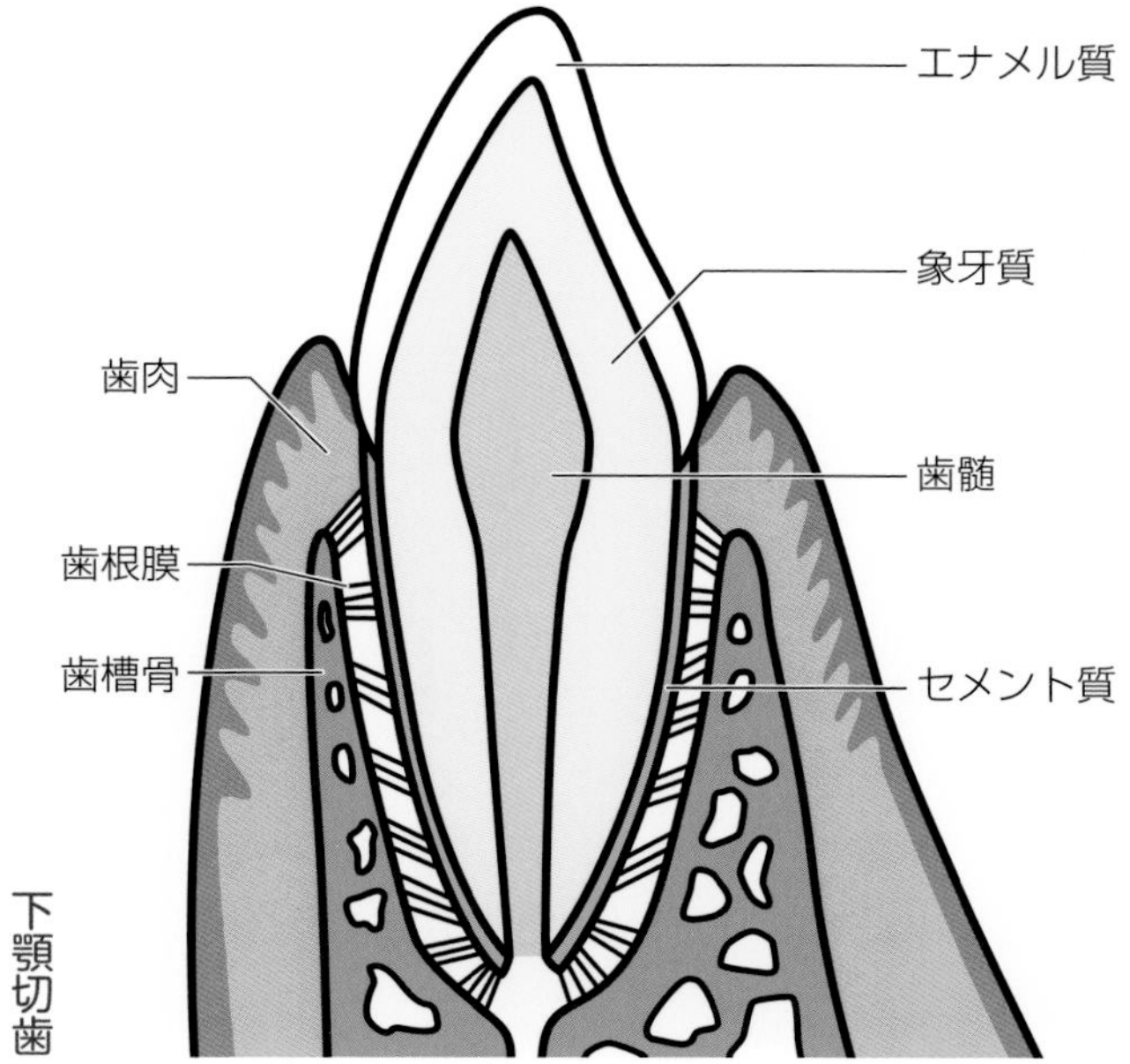

歯の名称

……歯にはそれぞれ名前がついている

歯科には歯の位置やむし歯の場所など、方向を正確に表すための用語があります。正中線（体を左右対称に2等分する線）、近心《きんしん》（正中線に近づく方向）、遠心《えんしん》（正中線から遠ざかる方向）、唇側《しんそく》（前歯《ぜんし》（切歯《せっし》・犬《けん》歯《し》）の口腔前庭側《こうくうぜんていそく》）、頬側《きょうそく》（臼歯《きゅうし》（小臼歯・大臼歯）の口腔前庭側）、舌側《ぜっそく》（歯の固有口腔側）くらいは覚えておくとよいでしょう。

ところで切歯・犬歯・小臼歯・大臼歯というのは歯の名称です。正中線から遠心方向に向かって中《ちゅう》切歯・側《そく》切歯・犬歯・第一小臼歯・第二小臼歯・第一大臼歯・第二大臼歯・第三大臼歯と順番に並び、それぞれ1・2・3・4・5・6・7・8と数字で表すことも多いです。学校の検診でも、歯科医師が「7〇、6×、…」と言っていますね。この7や6は歯を示しています。

歯の生えている場所は上下左右の4つのブロックに分けられ、それぞれ上顎右側《じょうがくうそく》・上顎左側《さそく》・下顎《かがく》右側・下顎左側と呼んでいます。「右上4番」といえば、「上顎右側第一小臼歯」を指します。また歯をアルファベットで表すと、切歯（Incisor）はI、犬歯（Canine）はC、小臼歯(Premolar)はP、大臼歯(Molar)はMとなります。

乳歯は正中線から乳《にゅう》中切歯・乳側切歯・乳犬歯・第一乳臼歯・第二乳臼歯の順に並んでおり、それぞれA・B・C・D・Eと表します。小文字のアルファベットでi、c、mと表すこともあります。乳臼歯には大小の区別はありません。

歯冠は前歯では4面、臼歯では5面あり、これらも方向用語で表します。唇側面（前歯）、頬側面（臼歯）、舌側面、近心面、遠心面と臼歯の咬合面《こうごう》となります。

歯の名称

歯列《しれつ》（歯並び）における方向用語

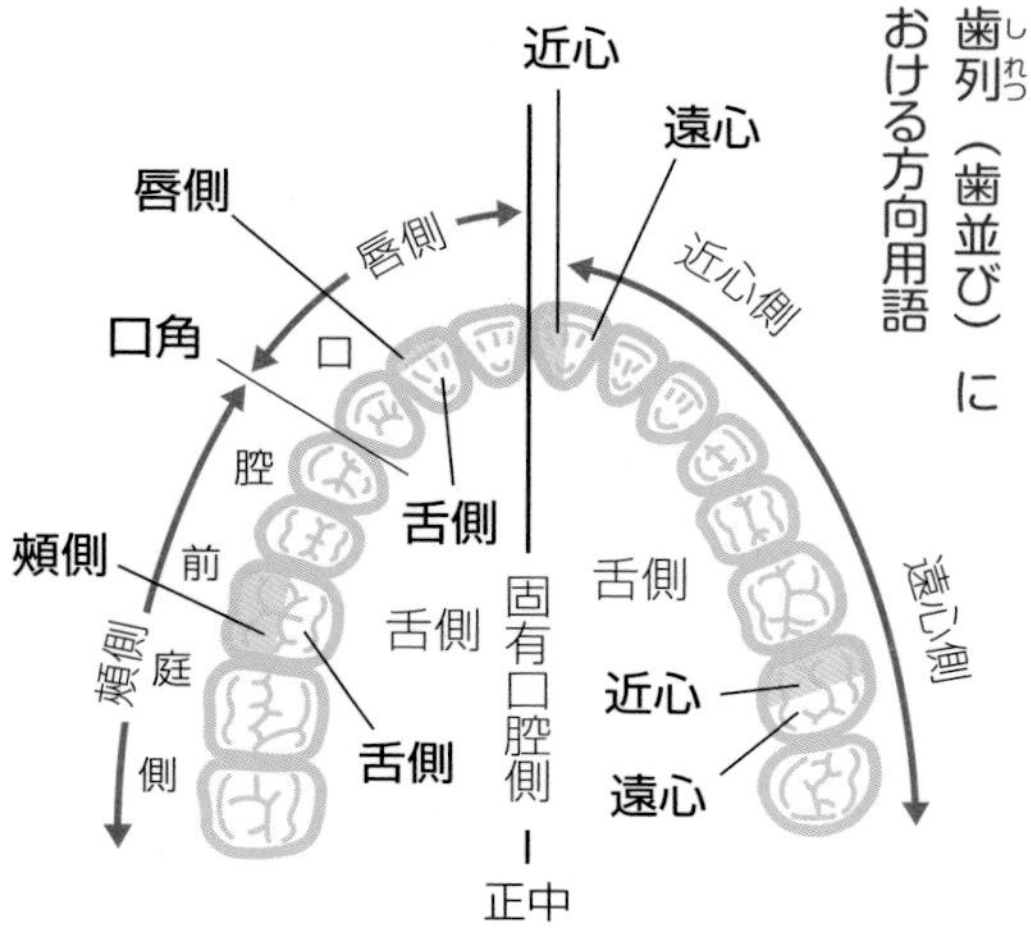

歯冠各部の名称、歯面（例：下顎右側第一大臼歯）

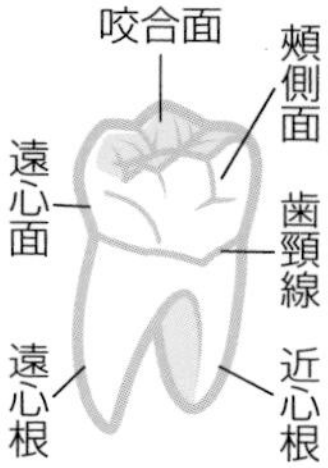

各歯種の形態学的特徴

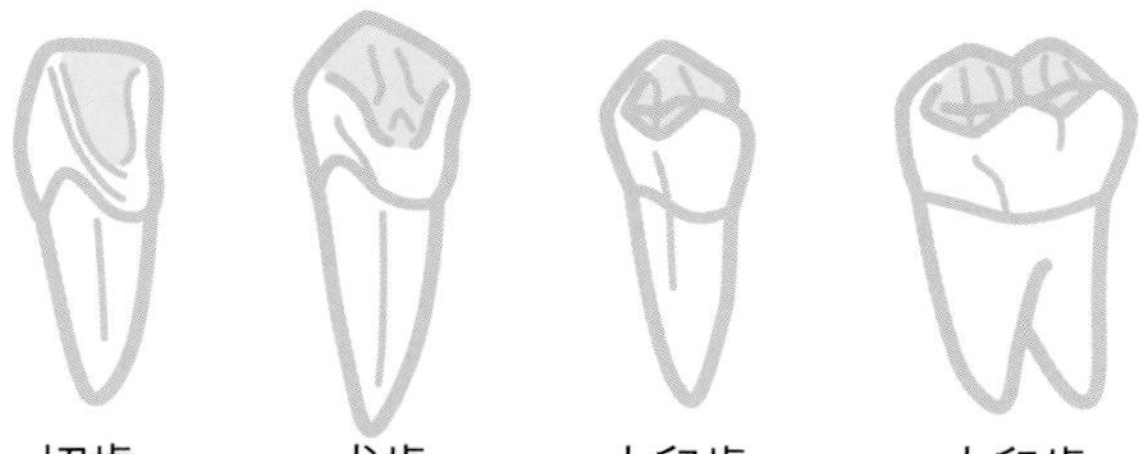

ヒトの歯は食物を効率よく消化、栄養を吸収するため、役割によって形が異なります。

歯の略号と記号

乳歯			永久歯		
	略号	記号		略号	記号
乳中切歯	i_1	A	中切歯	I_1	1
乳側切歯	i_2	B	側切歯	I_2	2
乳犬歯	c	C	犬歯	C	3
第一乳臼歯	m_1	D	第一小臼歯	P_1（Pm_1）	4
第二乳臼歯	m_2	E	第二小臼歯	P_2（Pm_2）	5
			第一大臼歯	M_1	6
			第二大臼歯	M_2	7
			第三大臼歯	M_3	8

歯の名称は長く、間違えると誤って治療してしまう恐れがあります。記号を使い、どの歯のことを指しているか誰でもすぐわかるようにしています。

歯式（ジグモンディ方式）

右上	左上
右下	左下

87654321	12345678	永久歯
87654321	12345678	
EDCBA	ABCDE	乳歯
EDCBA	ABCDE	

「かむ」を正しく知る

……咬合と咀嚼について

咬合《こうごう》

上下の歯をかみ合わせることを咬合《こうごう》といいます。咬合の際上顎の歯は頭蓋骨に固定されて動かないため、下顎が動く下顎《かがく》運動によって起こります。

咬合には上下の歯列《しれつ》、顎《がく》関節、下顎を動かす筋肉と神経系（神経筋機構）の働きの3つが関わってきます。顎関節の構造は「顎関節の話」（P.74）をみてください。下顎を動かす筋肉には咀嚼《そしゃく》筋（咬《こう》筋、側頭《そくとう》筋、内側《ないそく》翼突《よくとつ》筋、外側《がいそく》翼突筋）や舌骨上筋群、舌骨下筋群があります。下顎運動は開閉口運動、前後運動、側方《そくほう》運動の3方向の運動の組み合わせによりますが、複数の筋肉の働きにより行われます。

下顎の運動は顎関節の構造や靭帯などによって制限されます。下顎を上下前後左右に限界まで動かしたとき、下顎切歯の軌道は下がとがった菱形になります。これはスウェーデンの歯科医ポッセルトに因み、ポッセルト図形、またはスウェーデンバナナとよばれています。

前を向いてまっすぐ立ち、全身の力を抜くと、上下の歯はかんでいず、少し隙間があいていませんか。通常1～1.5mmくらい開いていて、これを安静空隙《くうげき》といいます。この時の上顎に対する下顎の位置（下顎位《かがくい》）を、下顎安静位（P.17下図「r」）といいます。歯をかんでみましょう。下顎の歯列の咬合面が、上顎の歯列の咬合面と接触してかみ込み合います。この歯が最もよくかみ合って安定した状態にあるときの下顎位を咬頭嵌合位《こうとうかんごうい》といいます。歯の形だけで決まる下顎位で

咬合系の機能サイクル

中枢から指令があると、顎の筋肉が動いて上下の歯がかみます。かんだ情報が脳に伝えられます。

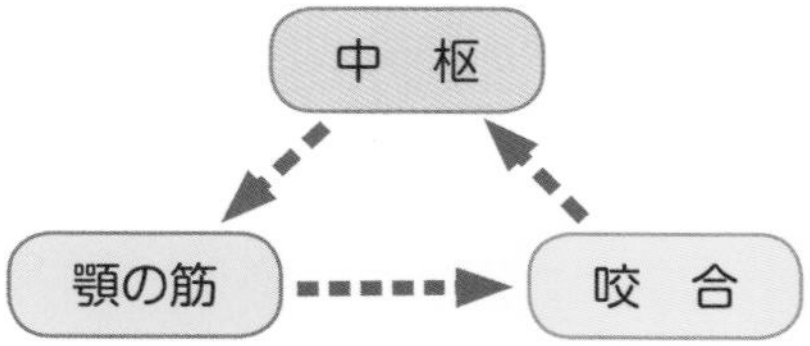

かむときに使う筋肉

咬筋と側頭筋

歯をかみしめると、こめかみ辺りで膨らむ筋肉が側頭筋、えらの辺りで膨らむ筋肉が咬筋です。

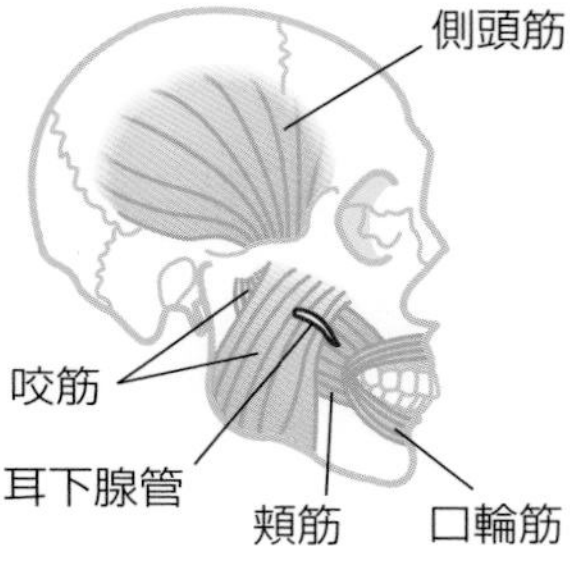

内・外側翼突筋

口を閉じるときに働くのが咬筋、側頭筋、内側翼突筋です。外側翼突筋は顎を前や横に動かすときに働きます。

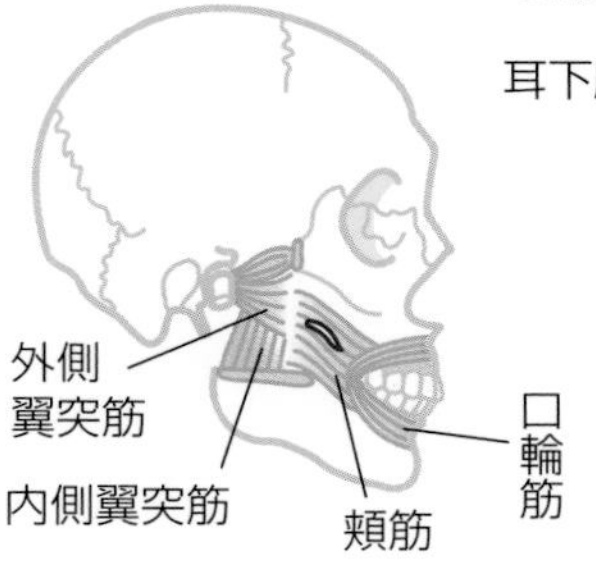

舌骨上筋群

4つの筋は口を開くときに働きます。顎舌骨筋の上方にオトガイ舌骨筋がありますが、この位置からは見えません。

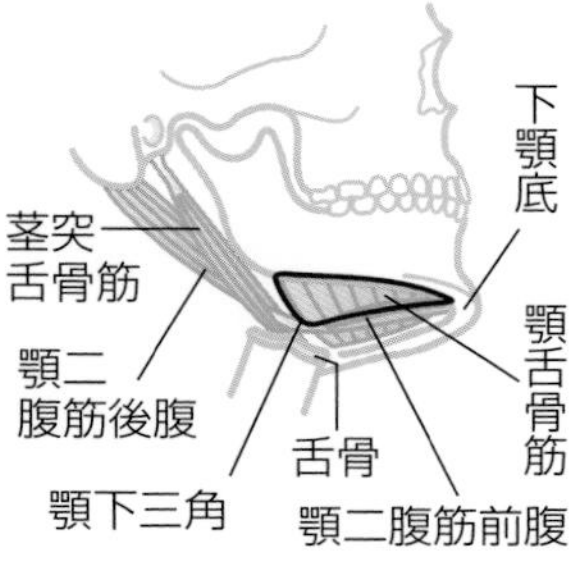

下顎の限界運動

（r：下顎安静位、h：習慣性開閉口運動路）

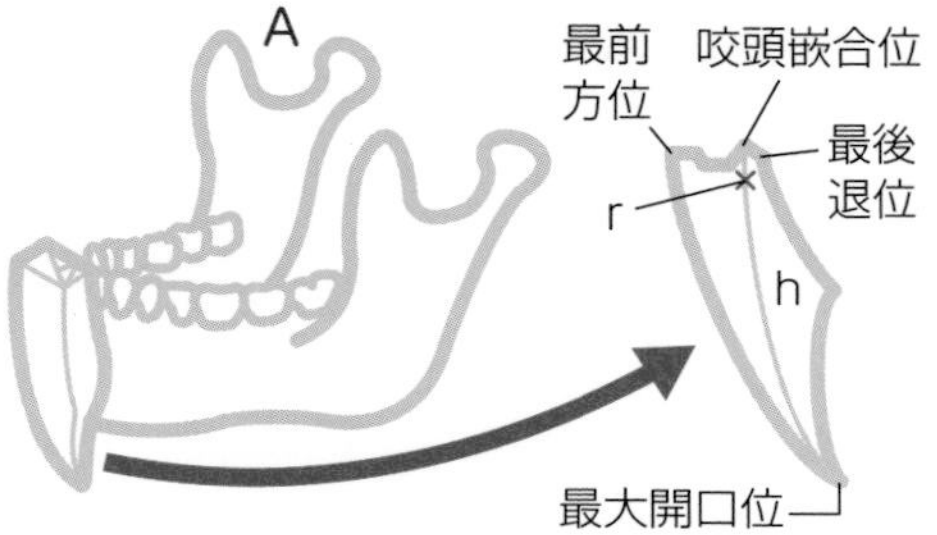

A：切歯部の3次元限界軌跡（ポッセルト図形）

B：限界運動

す。顎関節と咀嚼筋の機能、またそれらを調節する神経系が正常であるときの咬頭嵌合位をとる下顎位を中心咬合位とよんでいます。

ところで歯を噛みしめるとどのぐらいの力が歯にかかると思いますか。健康な20代の男性では第一大臼歯で最大65kgくらい、切歯で15kg位といわれています。

咀嚼《そしゃく》

咬合により咀嚼が行われますが、その意義は食物の粉砕および食物と唾液との混ぜ合わせ、味物質の引き出し、異物の排除、口腔清掃の助けなどです。脳の覚醒や、顎や口腔機能の成長発育にも働きます。

食物をかむときは左右どちらかの歯でかみますが、かむ方を作業側《そく》、反対側を平衡《へいこう》側といいます。右側が作業側の場合、下顎はP.19の図のような動きをします。臼歯では、上下の歯が当たる面にある高まり（咬頭《こうとう》）の斜面がすれ違うことにより、食物を切りながら咬頭同士がぶつかることで粉砕してゆきます。切歯はかみ切り、犬歯はかみ裂き、小臼歯はかみ砕き、大臼歯はすりつぶし作用を担っています。

咀嚼は歯以外にも食物を上下の歯の間に置く際に唇、頬、舌が協力しているほか、舌が上顎の前方の硬い部分（硬口蓋）で食物を押しつぶしていて、口腔が一体となって行われています。また、脳によるコントロールも重要です。堅焼きのせんべいとマカロンでは食べる時にかむ力が変わりませんか。食物に砂が混じっていると、かむのを止めて口を開けますよね。これらは咀嚼の際中枢神経系から咀嚼筋に顎を動かすよう指令を出す一方、歯根膜《しこんまく》や咀嚼筋、顎関節、硬口蓋などからの感覚情報をキャッチし、脳が意識的、無意識的に咀嚼をコントロールしていることによります。

咀嚼には歯が揃っていることが重要です。咀嚼の能率はピーナッツを咀嚼したときの粉砕の度合いなどで求めることができます。第二大臼歯まで全部揃っている場合を１００とすると第三大臼歯まで揃っていれば１３３、第一大臼歯がない場合は56、総入れ歯になると24まで低下します。歯が揃っていないと、消化にも影響を及ぼすことがわかりますね。

歯の機能

切歯：かみ切り

小臼歯：かみ砕き
（切断してから砕く）

大臼歯：すりつぶし
（細かく粉砕して流動化）

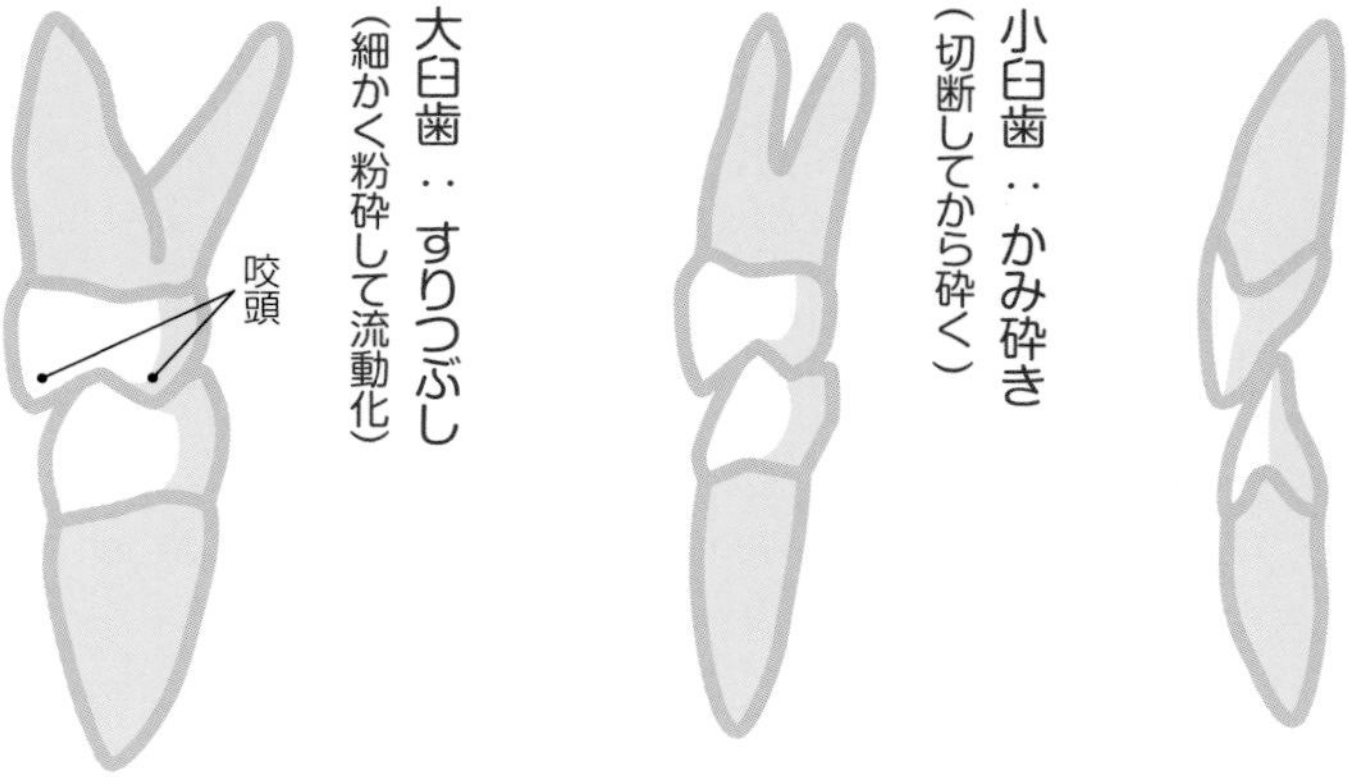

かむ動作、咀嚼

前方から見た咀嚼径路
（体の右側が作業側の場合）

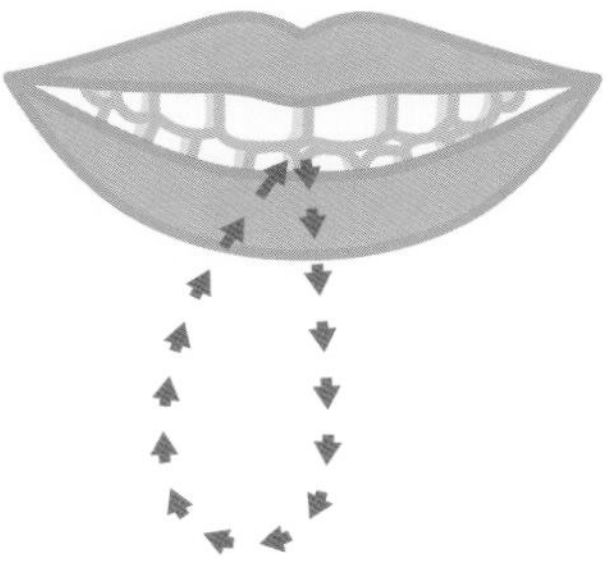

食物をかむ時は右側、もしくは左側どちらかでかみます。この図では右側でかむ時を示し、下顎が矢印のように右側に動きます。

臼歯の咀嚼と頬、舌筋の動きの関係

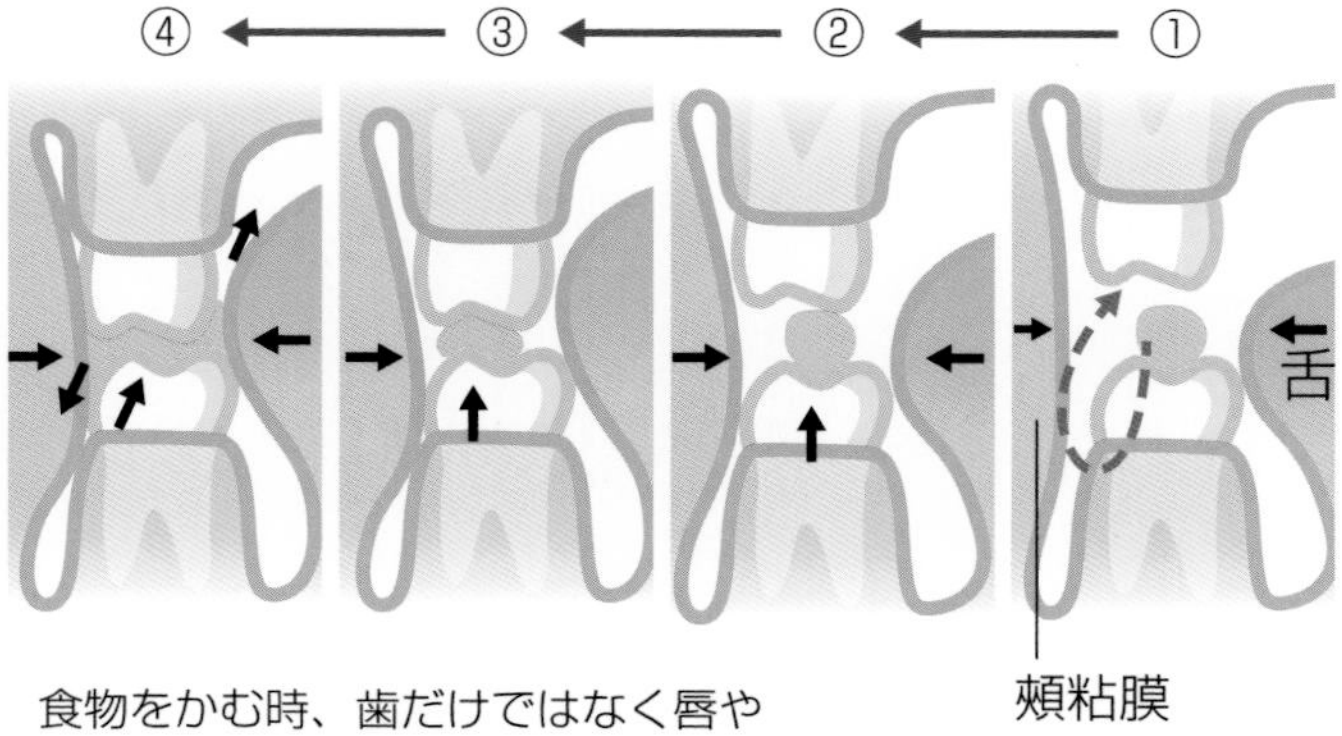

食物をかむ時、歯だけではなく唇や頬粘膜、舌が協力し合います。

下顎は単に上下に動くだけではなく、食物をすりつぶすよう、回転運動しています。このため、咀嚼経路も曲線を描きます。

歯の成長…乳歯

……時期のばらつきは大きい

乳歯はいつ頃生え始めるのか

歯は普通生後6～7か月に下顎乳中切歯が生え始め、表のような順序をたどり、2歳の誕生日を迎える頃に上顎第二乳臼歯が顔を出して、乳歯が生え揃います（結構時期のばらつきは大きい）。

乳歯の発育

歯のもとになるものを歯胚《しはい》といいますが、乳歯の歯胚は胎生7週頃から10週にかけて顎の中に形成されます。歯胚は蕾状《らいじょう》期→帽状《ぼうじょう》期→鐘状《しょうじょう》期と成長し、硬組織の形成が歯冠の先端付近から始まります。歯冠が完成した後、歯根の形成が始まります。歯根が2/3くらいできた時点で歯が生えてきますが、歯根が完成するまでさらに1～2年かかります（永久歯では3年ぐらい）。

永久歯は生え変わるまで乳歯の下に存在している

永久歯は乳歯（脱落歯《だつらくし》といいます）が抜けた後に生えてくる代生歯《だいせいし》（中切歯～第二小臼歯）と、乳歯列の遠心に生えてくる加生歯《かせいし》（第一大臼歯～第三大臼歯）に分けられますが、代生歯の歯胚は乳歯の歯胚の舌側に作られ、加生歯の歯胚は乳歯の歯胚の遠心に作られます。永久歯形成も乳歯と同じパターンを取ります。永久歯の歯胚は、まず第一大臼歯が胎生3.5か月くらいから作られ始め、あとは順次前歯から臼歯に向かって形成が進みます。その結果、赤ちゃんの顎の中には乳歯と永久歯が折り重なるようにぎっしり収められている形になります。永久歯は乳歯が生えた後も成長を続け、生え変わりの時期を待っています。

乳歯が生え始める時期

歯種	歯胚形成	石灰化開始	歯冠完成	萌出	歯根完成	根吸収開始	脱落
A	胎生７週	胎生４～４½月	１½～２½月	７½月 ６月	１½年	４年	６～７年
B	胎生７週	胎生４½月	２½～３月	９月 ７月	１½～２年	５年	７～８年
C	胎生７½週	胎生５月	９月	18月 16½月	３¼年	７年	９～12年
D	胎生８週	胎生５月	５½～６月	14月 12月	２½年	８年	９～11年
E	胎生10週	胎生６月	10～11月	24月 20月	３年	８年	10～12年

（Schour,Massler ら）

乳歯の発育

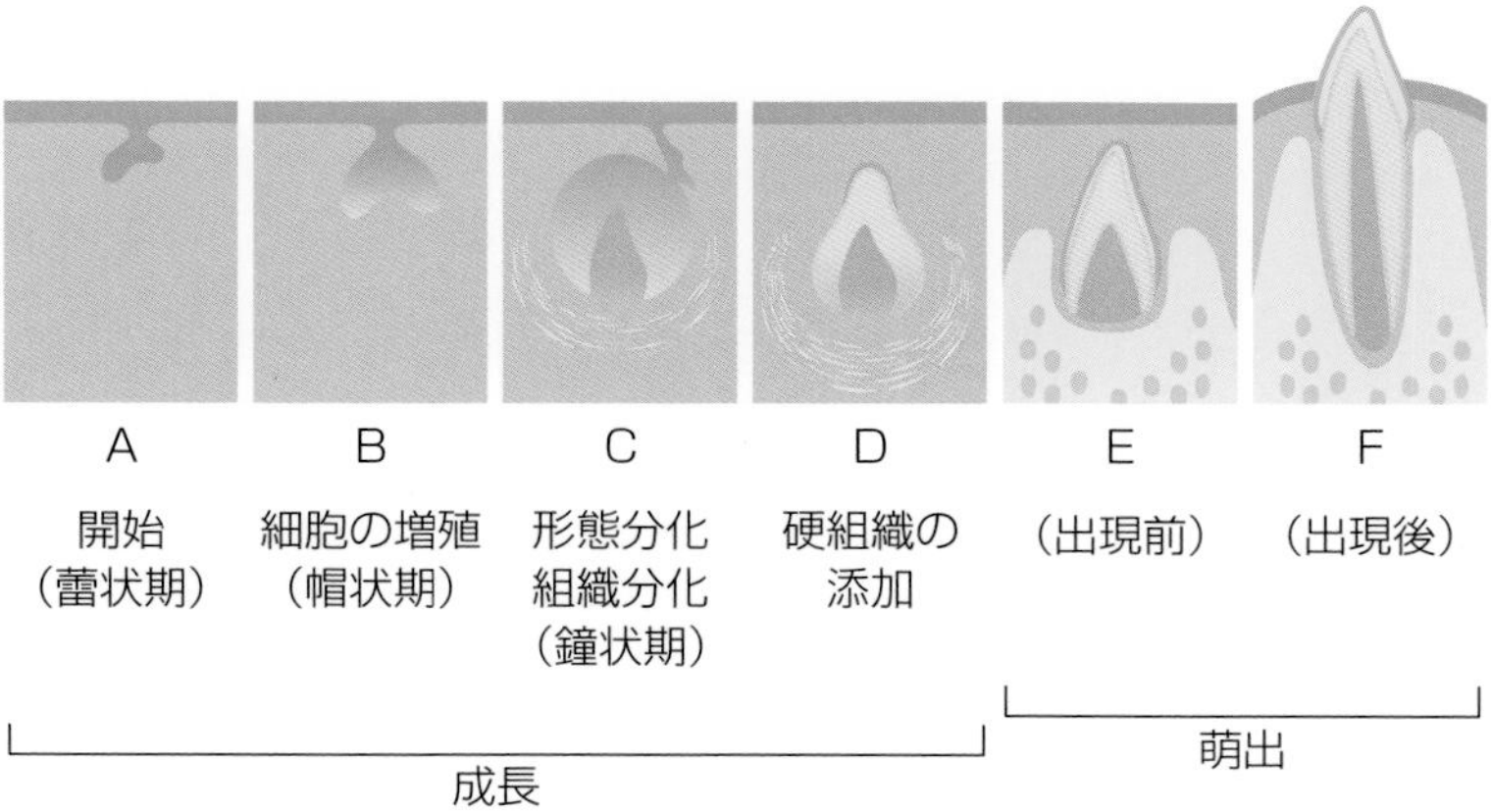

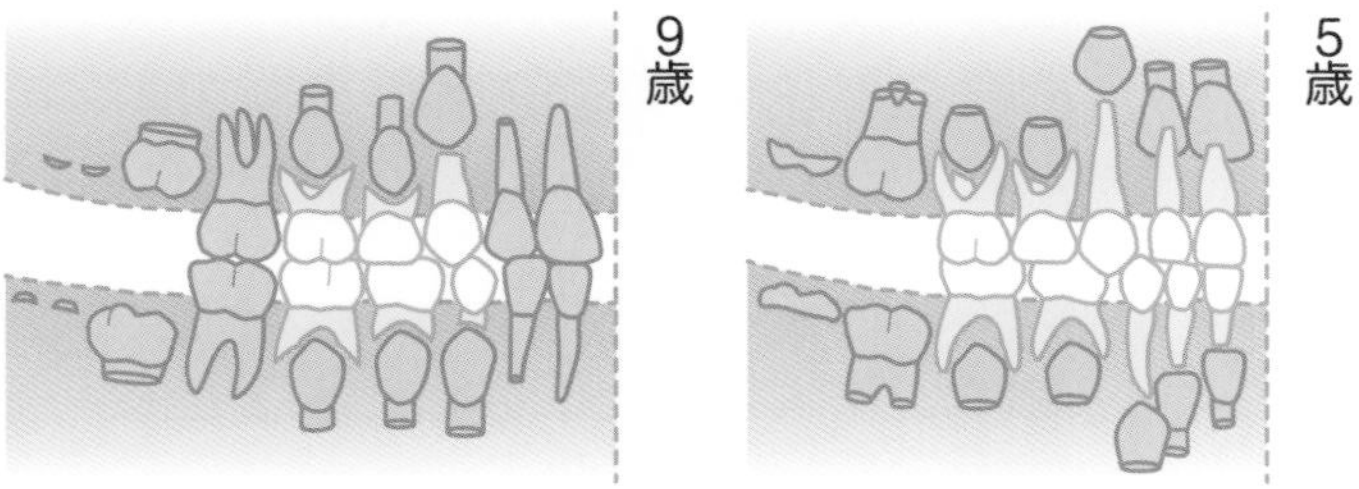

永久歯は生え変わるまで乳歯の下に存在しています。（白色：乳歯、青色：永久歯）

歯の成長 生え変わり…永久歯

……20本から32本へ

歯が生え変わる理由
（歯胚《しはい》・永久歯の生えない人、大人乳歯）

子供の小さな口に合わせた小さい歯と数少ない歯の組み合わせによる乳歯の歯並びは、６歳頃に第一大臼歯が生えると次第に変化していきます。ここから将来の永久歯のかみ合わせの関係の基礎が作られていきます。その後順次乳歯は代生歯に交換していき、乳歯と永久歯が混在する歯並びが11歳頃までみられます。その後は残りの加生歯も生え、永久歯のみとなります。代生歯が生え始めると、その前に生えていた乳歯の歯根は圧迫され、破歯細胞が出現して溶け始めます。歯根が短くなってくると、「歯の神経」である歯髄《しずい》は活性を失うようになります。歯根が歯冠との境目近くまで溶けると、乳歯は抜け、代生歯《だいせいし》が取って代わります。

永久歯の歯胚がそもそも形成されないことが稀にあります。その場合乳歯の歯根が溶けるのが遅れ、大人になっても乳歯が残っているケースもみられます。

歯の数
（大人と子どもの数の違い・乳歯のあったところに大きな歯が並ぶことができる理由）

大人の歯は32本、子どもの歯は20本です。永久歯は乳歯よりも大きく、数も多いのになぜきれいに並ぶのでしょうか。乳歯の歯並びには霊長空隙、発育空隙という隙間があり、乳臼歯は代生歯より歯冠の幅が大きくなっています。これらによって後に生える永久歯の

永久歯が生え始める時期

歯が口の中でみえるようになってから歯根の先端ができあがるまで、2～3年かかります。

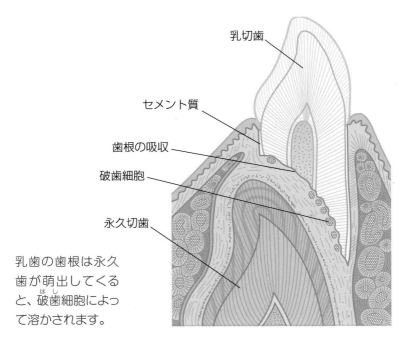

歯種	歯胚形成	石灰化開始	歯冠完成	萌出	歯根完成
1	胎生５～５ ¼月	３～４月	４～５年	７～８年 ６～７年	９～10年
2	胎生５～５ ½月	10～12月 ３～４月	４～５年	８～９年 ７～８年	10～11年
3	胎生５ ½～６月	４～５月	６～７年	11～12年 ９～10年	12～15年
4	出生時	１ ½～２年	５～６年	10～11年 10～12年	12～13年
5	７ ½～８月	２～２ ½年	６～７年	10～12年 11～12年	12～14年
6	胎生３ ½～４月	出生時	２ ½～３年	６～７年 ６～７年	９～10年
7	８ ½～９月	２ ½～３年	７～８年	12～13年 11～13年	14～16年
8	３ ½～４年	７～10年	12～16年	17～21年	18～25年

（Schour,Massler ら）

乳切歯と永久切歯の交換期

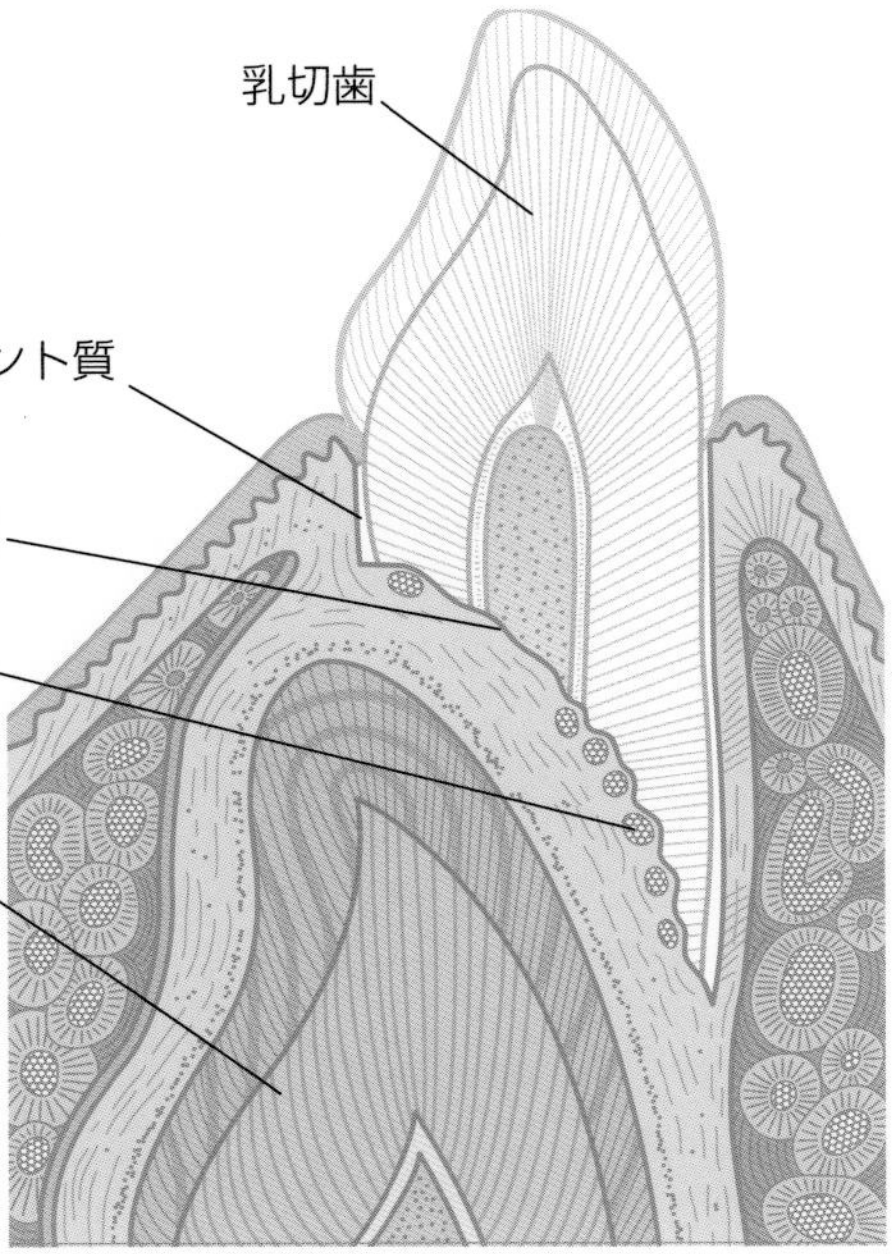

乳歯の歯根は永久歯が萌出してくると、破歯《はし》細胞によって溶かされます。

スペースが確保されるのです。また永久歯が生える傾きは乳歯より大きいことや、顎の骨が成長することも影響しています。

歯の寿命

原始人の頭蓋骨を見ると、非常に磨り減っている歯が数多くあります。硬い食物や砂交じりの食物を咀嚼した結果です。これに対し、現代人では極端に磨り減って寿命が尽きることは滅多にありませんが、その代わり、むし歯や歯周病によって失われることがよくあります。

平成11年度の厚生労働省歯科疾患実態調査では、歯の平均寿命で最も長いのは下顎犬歯で男性66.7年、女性66.2年、最も短いのは下顎第二大臼歯で男性50.0年、女性49.4年です。最も寿命の長い歯と短い歯では16年以上の差があります。犬歯は全体に膨らんでおり汚れがつきにくいことと、歯根が長いことから寿命が長いのに対し、第二大臼歯は萌出時期が12歳頃と遅く歯の清掃もしにくいことから寿命が短いと考えられます。

下《か》顎骨の大きさの違い

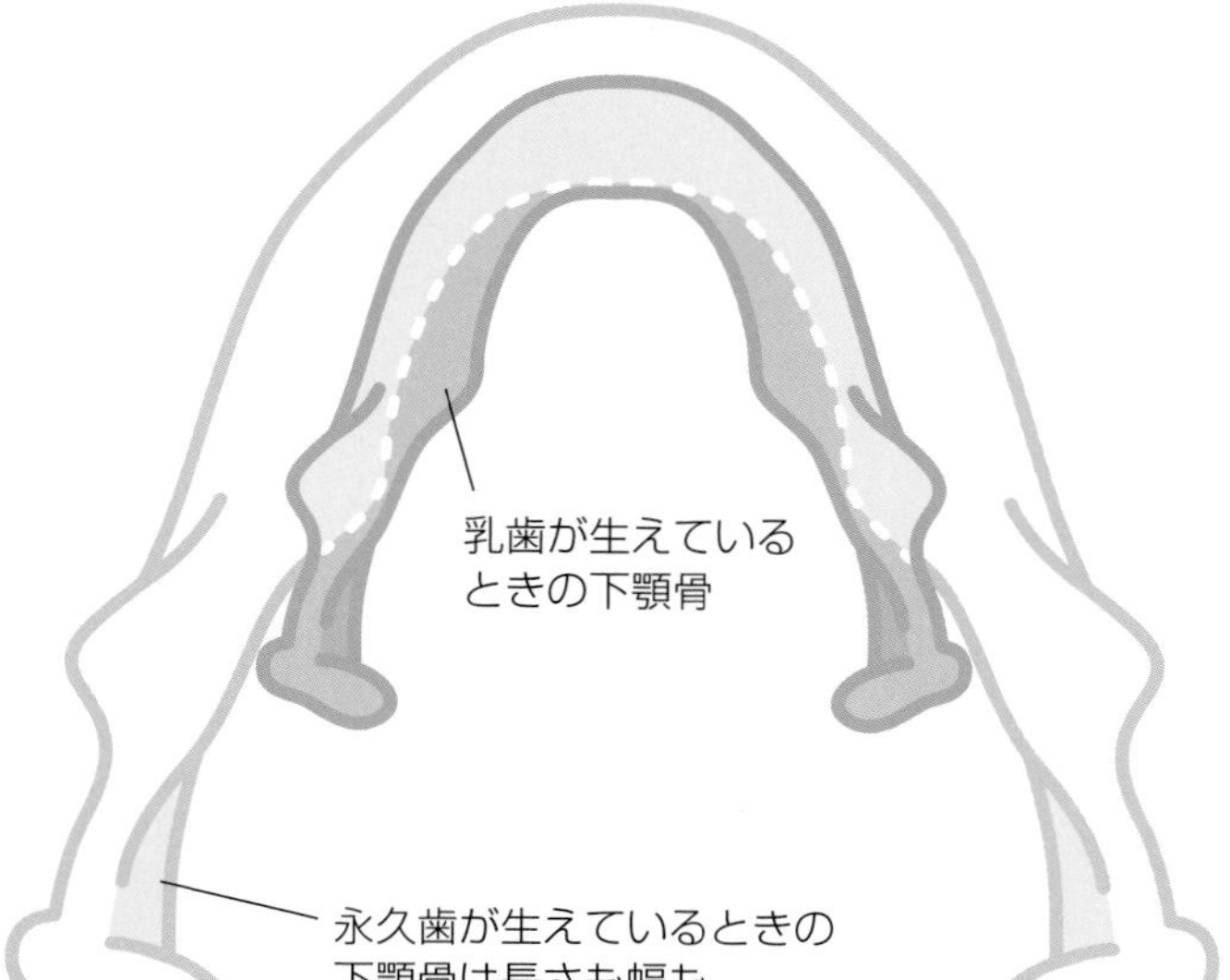
乳歯が生えているときの下顎骨
永久歯が生えているときの下顎骨は長さも幅も高さも大きくなる

乳歯が生えているときの下顎骨と、永久歯が生えているときの下顎骨の大きさはかなり違うことがわかります。

乳切歯と永久切歯の歯軸傾斜の違い

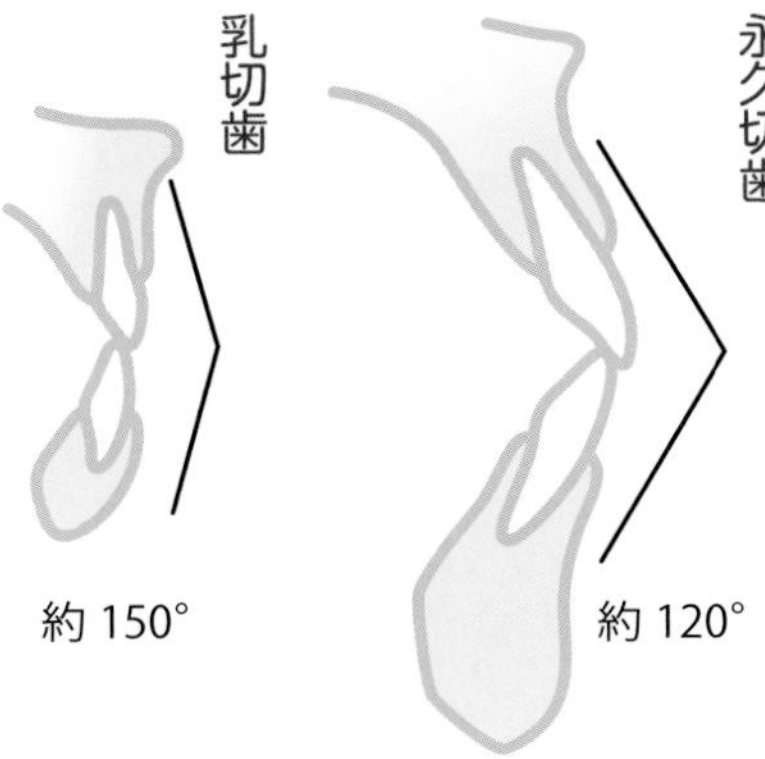

乳歯と永久歯では歯が生える傾き（歯軸傾斜）が異なります。乳歯より大きく、数が増える永久歯を顎に収めるために、永久歯は傾いて生えます。

霊長空隙と発育空隙の違い

霊長空隙

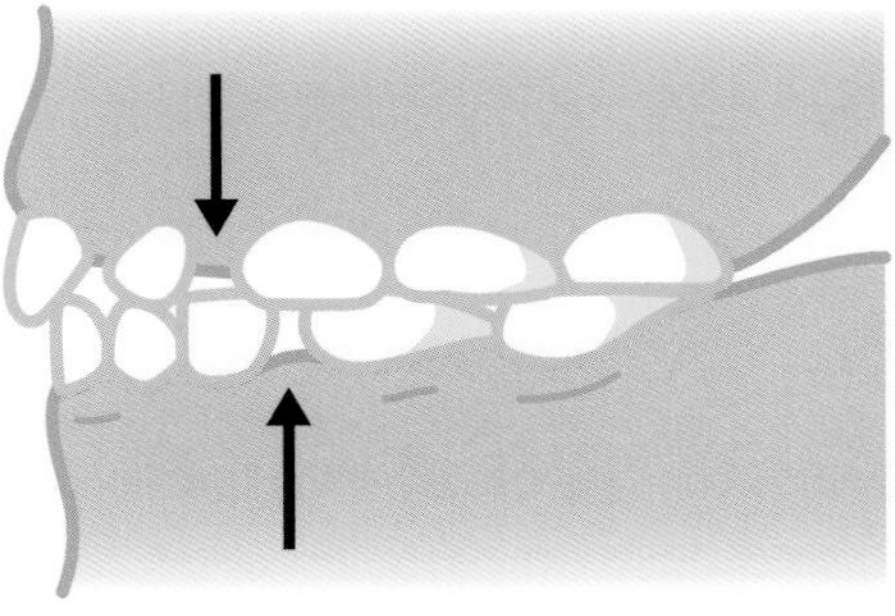

上顎では乳犬歯の近心、下顎では乳犬歯の遠心に位置する空隙

発育空隙

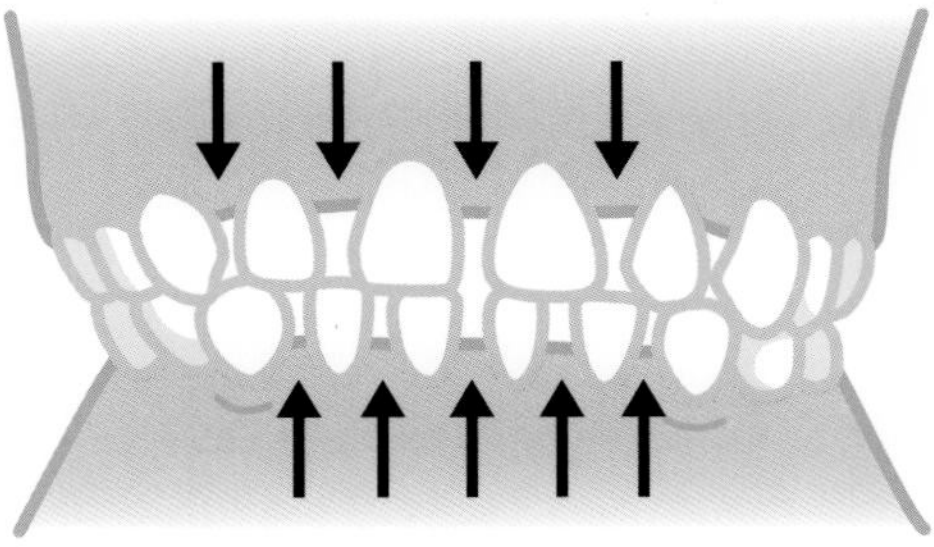

霊長空隙以外の空隙

乳歯には歯と歯の間に隙間（霊長空隙、発育空隙）があり、将来永久歯が生える時のスペースを確保しています。発育空隙は5歳前後になると、顎の骨の発達に伴い隙間が広くなります（二次空隙）。

人間の歯と動物の歯の違い

……生活環境に適応して多様化した

同形歯性《どうけいしせい》、異形歯性《いけいしせい》

映画「ジュラシックパーク」などでお馴染みのティラノサウルスの歯をご存知ですか。人間の歯と全く違い、どれも同じ円錐形ですね。このように、魚類～爬虫類までの脊椎動物の口の中には同じような形の歯が並んでいて、これを同形歯性といいます。

これに対し、人間を含めた哺乳類は咀嚼をするようになったため、切歯・犬歯・小臼歯・大臼歯（動物の場合は切歯・犬歯・前臼歯・後臼歯《こう》という）はそれぞれ働きによって形が変化しています。これを異形歯性といいます。

哺乳類は2億年以上前の中生代三畳紀に出現しました。最初の真獣類（有袋類と単孔類を除く現生哺乳類の共通の祖先となるもの）は、1億年以上前の中生代白亜紀に出現したトガリネズミのような形をした雑食性の動物で、恐竜の支配する世界でひっそりと暮らしていました。歯式《しき》（歯の種類と数を簡便に示す式、（左右どちらか片方の上顎の本数）／（左右どちらか片方の下顎の本数））で表すと、Ｉ（切歯）3/3Ｃ（犬歯）1/1Ｐ（小臼歯）4/4Ｍ（大臼歯）3/3＝44となり、合計44本の歯を持っていました。その後臼歯はトリボスフェニック型とよばれるもので、食物を破砕するのにとても優れたものでした。

恐竜が絶滅した新生代（約6600万年前～）に入ると、哺乳類は持ち前の高い活動性を発揮し、恐竜のいなくなった空間に活動の場を広げ、生活環境に適応して多様化していきました。食物の性質の変化に適応

同形歯性の代表例

ティラノサウルスの歯
歯の形が全て円錐形です。

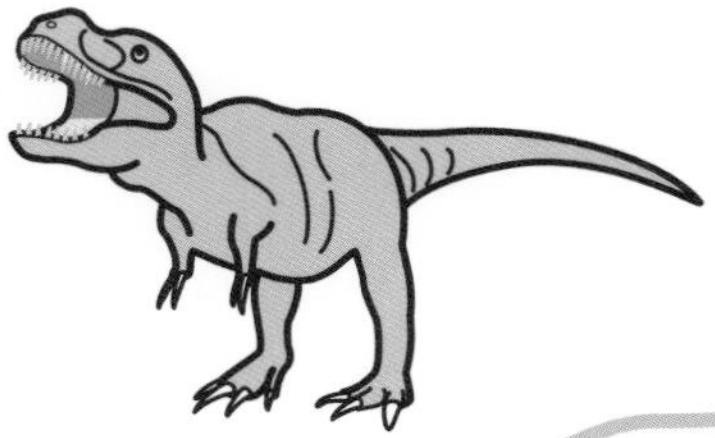

ティラノサウルス

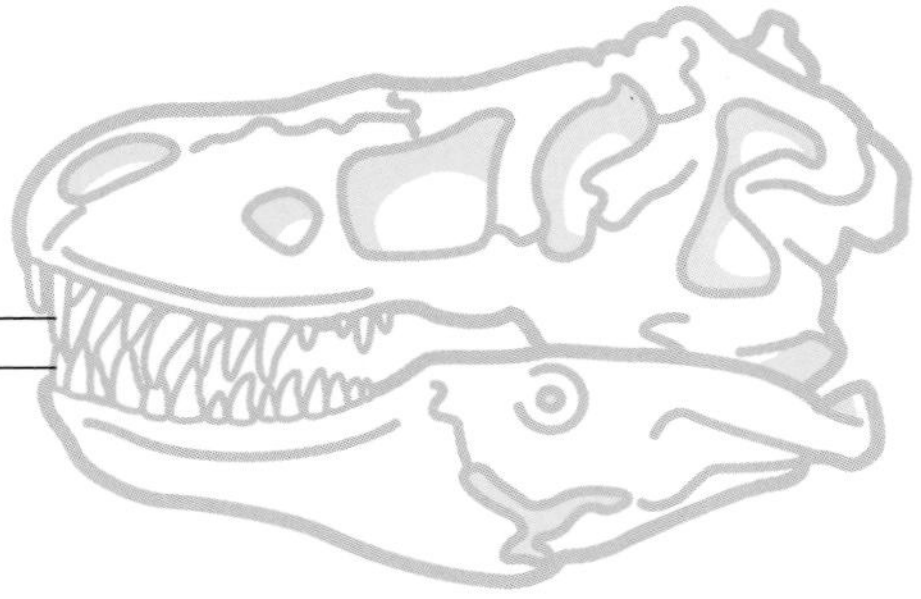

異形歯性の祖

最初の真獣類とされる、1億年以上前の中生代白亜紀に出現したトガリネズミのような形をした雑食性の動物
後臼歯は食物を破砕するのにとても優れたトリボスフェニック型。

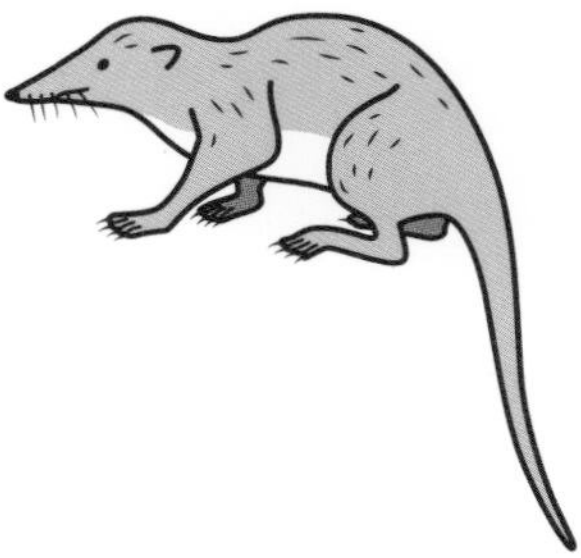

トリボスフェニック型臼歯
トリボスは摩擦、スフェンはくさびの意味を持ち、切り裂きとすりつぶしの双方の機能を兼ね備えています。

トリボスフェニック型臼歯の概念図
舌側から見た図(右側が近心)
頬面観

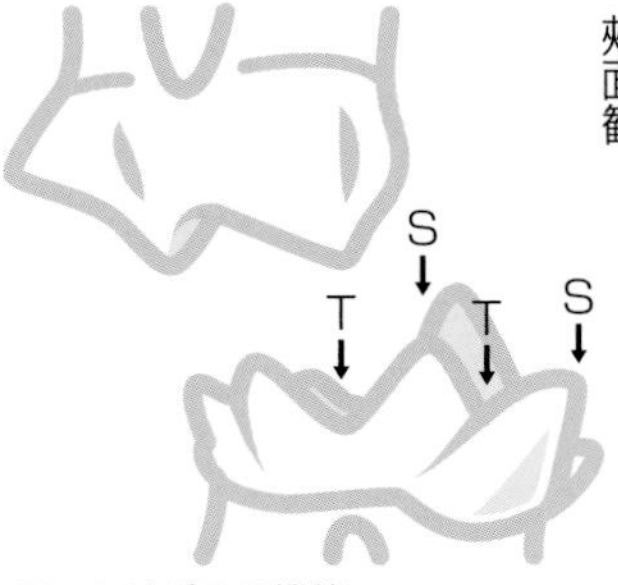

T：トリボスの機能
S：スフェンの機能

この臼歯から、人間をはじめ全ての高等な哺乳類の歯に進化していきました。

し、歯の形も非常に多様化していきます。変化は特に臼歯に現れました。現生哺乳類の後臼歯は、そのほとんどがトリボスフェニック型後臼歯が変化したものといえます。草食動物の代表であるウシ科ではI0/3C0/1P3/3M3/3＝32で、歯の形は草をすりつぶすのに特化した形になりました。肉食動物の代表であるネコ科はI3/3C1/1P3/2M1/1＝30で、獲物を捕らえて殺す犬歯が発達し、前臼歯・後臼歯は肉を切るのに特化して鋭い裂肉歯《れつにくし》になりました。また、イルカは哺乳類ですが海の生活に適応し、円錐歯を100本以上もつような形に進化（逆に退化？）しています。人間の歯は、比較的特殊化を受けていない雑食性の形態を保っているといえます。

歯のない動物、一部だけない動物

脊椎動物でも鳥類と爬虫類のカメは歯がなくなり、爪や毛と同じ材質でできた嘴《くちばし》を持つようになりました。哺乳類では、オオアリクイには歯がありません。

歯の生え変わりの有無など（一生歯性《いっせいしせい》、二生歯性、多生歯性）

一度生えてきたら抜け落ちず、生え変わらない歯の性質を一生歯性《いっせいしせい》、最初に生えてきた歯が抜け、一度だけ生え変わる性質を二生歯性、何度でも生え変わる性質を多生歯性といいます。人間の大臼歯は一生歯性ですが、切歯～小臼歯の部分は一度だけ生え変わるので二生歯性となります。爬虫類以下の同形歯性の動物の歯は、多数回生え変わるので多生歯性ですね。爬虫類以下の脊椎動物は、年とともに体が大きくなっていきます。歯もそれに伴って大きくなる必要があるので、何度でも生え変わるのです。これに対し、哺乳類は若年期に急速に成長し、大人になると体の成長は停止するため、子どもの歯から大人の歯に1回生え変われば対応できます。また哺乳類の場合、咀嚼の効率を上げるためには上下の歯のかみ合わせが非常に重要で、歯が何回も生え変わるようだとかみ合わせが安定しません。従って、哺乳類は二生歯性になったと考えられます。

さまざまな生き物の歯

ウシの歯

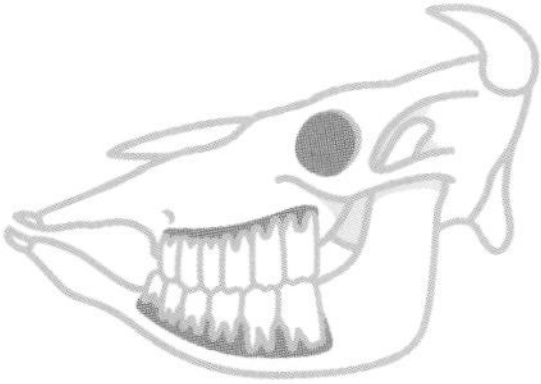

ウシの歯の形は、上下の歯が当たる面が平たくなり、トリボスフェニック型臼歯のトリボス（すりつぶし）機能に特化した形をしています。

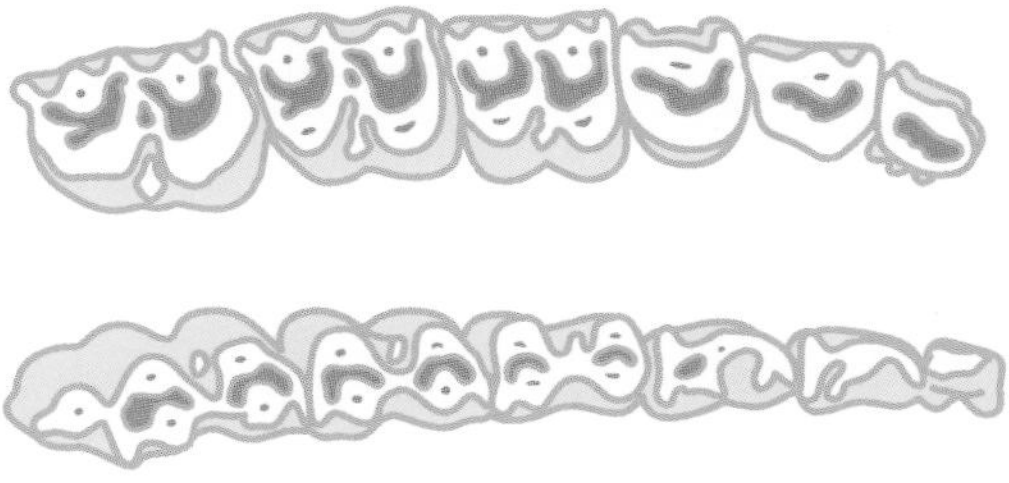

マイルカの歯

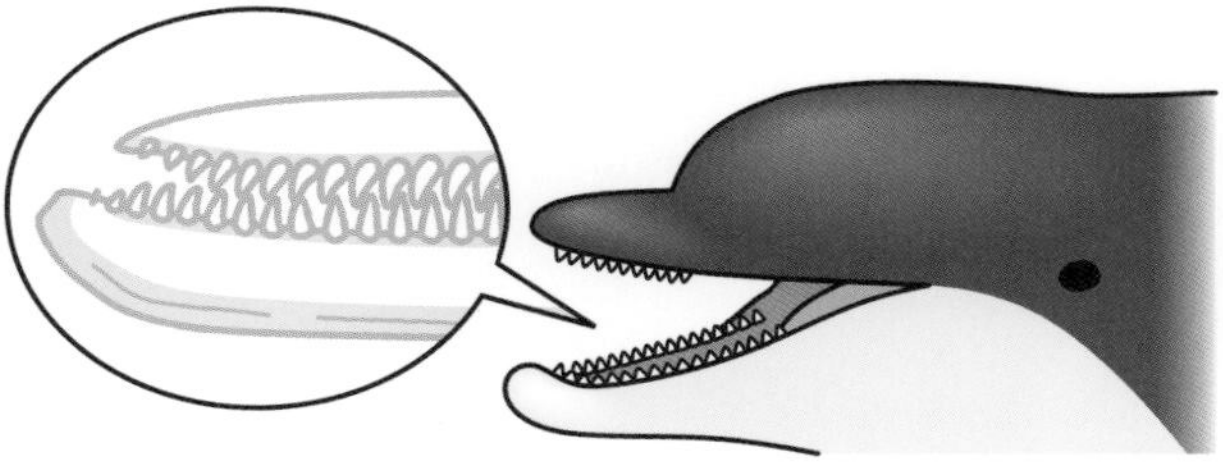

哺乳類だが海の生活に適応し、円錐歯を100本以上持ちます。

ネコの歯

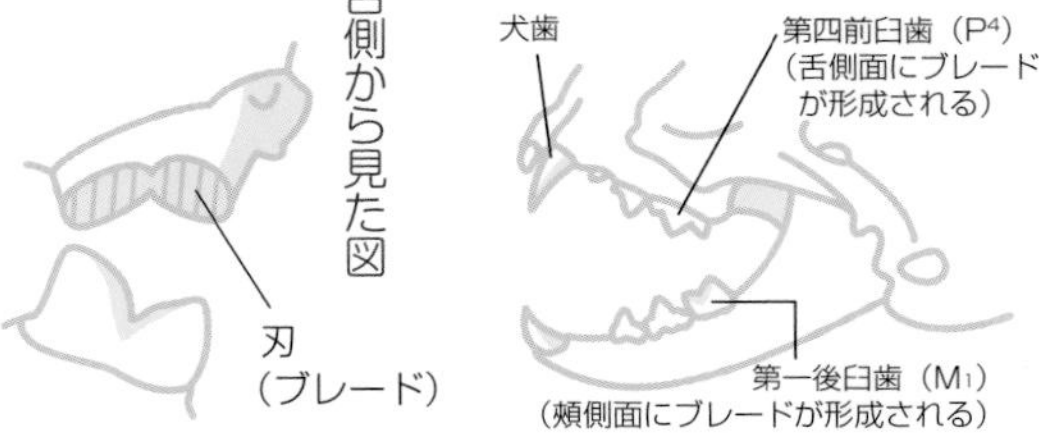

獲物を捕らえて殺す犬歯が発達。前臼歯・後臼歯はトリボスフェニック型臼歯のスフェン（切り裂き）機能に特化し、鋭い形態をしています。刃はP^4の舌側とM_1の頬側にでき、肉などを切り裂きます。

人間の歯

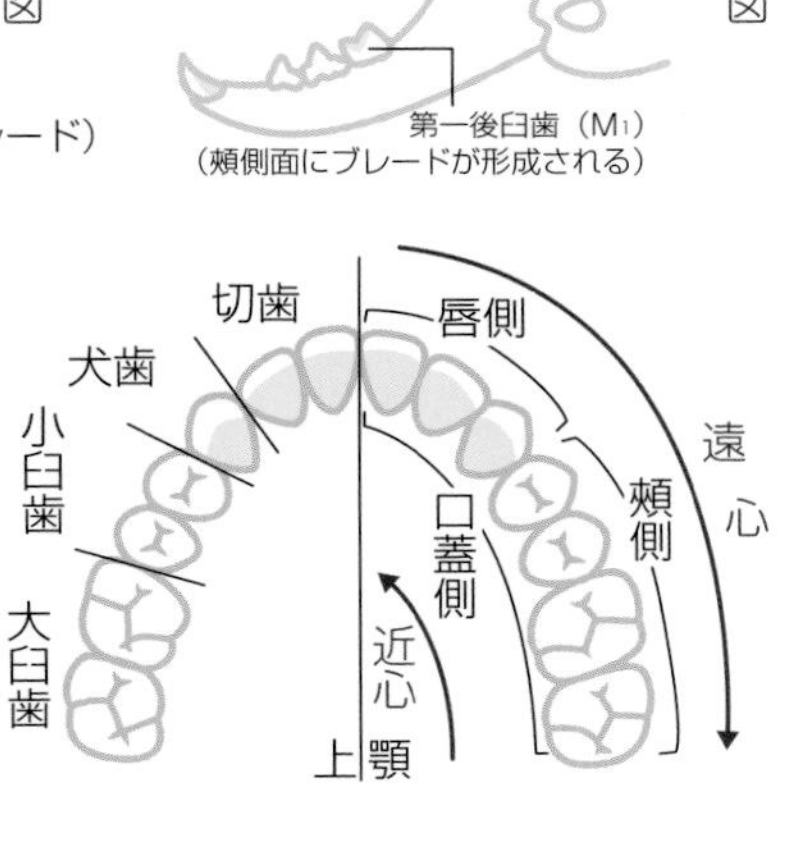

機能に応じ、4種類の歯の形態を持っています。

コラム

乳歯が抜けたらどうする？

みなさんは乳歯が抜けた時どうしましたか。

窓やベランダから「ネズミの歯と代わってこい！」といいながら力強く投げましたか。ネズミの歯は強く、ずっと伸び続けることから、丈夫で長く使えるようにという願いを込めていたのですね。

抜けた歯を袋に入れ、枕の下に敷くというのが欧米。トゥースフェアリーという歯の妖精がその袋を集めにきて、代わりにコインやプレゼントを置いていくといわれています。ただしこれには条件があり、歯がきれいでないとトゥースフェアリーは持って行ってくれないのだとか。だから欧米の子供はトゥースフェアリーに歯を持って行ってもらい、コインをもらうべく、がんばって歯を磨くそうです。ちなみにコインは歯1本あたり約3ドル（日本円で約300円）なのだそうです。

抜けた乳歯を外に投げたり枕の下に置いたりせず、「歯の神経」と呼ばれる歯髄《しずい》にある歯髄幹《かん》細胞を培養し、再生医療に用いられることも近年可能になりつつあります。歯髄幹細胞は遺伝子にキズがつきにくく、神経や骨の再生に有効だという研究結果も発表されています。

乳歯が永久歯に生え変わる時、私達は抜けた乳歯にいろいろな想いや可能性を託し、何らかの形になることを楽しみにしているのですね。

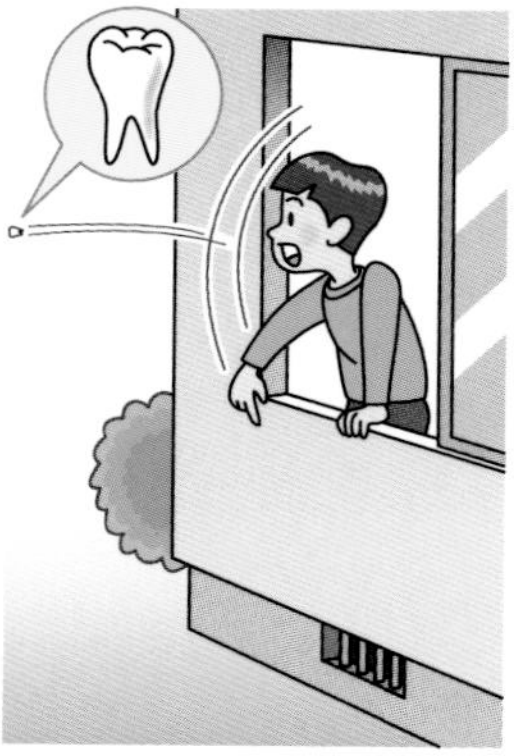

2

歯の病気と治療

むし歯とは

……むし歯になるのは理由がある

むし歯（う蝕《しょく》）になる原因とは

むし歯は、口の中に常に存在する細菌であるミュータンス菌や乳酸桿《かん》菌など、むし歯の原因となる「う蝕《しょく》原因菌《げんいんきん》」が引き起こします。通常は生体にあまり悪影響を及ぼさないのですが、ヒトが砂糖の主成分であるスクロース（ショ糖）などの糖を口から摂ると、う蝕原因菌はそれらの糖を分解し、歯垢《しこう》（プラーク）と酸を作ります。糖は水溶性で甘味がある炭水化物ですが、う蝕原因菌にとっては格好のエネルギー源です。

その結果、歯の成分であるカルシウムやリンが歯の最表面であるエナメル質から溶け出す「脱灰《だっかい》」が起こります。一方、唾液などには酸を中和する作用（緩衝作用）があり、これにより時間の経過とともに失われたカルシウムやリンがエナメル質に再び沈着して結晶化し、脱灰していた部分が修復されます。この状態を「再石灰化」といいます。

むし歯が発生する直接的な要因は、う蝕原因菌やスクロースなどの糖だけではありません。エナメル質の結晶構造や歯の形、歯並び、唾液の量や性状なども関係しています。そして、歯が生えてからの時間、う蝕原因菌が産生したプラークがエナメル質に付着している時間、スクロースなどの含糖《がんとう》食品（糖を含む飲食物）が口の中に残っている時間など、時間的要因も大きく関与します。さらに、お菓子などを食べる回数や歯磨きの仕方、喫煙などの生活習慣、家庭環境などもむし歯の発生には大きく影響することがわかりました。

むし歯になりやすいところ

むし歯の発生に関わるう蝕原因菌は、歯ブラシや糸ようじ（デンタルフロス）、歯間ブラシが届きにくい場所に、細菌の塊であるプラークとして付着します。

むし歯の原因

Keyes（カイス）の三つの輪

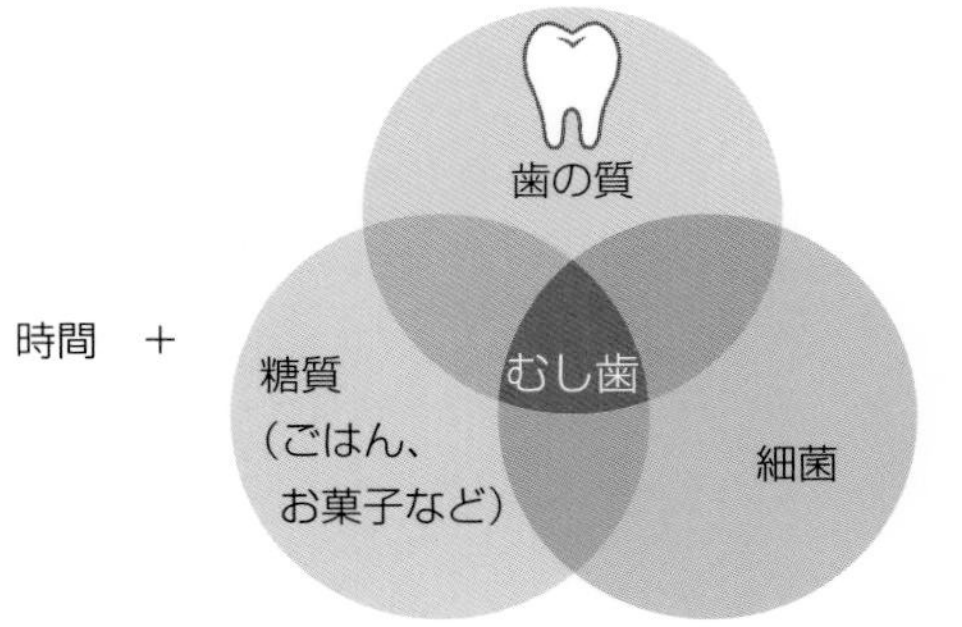

「歯の質」、「細菌」、「糖」の3つの因子が重なり、その状態が維持される（時間が経つ）とむし歯になります。

口の中では脱灰と再石灰化が繰り返されています。

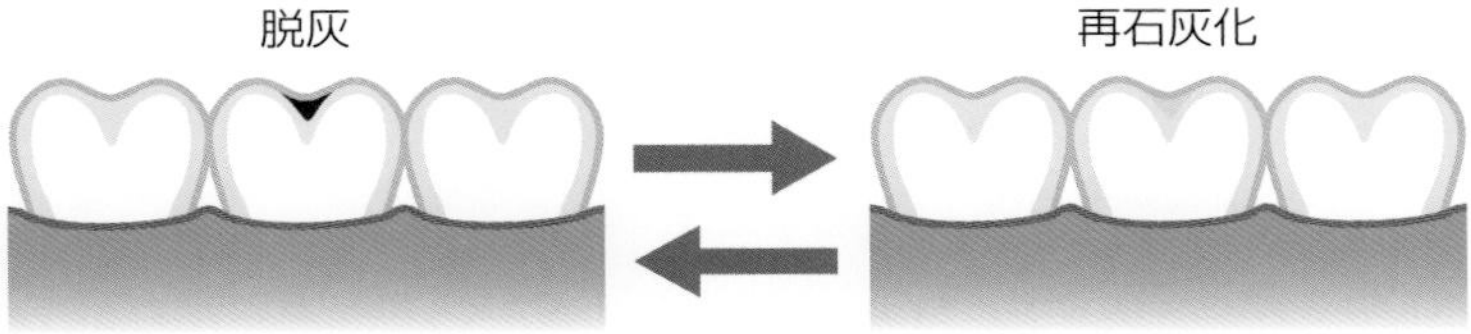
脱灰
再石灰化

むし歯によって口腔内の pH が酸性に傾き、歯のエナメル質や象牙質が溶かされ、リンやカルシウムが溶け出る。

細菌が出す酸によって脱灰されたエナメル質や象牙質が、唾液中の働きによって修復される。

むし歯になりやすいところ

歯のかみ合わせ面の溝
歯のほほ側の小さいくぼみ
歯と歯の間
歯と歯肉が接する部分

小窩裂溝填塞法

むし歯になりやすいくぼみと溝を予め歯科の材料で埋める方法です。

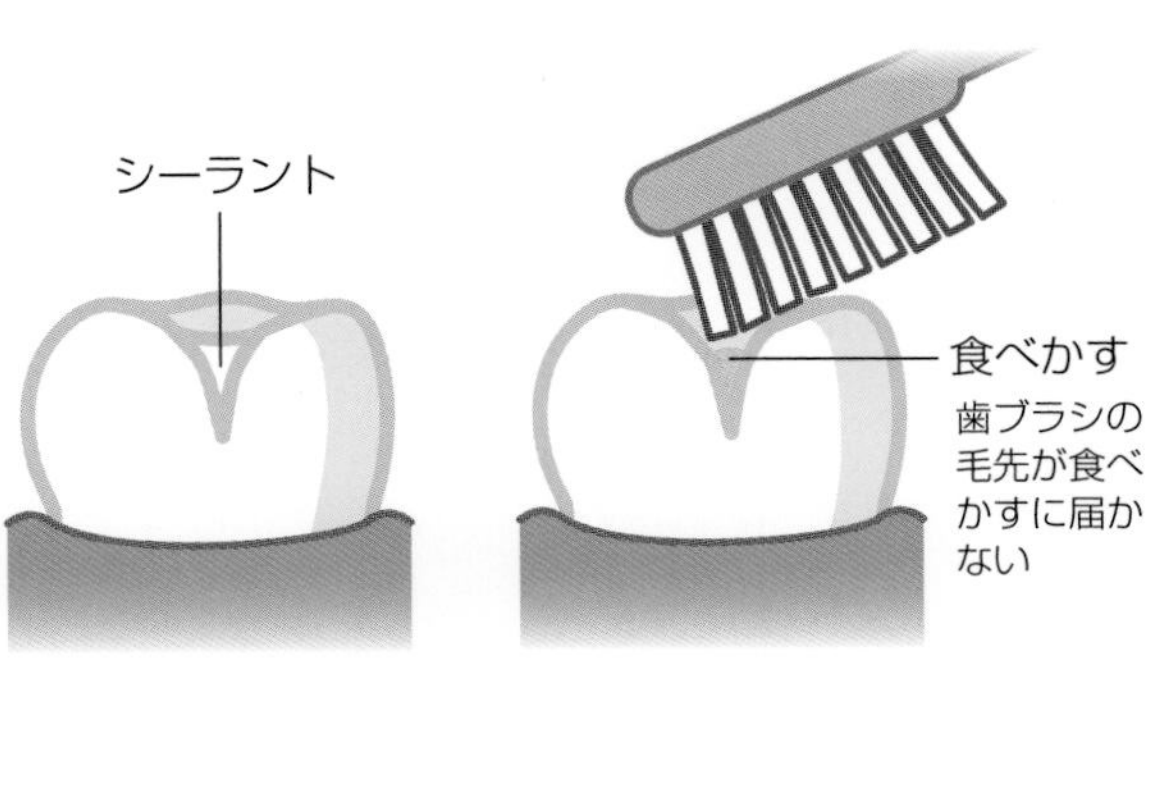

特に臼歯といわれるかむ力が強い奥歯の咬合面《こうごう》、歯と歯の間、そして歯と歯肉《しにく》との境目はむし歯になりやすいところです。この場所は乳歯と永久歯ともにむし歯になりやすいので、スクロースなどの糖を含むお菓子を摂る回数を制限することや、毎日の適切な歯磨きは欠かせません。

しかし、臼歯の咬合面をちょっと鏡で見てみましょう。小さなくぼみと複数の溝は、歯ブラシなどの毛先が奥まで届かないほど小さくて複雑な形態をしているので、歯ブラシなどで清掃するのが難しいです。さらに、生えたての歯のエナメル質はまだ完全にできあがっていないため、むし歯になりやすいのです。永久歯では、6歳ごろに最初に生えてくる第一大臼歯のくぼみと溝にむし歯が発生する割合が高くなっているので、特に要注意です。歯科医院では、むし歯になりやすいくぼみと溝を予め歯科の材料で埋めることもあります。

むし歯は歯並びが悪い場所や複雑な形態をしている歯、抜けた歯の隣の歯などでも発生しやすくなります。また、歯周病などにより歯肉がやせてしまい、歯根が口の中に露出してしまったところにも発生しやすくなります。

むし歯になりやすい人

毎日歯を磨いているのになぜむし歯になってしまうのでしょう。それは、「歯を磨いているが、ちゃんと磨けていない」のかもしれませんね。歯や口の中の状態は一人として同じではないため、それぞれの歯や口の中に合った歯磨き方法や、口腔ケアが毎日できているかどうかがむし歯予防にとって大変重要です。鏡で歯や口の中を見ながら歯磨きをすることは効果があります。また現在使っている歯ブラシや歯磨き剤が自分に合っているか、例えば歯ブラシの大きさ、毛の硬さ、歯磨き剤の研磨剤の有無などを確認することも大切です。

その他、むし歯になりやすい人の要因として年齢、歯並びや歯の生えている状態、咬合面のくぼみや溝の形態、唾液の流出量、1日当たりの含糖食品を摂る回数（間食の習慣）、口の中に含糖食品が存在する時間、寝る前の飲食習慣、歯の修復物（詰めものやかぶせなど）が合っていないことなどがあります。

また、歯や口の中の違和感や異常に気付いていても、仕事や家事、学校の授業などで、すぐに歯科医院に行けないこともよくありますね。

歯や口の中の違和感や異常は、そのまま放置してしまうとむし歯になる可能性があります。歯や口の中の違和感や異常に気づいたら、できるだけ早く歯科医院に行きましょう。自分に合った歯磨き方法や口腔ケアなどについてわからないことがある場合、気軽に相談できる歯科医師や歯科衛生士がいると心強いですね。

むし歯リスクチェック

①歯磨きをあまりしない
②磨き残しが多い
③フッ素入り歯磨き剤を使っていない
④1日中、よく食べたり飲んだりする
⑤甘いものをよく食べる
⑥定期検診を受けていない
⑦今までむし歯になったことがある

1つでも当てはまるとむし歯のリスクが高くなります。

むし歯リスク

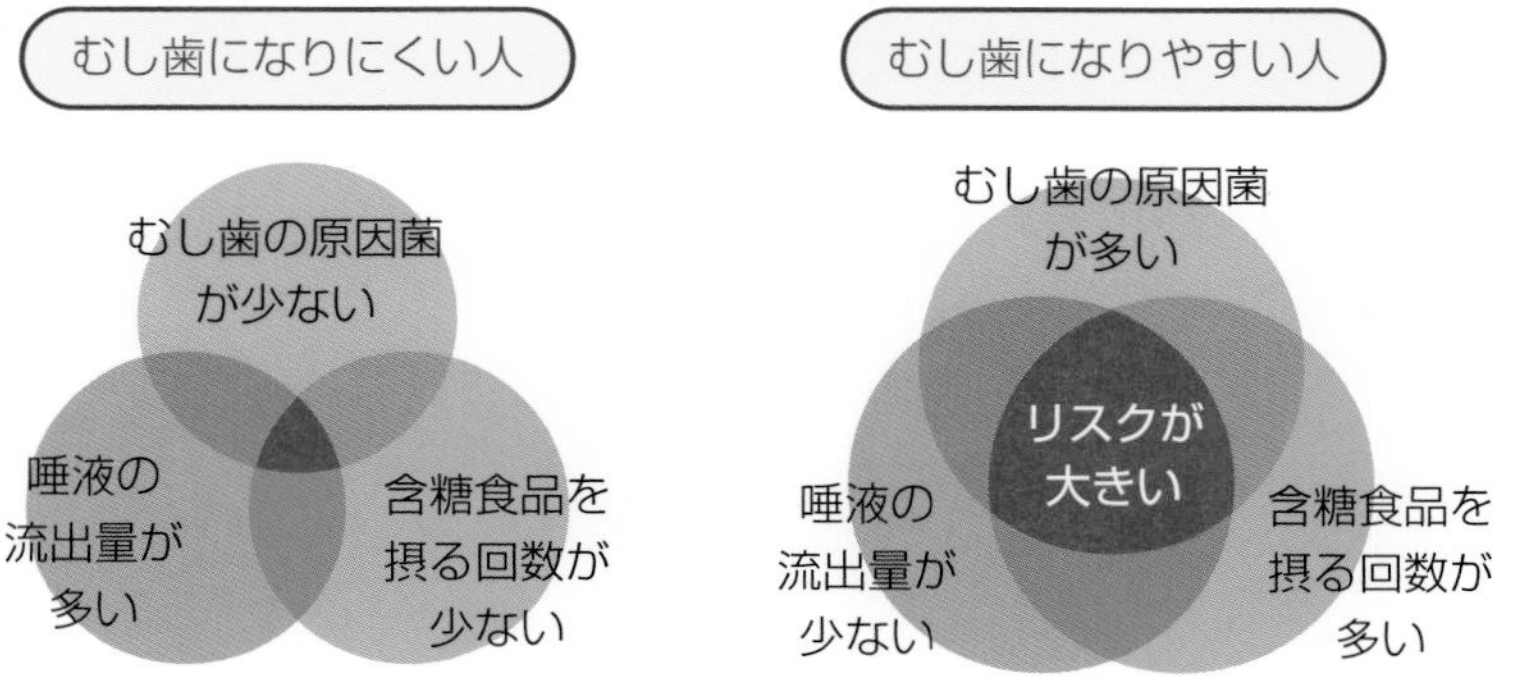

むし歯になるメカニズム

……よく聞く「歯垢」の正体

むし歯発生の起点と、う蝕原因菌

むし歯は、う蝕原因菌が歯の表面にある獲得被膜《かくとくひまく》（ペリクル）にくっつくことで発生します。このペリクルは唾液中の糖タンパクが健全な歯の表面に形成する、無色透明で1～数μmの薄い膜です。本来は歯を酸などから守ったり、歯の表面の湿り気を保ったりと、むし歯になりにくくするための働きをしていますが、逆にペリクルが歯の表面にできることで、う蝕原因菌などがくっつくための足掛かりとなってしまいます。

歯磨きや口腔ケアが不十分な状態や、含糖食品を何回となく食べることが続くと、歯面にくっついたう蝕原因菌は砂糖の主成分であるスクロースなどの糖を分解し、バイオフィルム（微生物が、自分が産生したヌルヌルとした物質とともに作る膜状の集合体）の一種である歯垢（プラーク）を作ります。う蝕原因菌は小さな集団を保って増え、バイオフィルム内でグルコシルトランスフェラーゼ、フルクトシルトランスフェラーゼなどの転写酵素（DNAを基にし、そのコピー（RNA）の合成に働く）を用いて酸を産生し、歯の表面を脱灰させます。その後、長時間にわたって脱灰する量が再石灰化する量よりも多い状態が続くと、脱灰されたところにくぼみ（う窩《か》）ができ、歯が軟らかくなって形が崩れていきます。これがむし歯です。

う蝕原因菌は、酸産生と同時に自分の体の外側に粘着性のある多糖体（分子量の多い糖）である非水溶性グルカン（ムタン）や、エネルギー源となる水溶性グルカン（デキストラン）、フルクタンなどを生成し、

ペリクルからバイオフィルムが作られるまで

口の中の清掃が不十分であると、ペリクルにう蝕原因菌などがくっ付いてしまいます。

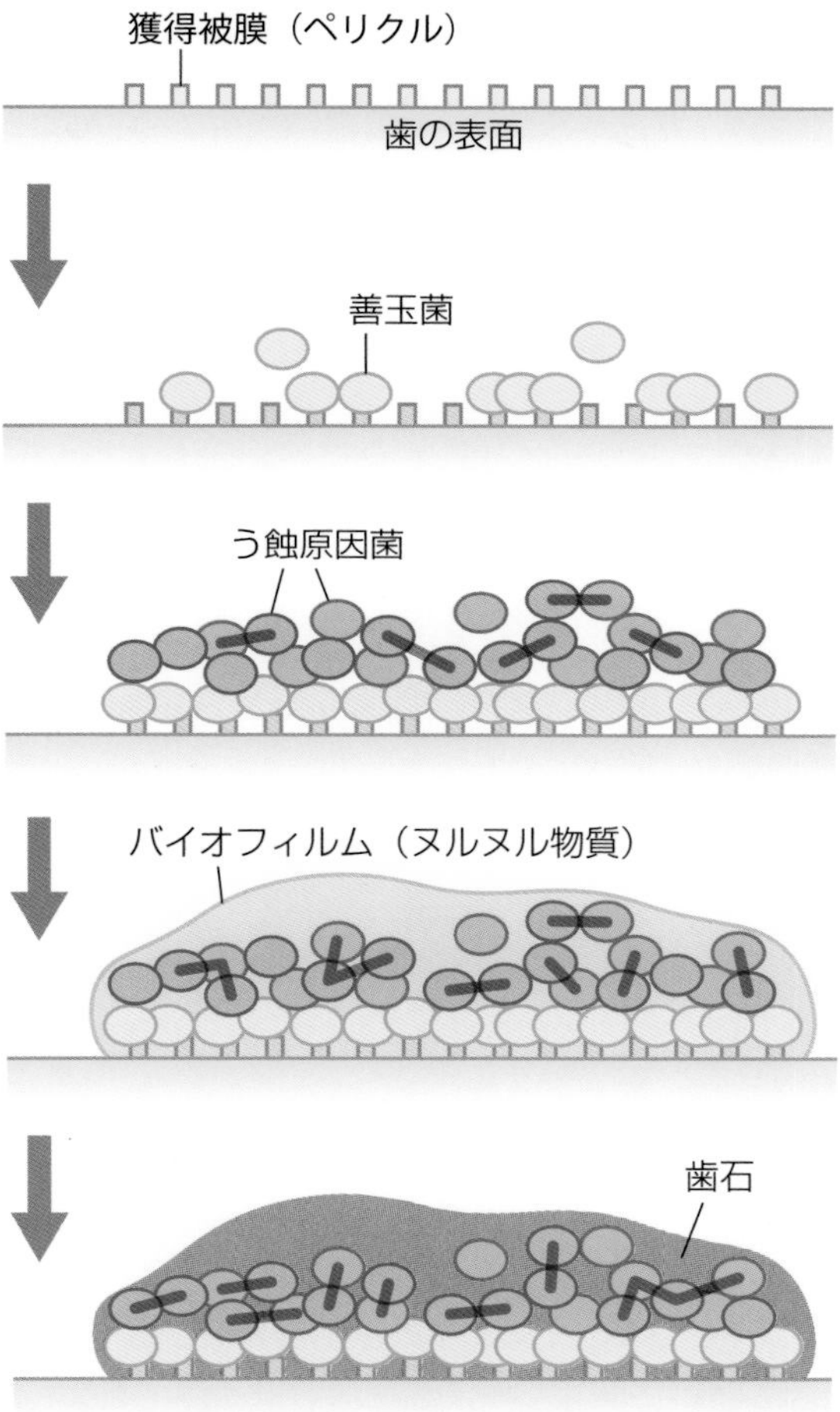

バイオフィルムが作られた歯の表面

一旦バイオフィルムが作られると、抗菌剤や免疫細胞は中に入れないため、充分殺菌できません。

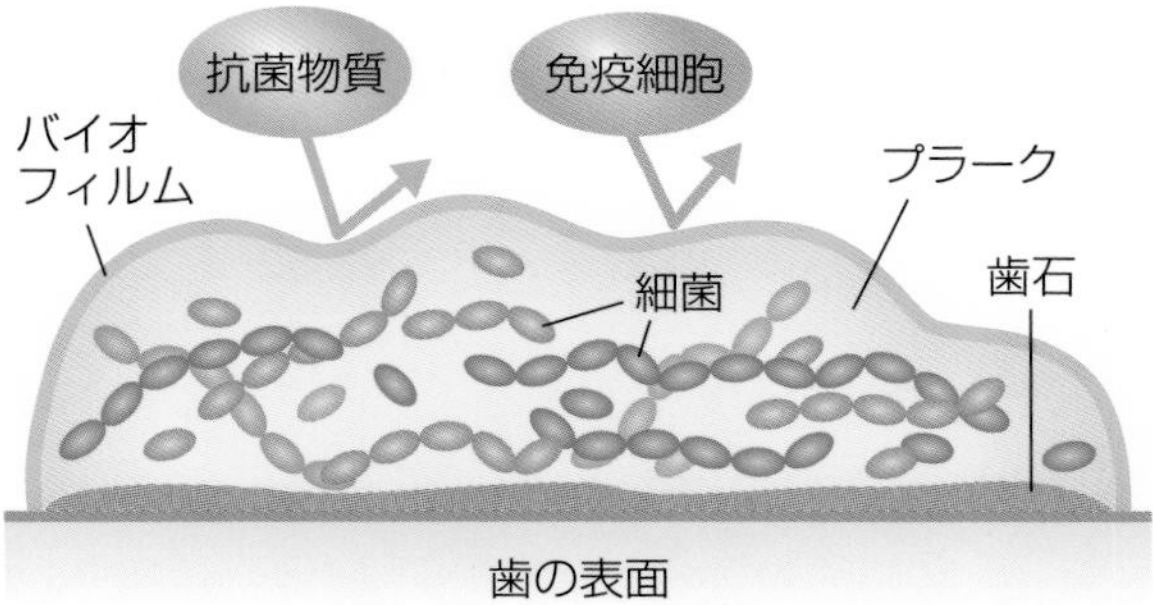

自らが生き延びるための活動を行います。

歯は硬いのに酸に弱い？

むし歯は、う蝕原因菌の産生する酸によって生じるエナメル質の脱灰量が、再石灰化量よりも多くなった時に発生します。実は、エナメル質は人間の体の中で最も硬い組織です。硬さを表す尺度であるモース硬度（1～10の尺度があり、10が最も硬い）によるとエナメル質は7で、地球上で最も硬い物質であるダイヤモンドは10、水晶が7、ガラス5、鉄が4ですから、例えるなら鉄のよろいよりも硬いことになります。それだけ硬い歯が、酸に対して弱いのはなぜでしょうか。

エナメル質の構成成分は、その96％がリン酸カルシウムを主体とした無機質であるため、硬さはありますが、その反面不規則な力に対して脆いという特徴があります。また、エナメル質の構造がハイドロキシアパタイトという化学反応しやすい結晶でできているため、一定の酸性度（水素イオン指数：pH）以下の状況では脱灰しやすいのです。エナメル質の脱灰が生じるpHは5.4～5.5以下であり、この基準を臨界pHといいます。

日常の食生活においてはスクロースなどの糖が含まれている酸性の食品を摂る機会が多いため、飲食する度に口の中では脱灰と再石灰化が繰り返されています。特に、含糖食品を摂る回数（頻度）が多いほど、また粘りの度合い（粘性）が高い含糖食品を摂るほど、唾液の緩衝能（口腔内のpHを中性に戻す機能）が機能しなくなり、口の中は常に酸性の状態となってしまいます。その結果、エナメル質の脱灰量が増えてむし歯になってしまうのです。

このように日常の食生活でエナメル質の脱灰を起こしやすい飲食物としては、スクロースなどの糖が含まれている甘味食品以外にもワインやビール、スポーツ飲料、炭酸ジュース、果実ジュース、ヨーグルト、レモン、梅干などの酸性食品があります。

飲食をした後すぐに歯磨きを行うことは、エナメル質の脱灰を抑制するためにもとても大事なことになるのです。

人体で最も硬いエナメル質

モース硬度

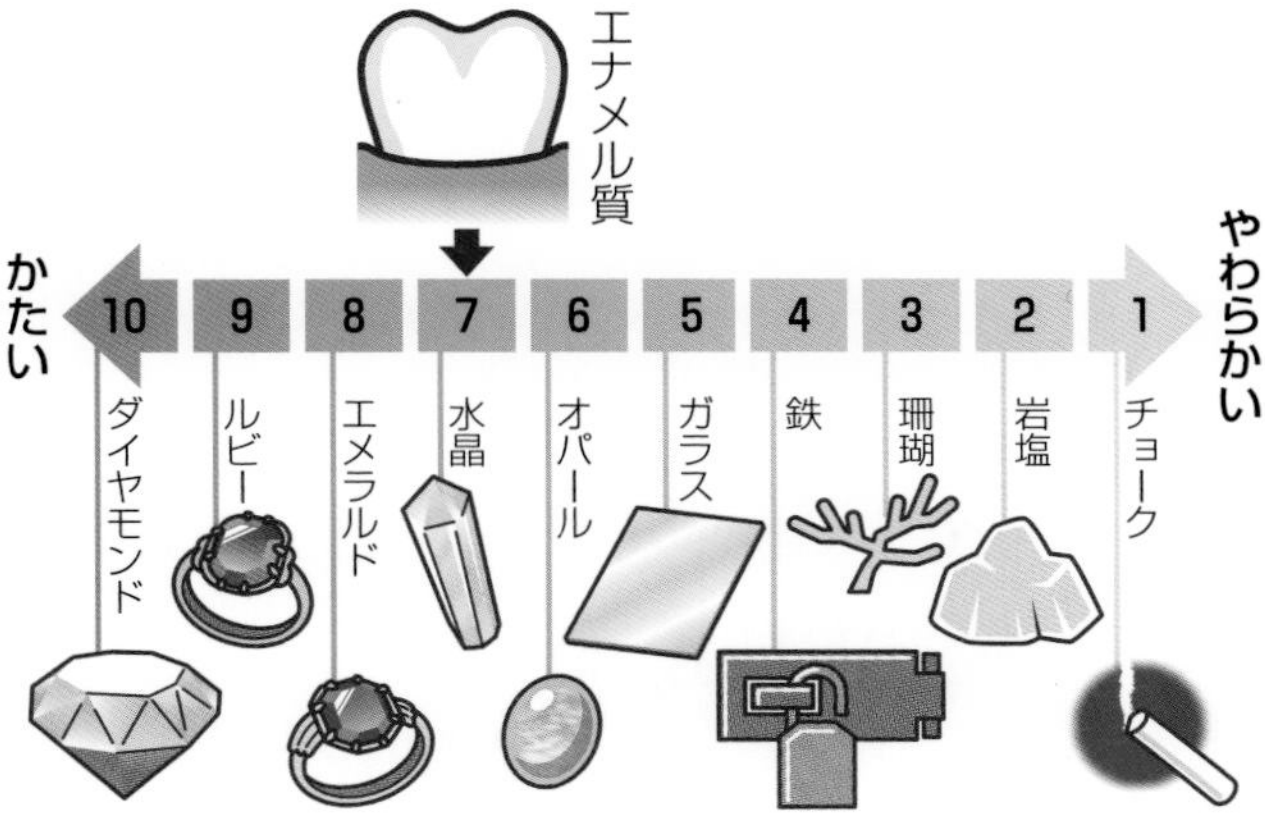

エナメル質は鉄やガラスよりもはるかに硬いです。

口の中で起こっている脱灰と再石灰化

バランスが取れている飲食のパターン

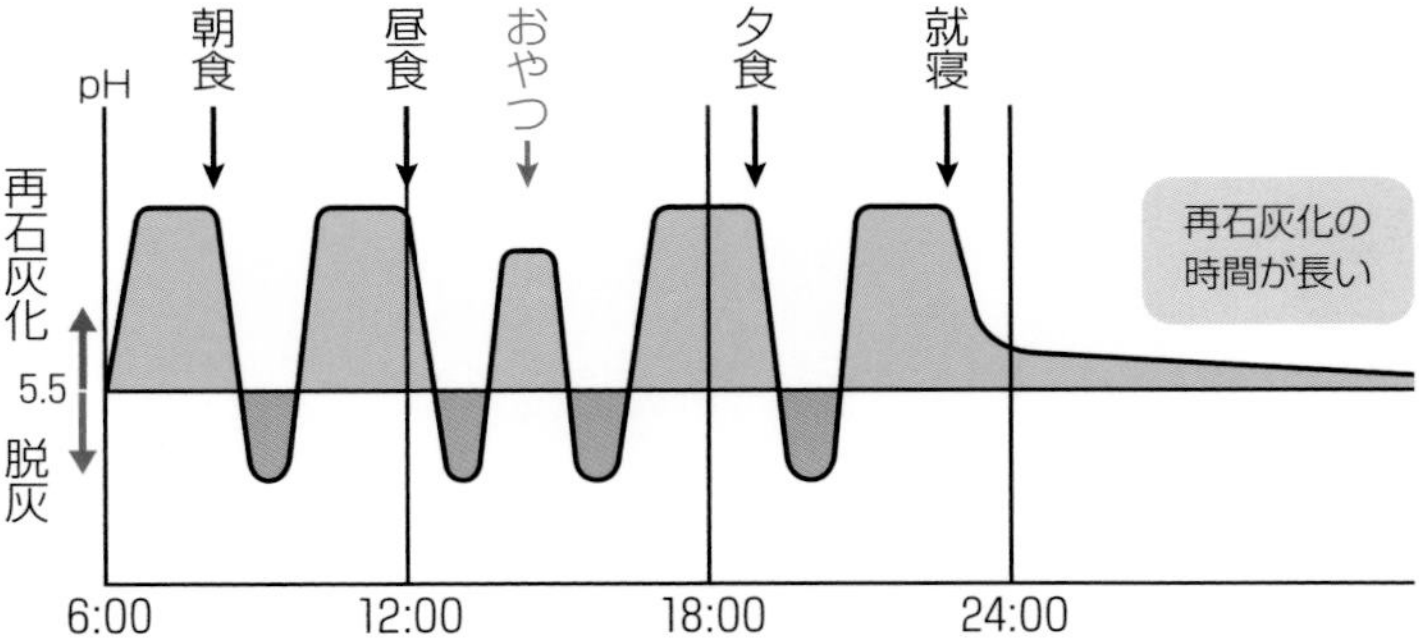

勧められない飲食のパターン

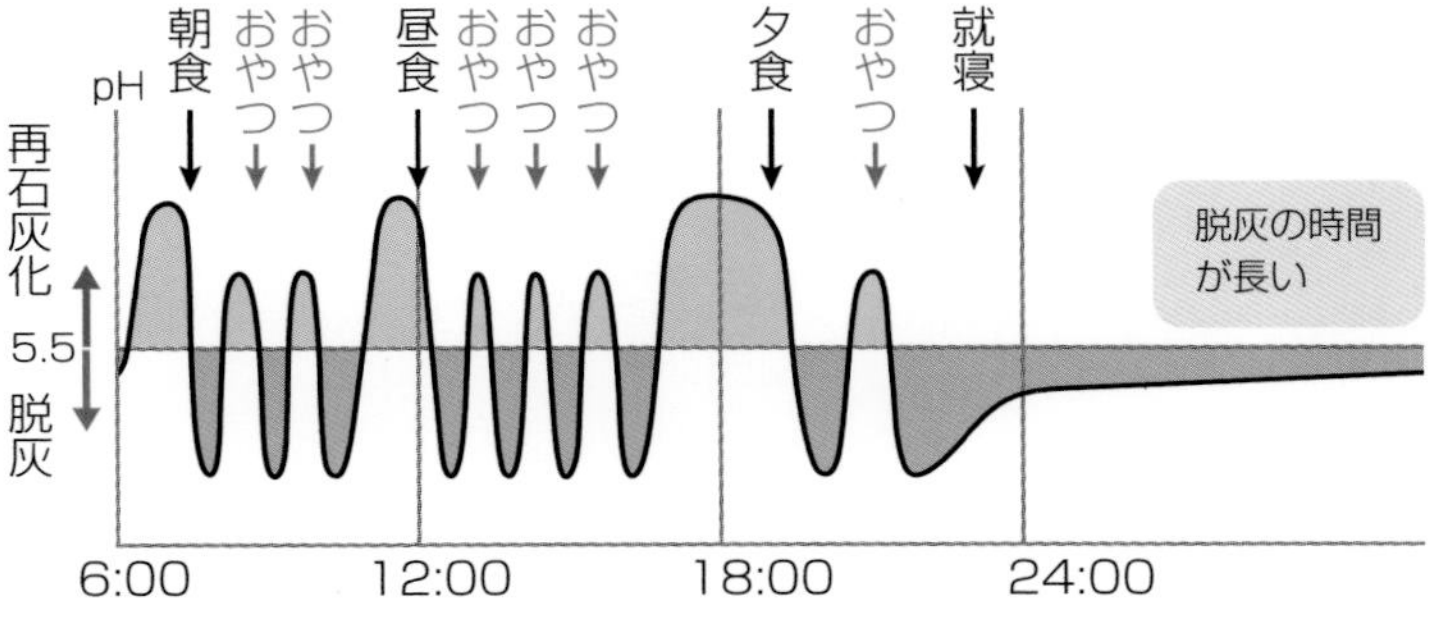

むし歯治療の正しい知識
……C1〜C4の意味を知ろう

穴（う窩《か》）があいていないむし歯治療

穴（う窩）が開いていないむし歯とは、歯の表面に白く濁ったところや白色、褐色の斑点（白斑、褐色斑）のようなものが認められるが、文字通り穴が目で確認できない、ごく初期のむし歯のことです。この段階では、早期のチェックと適切な口腔ケアが行われれば、健全な歯に戻したりむし歯の進行を抑えたりすることが期待できます。

しかし、実は見た目では穴が開いていなくても、エナメル質の内部では脱灰（表層下《ひょうそうか》脱灰）が起こっています。早期のチェックや適切な口腔ケアが行われなければ、そのままむし歯が進行し、目に見えるう窩が形成されてしまいます。

Backer Dirks（1966）の研究では、エナメル質に脱灰が原因の白斑が認められた歯のうち、健全な歯に戻ったのは全体の約51％、むし歯の進行が止まったのは約36％、そのままむし歯が進行し、う窩が形成されたのは13％程度という結果が得られました。これは、脱灰によりエナメル質から失われたカルシウムやリンが、唾液などを介してエナメル質に再び沈着し、結晶が修復され、再石灰化が起こったためです。この再石灰化を促進するためには、日常における適切な歯みがきはもちろんのこと、定期的な歯科健診による歯の異常の早期発見やフッ化物を用いた予防処置を行うなど、積極的な口腔ケアが大変効果的です。

う窩が開いていないむし歯の段階では、多くの歯科医院では歯を削って詰めものをすることを極力避けま

表層下脱灰のメカニズム

表層下脱灰（初期むし歯）によってカルシウムやリンが失われると、歯の表面に白い斑点ができます。

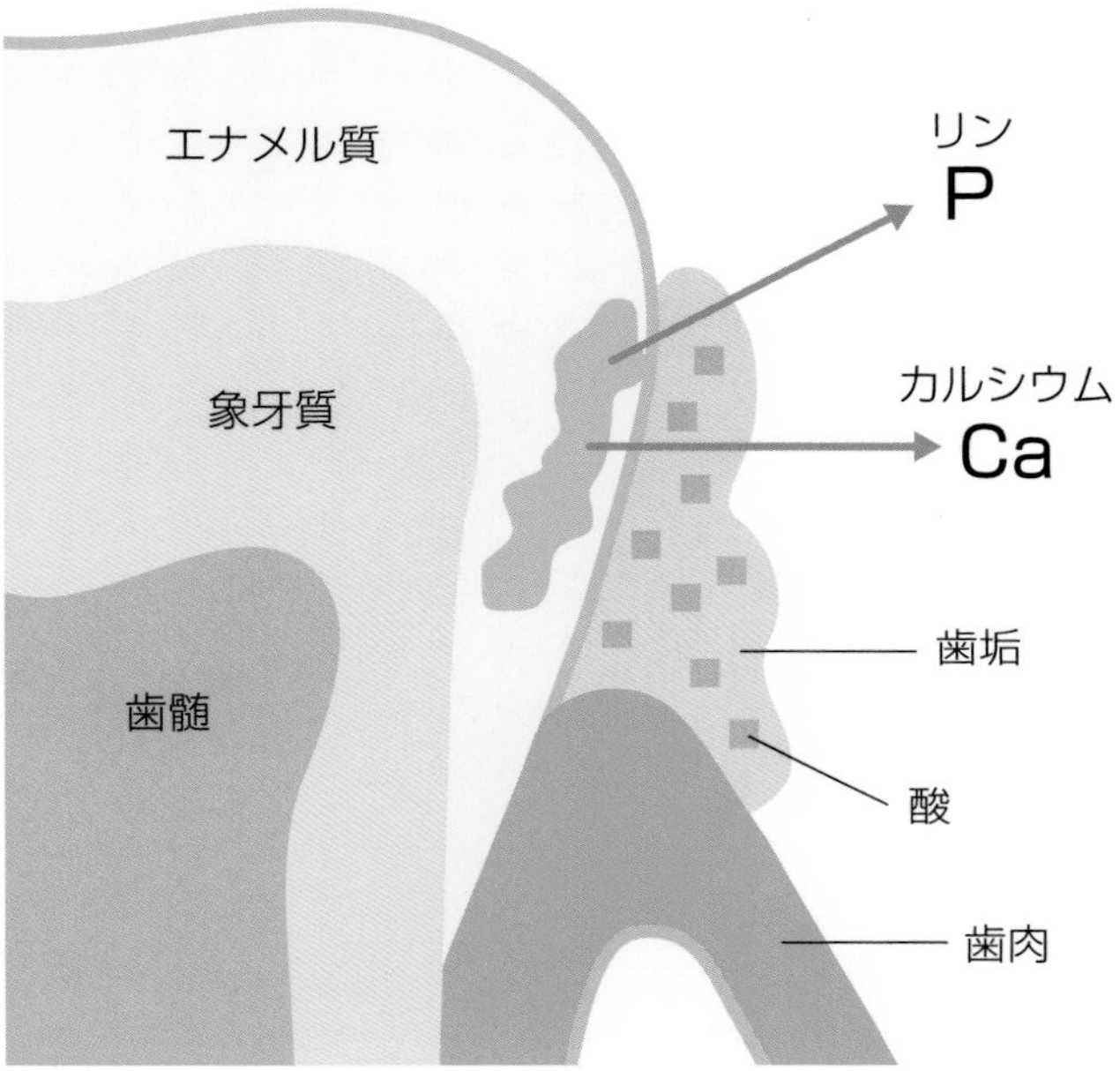

す。再石灰化を促進することで、元の天然の歯に戻せる可能性があるからです。

穴（う窩）があいてしまったむし歯治療

いったんう窩が形成されてしまうと、再石灰化されたとしても完全な修復は不可能となり、健全な歯に戻すことはできません。それどころかう窩が大きくなっていく可能性が高くなります。う窩ができても、初期はあまり自覚症状がありません。気づかぬままそのまま放置している間にむし歯が進行し、大きくなるのですね。

むし歯の治療は、むし歯の進行状況などにより異なります。う窩がエナメル質に限局しているむし歯はC1。う窩を舌で触った際に違和感があったり、う窩に食べ物が詰まったりすることが気になりますが、通常痛みは感じません。治療はう窩をプラスチック（レジン）で詰めます。う窩がエナメル質の内側の象牙質まで進んだむし歯はC2。甘い物や冷たい飲食物がしみるようになります。治療は、う窩をレジンや金属で詰めます。う窩が歯の中心部にある神経（歯髄）まで進んだむし歯はC3で、う窩が大きく、熱いものがしみてズキズキする強い痛みがあります。治療は細菌に感染した歯髄を取り除き、中を清掃・消毒して薬を詰め、金属のかぶせものを装着します。歯冠がほとんどむし歯で崩れ、歯根《しこん》だけが残った状態のむし歯はC4です。歯髄は死んでおり痛みが無くなることがありますが、歯根の先に膿が溜まると耐え難いほどの激しい痛みがあり、顔が腫れることもあります。歯根を残すことは難しく、通常は歯を抜くことになります。

むし歯の進行

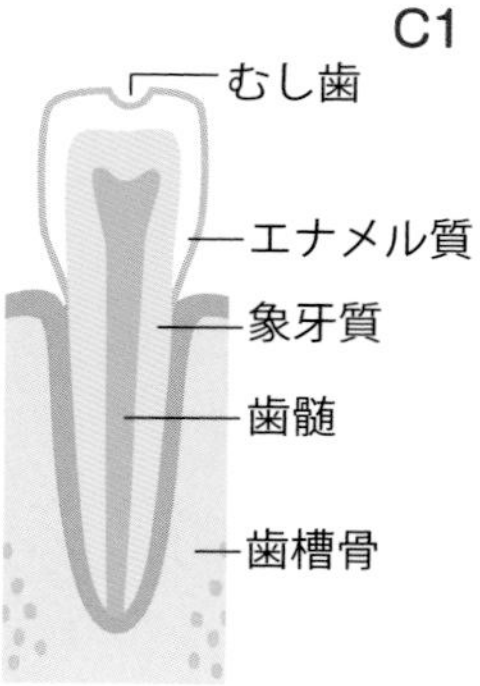

エナメル質がむし歯になった状態です。通常痛みは感じません。

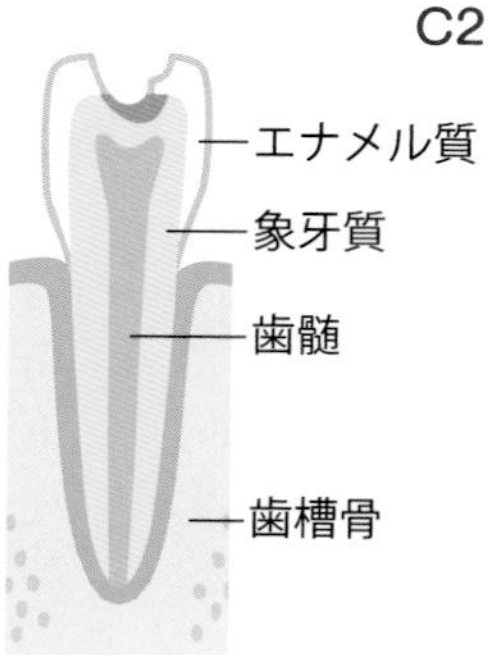

象牙質にまでむし歯が進んだ状態です。まだ痛みを感じないことが多いです。

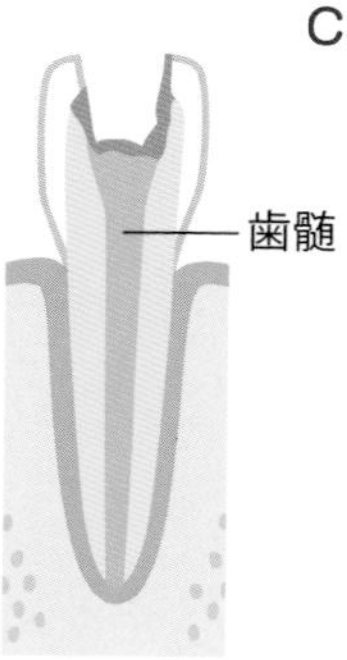

むし歯が歯髄まで進行した状態です。痛みを感じるようになり、我慢できないほどの激しい痛みを感じる場合もあります。

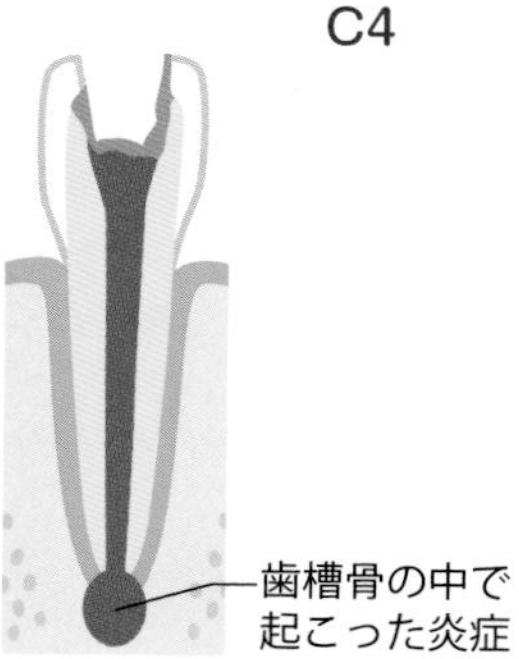

歯髄が死んでしまった状態です。歯根の先端部分の歯槽骨の中で細菌が繁殖します。

歯を削っても大丈夫？

……天然の歯を大切にしよう

天然の歯に勝る歯は無い

従来のむし歯治療では、むし歯が再発するのを防ぐため、予防の意味でむし歯の部分以外の範囲も削ることが当たり前でした。従って歯を削る量が多くなっていました。

現在全国の歯学部での歯科医学教育では、できるだけ歯を削らない治療方法について指導しています。このきっかけとなったのは、国際歯科連盟（ＦＤＩ）が２０００年に「Minimal Intervention：最小限の侵襲」という考え方を提唱したことで、現在では治療方針の主流となっています。この考えの基本には、可能な限り歯を削ったり歯髄《しずい》を取ったりしないで、生まれ持った天然の歯を大切にする治療を心がけることにあります。一度歯を削ってしまったら、そこは二度と元の通りに再生しません。また、どんなに高価で最新の歯科材料や技術をもってしても、あくまでも人工物であり、天然の歯に勝るものはないのです。

見方を変えれば、う窩ができてしまったら人工物で詰めたりかぶせたりせざるを得なくなるので、むし歯を予防するということが本当に重要になります。

近年、歯科材料や歯科技術の進歩には著しいものがあります。またインプラントなど天然の歯に近い状態に治療することができるようになり、患者さんの選択肢も増えてきています。しかし、天然の歯以上の詰めものやかぶせもの、人工の歯は存在しないといっても過言ではありません。
まさに、「天然の歯に勝る歯は無い」のです。

残せる歯はなるべく抜歯しない

歯髄まで進行してしまった重度のむし歯や、歯を支える歯肉《しにく》や骨などが健康な状態と比べてひどく壊された状態になってしまった歯周病の場合には、通常の治療方針として抜歯を患者さんに提案することがあります。しかし、前述の通り天然の歯に勝る歯はなく、残念ながら歯を抜いてしまえば天然の歯が生えてくることはありません。近年では、ＭＩ（Minimal Intervention: 最小限の侵襲）という考えが治療方針の主流となってきていることもあり、なるべく歯を抜かないで残したいと考えている歯科医療従事者も多くなっています。さらに、歯が残っていることが全身の健康状態や日常生活に良好な影響を与えることも、さまざまな調査研究によりわかってきました。

現在、年齢にかかわらず歯が残っている人の割合が急激に増加しています。２０１６年に実施された歯科疾患実態調査結果*によると、80歳で20本以上の歯を持っている人の割合は51．2％と過去の調査結果の中で最も高くなっており、歯が残っている人の割合が多くなってきています。このように歯が多く残ってきている理由としては、歯磨き行動の定着化や、歯や口が全身の健康にも影響を与えるなどの知識の向上に伴う国民の歯の健康に対する意識の高まりがあるとの研究結果もありますが、まだ全容の解明には至っていません。歯が多く残っていれば硬い食物でも食べることができますし、人と楽しく笑顔で会話ができます。また、歯が多く残っている人は積極的に運動や外出を行うことが多く、ＱＯＬ（生活の質）が良好であることも明らかになっています。

「残せる可能性がある歯であれば、なるべく抜歯をしない」という考え方は、単に歯の有無だけに留まらず、患者さんに健康で楽しい生活を送ってもらうために大変重要なことなのです。

＊「平成28年歯科疾患実態調査」（厚生労働省）

MI（Minimal Intervention）による治療法の一例

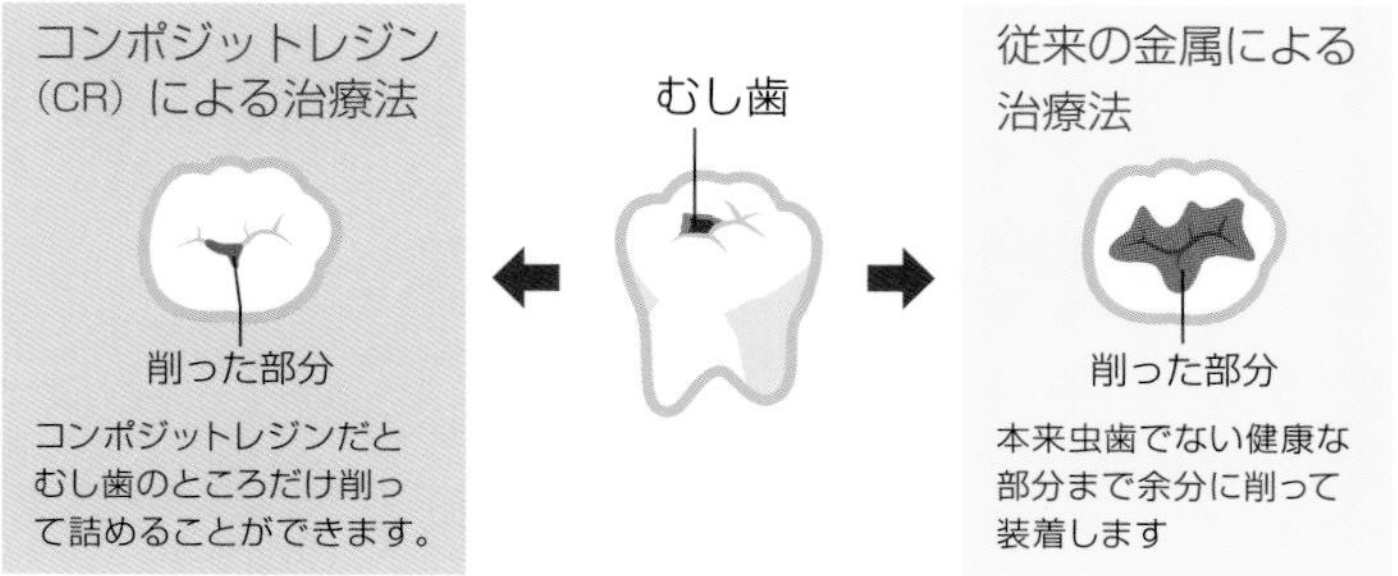

20本以上歯が残っている人の割合

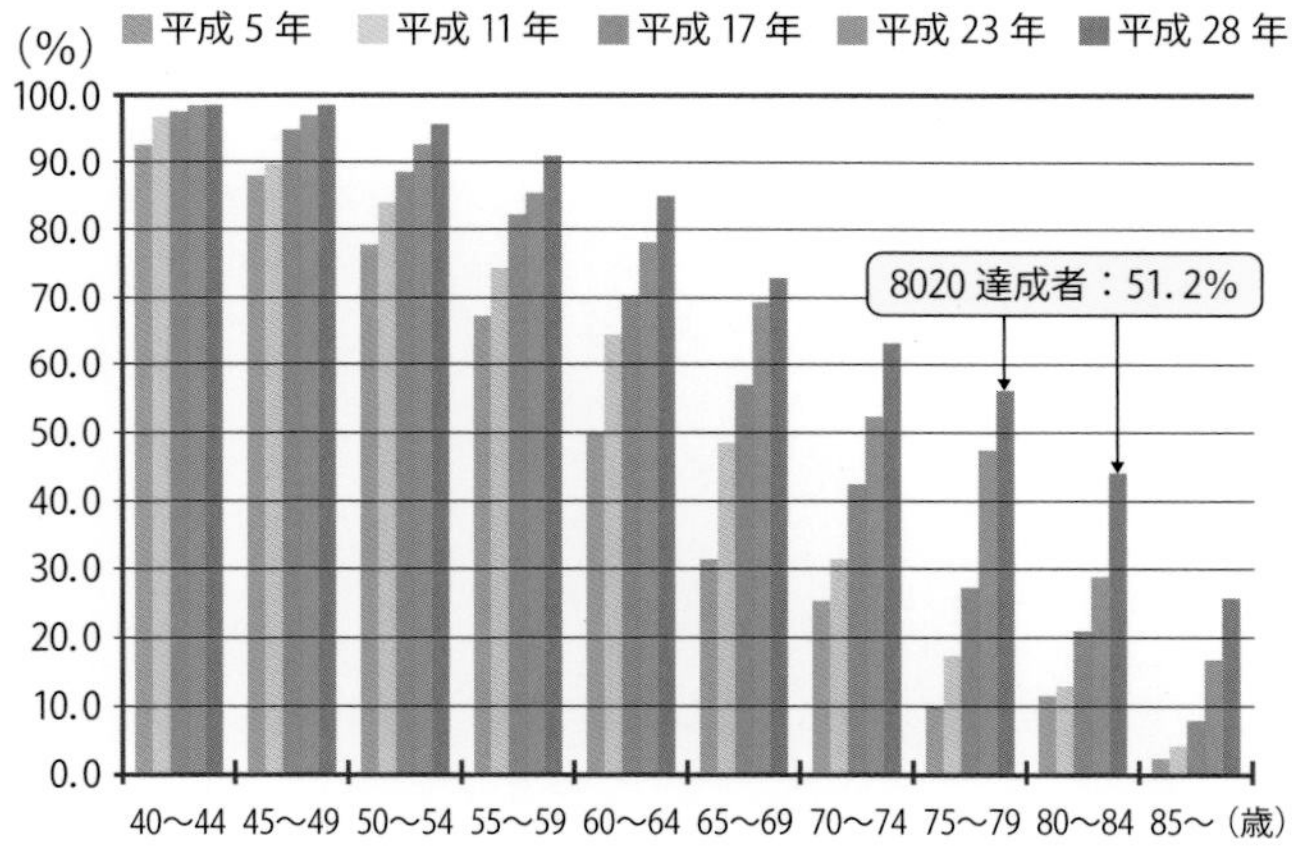

「平成28年歯科疾患実態調査」（厚生労働省）（https://www.mhlw.go.jp/toukei/list/62-28.html）を加工して作成

平成5（1993）年と比べ、平成28（2016）年には80～84歳で20本以上の歯が残っている人は約4倍になっています。

歯がなくなることによる全身への影響

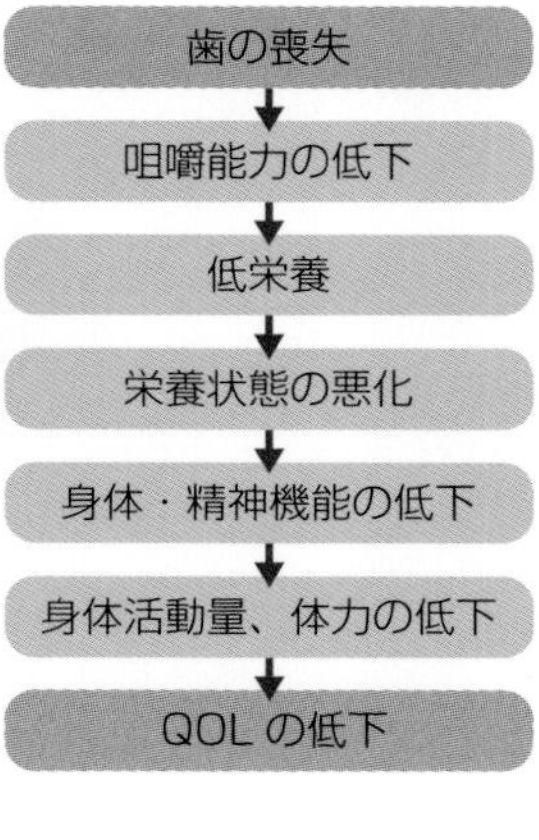

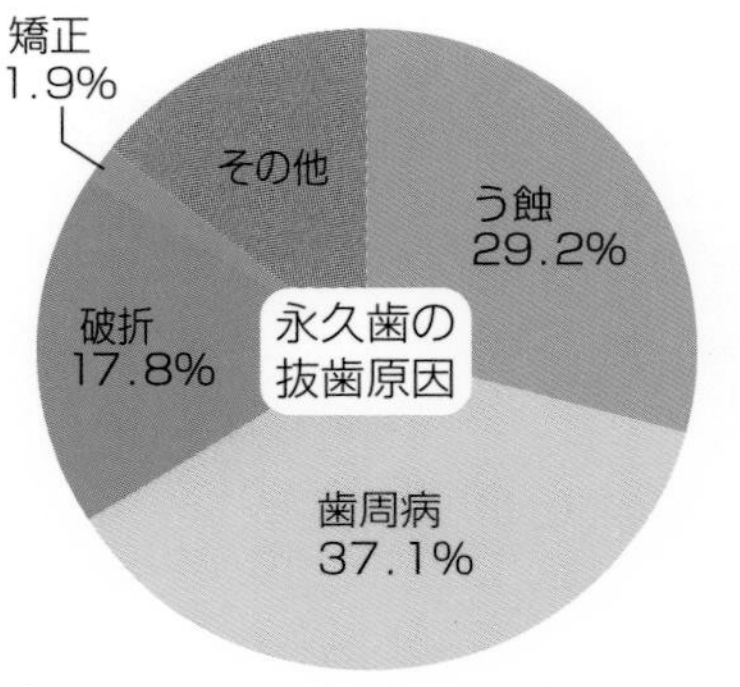

「第2回永久歯の抜歯原因調査」報告書（公益財団法人8020推進財団、2018年）25ページを加工して作成

歯がなくなると、身体中のさまざまなところが悪化していきます。

親知らずとは

……狭いところに生えるやっかいな歯

親知らずは口の中の最も奥にある歯で、第三大臼歯（智歯《ちし》）ともいいます。20歳前後、親が知らないうちに生えることからこの名がつきました。この言葉が初めて使われたのは、徳川3代将軍家光時代の書物「毛《け》吹草《ふきぐさ》」に載っている、「姥桜《うばざくら》生ゆる若葉や親知らず」という俳句だそうです。

親知らずは通常上下左右で合計4本ありますが、1997年に発表された結果*では、日本人の場合、4本とも生えている割合は男性39.2％、女性20.5％で、男性の方が多いです。逆に4本ともないのは男性24.9％、女性48.6％で、女性が多くなっています。同じアジアでも、タイ人では4本とも生えているのは男性90.9％、女性83.4％、4本ともないのは男性0.0％、女性5.0％です。

親知らずは大小さまざまな形をし、生える場所が狭いために異常な方向に生えたり、生えずに顎の骨の中に留まったりすることがあります。生える途中で止まっている親知らずはさまざまな問題を引き起こします。歯磨きが非常に難しいため、すぐに智歯周囲炎とよばれる炎症を起こし、口が開きにくくなったり、食べ物などが飲み込みにくくなったりします。また、歯を包んでいる袋状のものが顎の骨を溶かしながら膨らみ、嚢胞《のうほう》という病気が生じることがあります。しかし、正常に生えた親知らずは、ちゃんと歯磨きができるようなら基本的に歯を抜く必要はありません。

* Nakahara Sen et al. 1997. Ethnic Differences Concerning the Congenital Absence of Third Molars: A Comparison of Modern People in Six Asian Countries. Shigaku(Odontology)84(4):551-559.

親知らずに起こる問題

まっすぐに埋まっていたのに横に向きを変えた親知らず

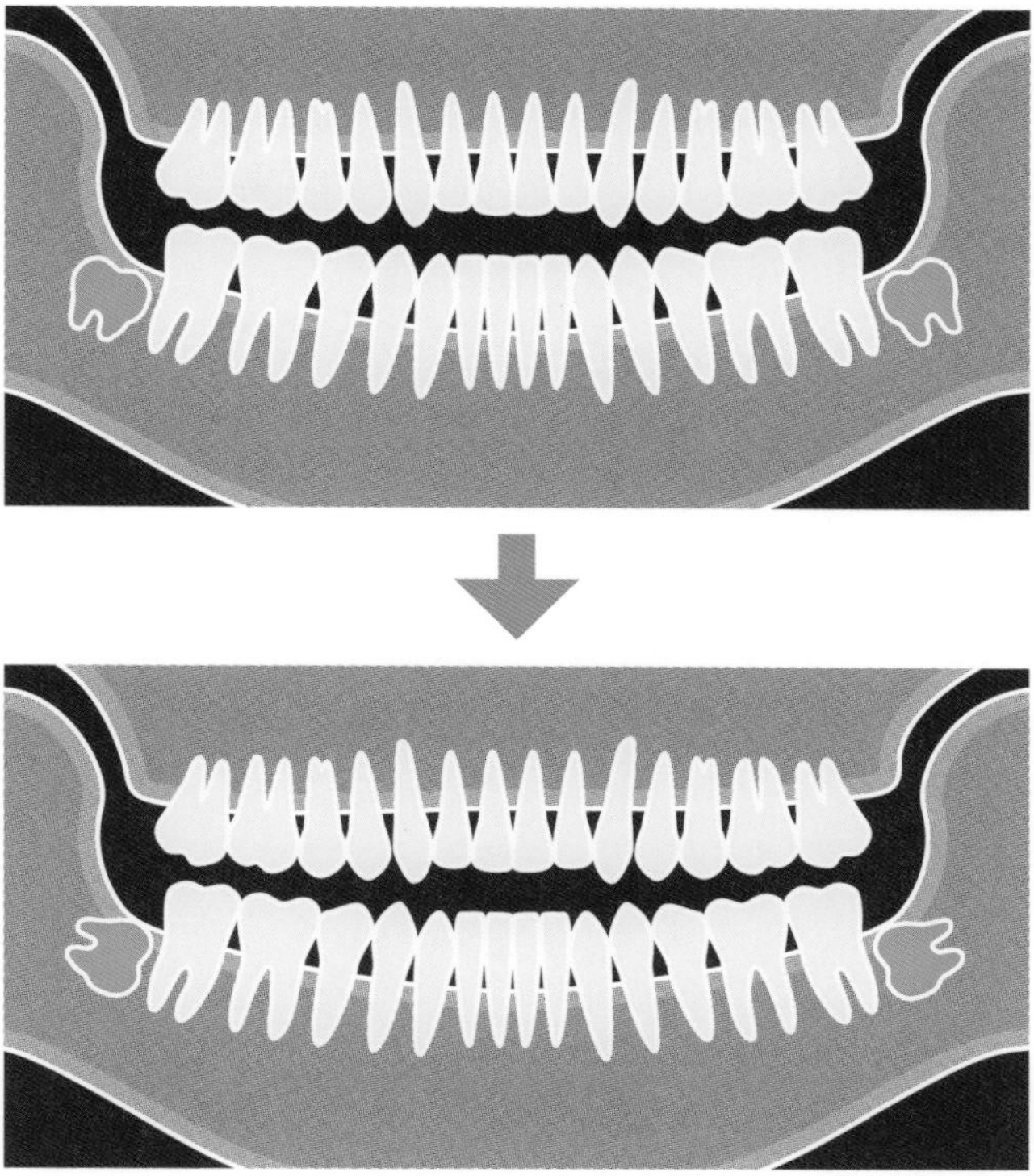

生えるスペースが狭い、顎の大きさに比べて歯が大きいといった原因で親知らずが向きを変えてしまいます。

親知らずの周囲に形成された嚢胞
（下顎左側の親知らず）

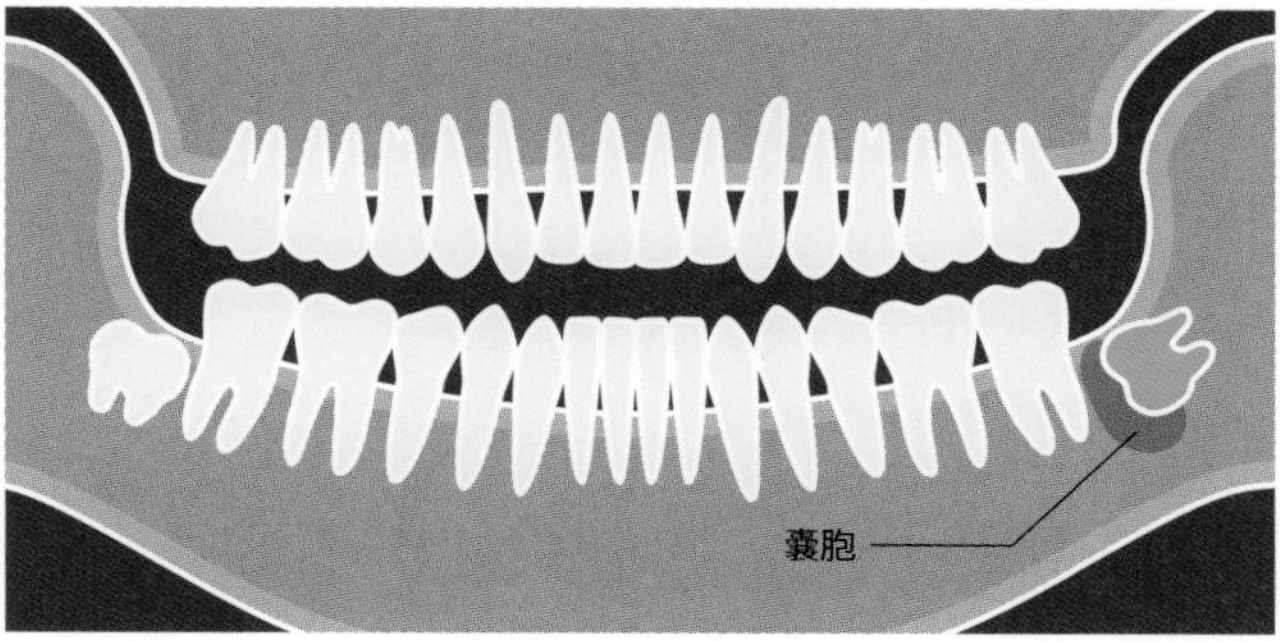

放置すると大きくなり、摘出手術をしないといけなくなります。

歯周病とは

……昔から人類が悩まされてきた

「リンゴをかじると歯ぐきから血が出ませんか？」―これは１９８０（昭和55）年ごろに発売された、歯槽膿漏《しそうのうろう》（歯周病）予防用歯磨き粉のＴＶコマーシャルのワンフレーズです。歯肉から血や膿が出ることから長らくこの名称で呼ばれてきましたが、膿が出ないケースもあり、１９５０年代にアメリカ歯周病学会で「歯周病」という名称を用いるようになりました。

歯周病は２００１（平成13）年、「全世界で最も蔓延している病気は歯周病である。地球上を見渡してもこの病気に冒されていない人間は数えるほどしかいない。」との紹介つきで、世界で最も患者の多い感染症としてギネスブックに認定されました。

歯周病は旧石器時代の早期ネアンデルタール人（エーリングドルフ人）や、猿人（オーストラロピテクス・アフリカーヌス人）の顎の骨からも見つかっています。太古の昔から歯周病には悩まされ続けているようですが、現在日本人の約70％が歯周病にかかっているといわれており、まだまだ撲滅には至りそうもありません。

歯周病は、歯肉《しにく》や歯槽骨が炎症により壊されていく病気です。歯肉の内側には歯根《しこん》がありますが、その表面にあるセメント質と歯槽骨とは靭帯（歯根膜《しこんまく》）でつながり、歯が抜けないようになっています。歯周病になると歯槽骨が溶け、歯根膜が切れてその数が減ります。かむたびに次第に歯が大きく揺らされるようになると、さらに歯の周りの組織がどんどん壊され、最終的にはむし歯になっていない健康な歯でも歯が抜け落ちてしまいます。これが歯周病の最も恐ろしいところ

歯周病は恐ろしい！

歯周病になると歯と歯肉の間の溝（歯周ポケット）が深くなります。放置すると歯が少しずつグラグラしてきます。

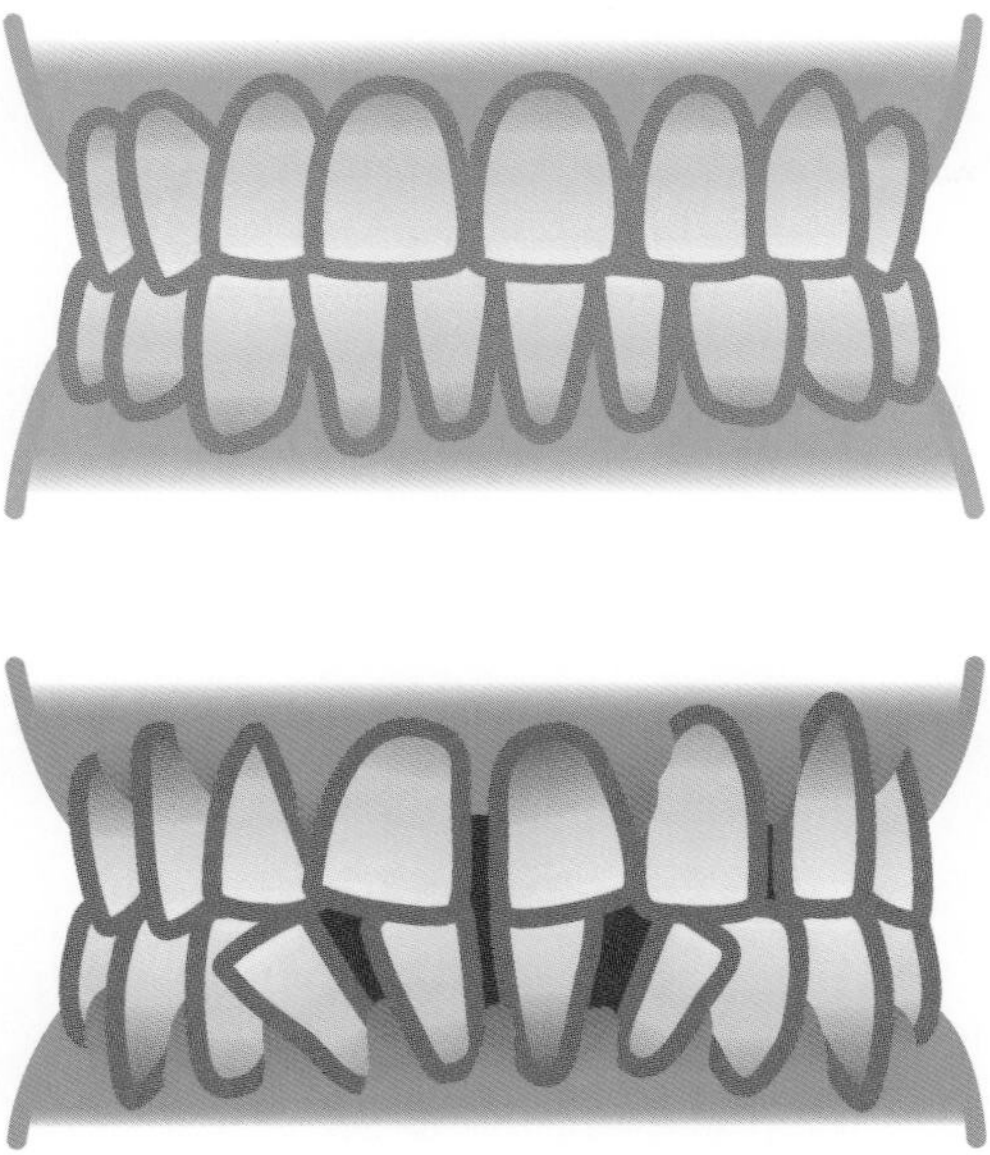

軽度歯周炎では歯周ポケットが4ミリ未満、中等度歯周炎では4～6㎜、重度歯周炎では6㎜以上とされています。中等度歯周炎では歯と歯の間に隙間ができ、歯が長くなったように見えます。

全ての歯周ポケット内で起こっている粘膜の炎症部を集めると……

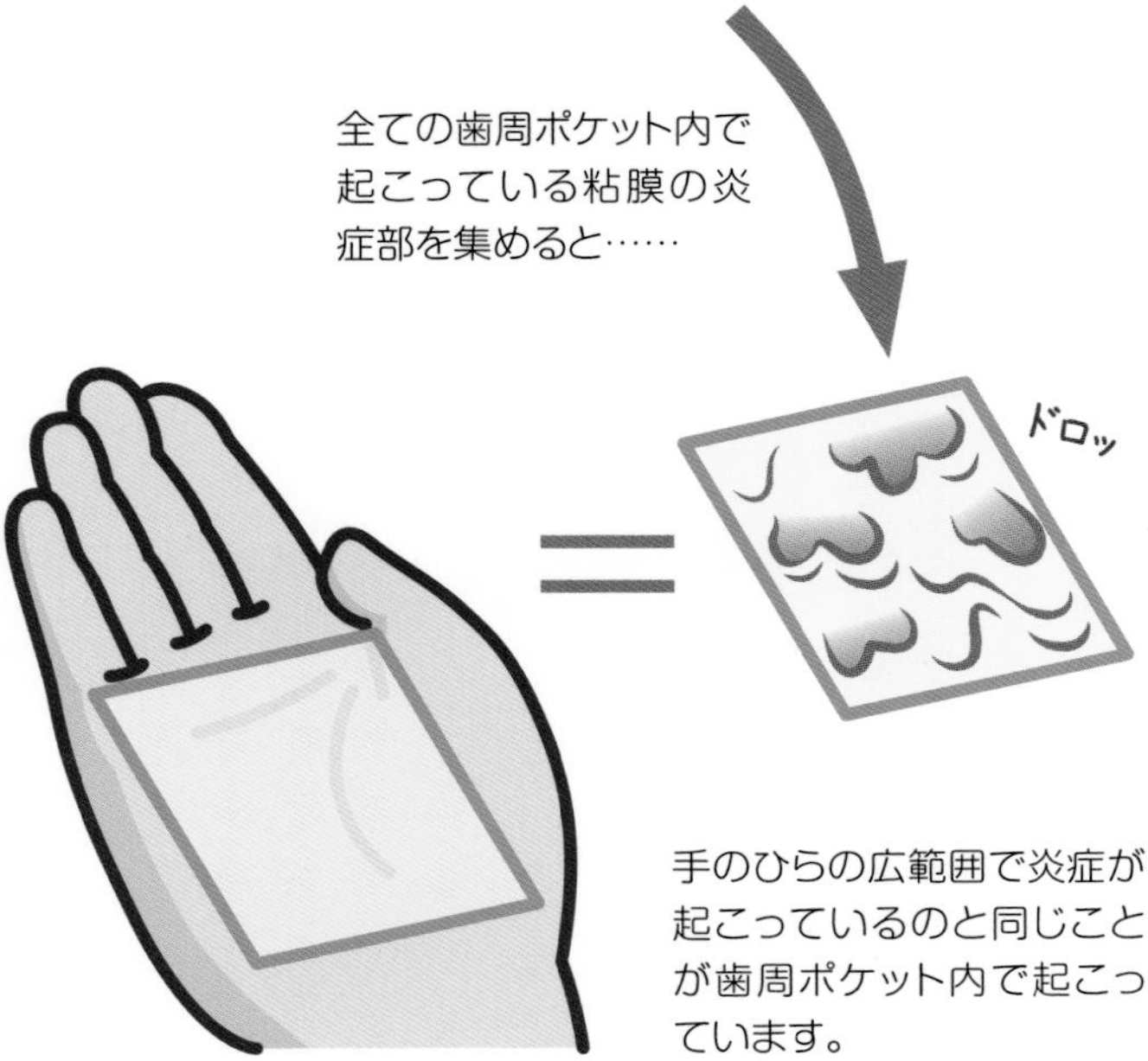

歯周病により歯周ポケットの深さが5㎜になると、口の中の全ての歯周ポケット内で起こっている粘膜の炎症部の面積は手のひらとほぼ同じサイズだといわれています。

手のひらの広範囲で炎症が起こっているのと同じことが歯周ポケット内で起こっています。

です。

口の中は腸の次に細菌が多く存在するところといわれていますが、普段は体に悪さをしません。しかし、口の中をきれいにしないと細菌がどんどん増え、細菌から出た毒素によって炎症が起こります。歯磨きをちゃんとせず、口の中の細菌が活動しやすい環境を作ってしまうと、常に歯肉に炎症が起こっている状態になり、歯周病が進んでいきます。常に手のひらと同じぐらいの広さで炎症が起こり続けていると考えると、背筋がゾッとしてきますね。

ところで、歯周病の研究が進んだのは、実は21世紀に入ってからです。歯周病と細菌の関連については1950年ごろから本格的に研究され始めましたが、原因菌について詳細が明らかになってきたのは1990年ごろでした。現在、数十種類の菌が歯周病に関与していること、また人によって影響を受けやすい細菌の種類が異なることがわかっています。

歯周病の原因菌の代表はジンジバリス菌というものですが、この菌に感染するのは18歳頃。ちょうど大人になる頃です。歯ぎしりや悪いかみ合わせ、食いしばり、ストレス、肥満や糖尿病、年齢などが歯周病のスイッチを押してしまうことが明らかになりました。

ここで忘れてはならないのがタバコ。タバコを吸う人は吸わない人に比べて歯周病にかかっている人が約3倍、歯を失っている人が約2倍と報告されています。タバコにはニコチンという神経を刺激する物質が含まれていますが、ニコチンには血管を収縮させる作用もあります。当然歯肉の血管もニコチンの影響で収縮するため、歯肉に酸素や栄養分が運ばれなくなります。歯周病の原因菌は酸素が大嫌い。結果的に、タバコを吸うことで細菌にとって住みやすい環境を自ら提供することになります。また、歯肉はタバコに含まれるニコチンなどの有害物質にさらされ、ダメージを受けますが、ニコチンは歯肉のダメージからの復活も妨げます。その結果、歯と歯肉の間の溝が深くなり、歯周病がますます進むことになるのです。

タバコのヤニが歯につくと歯が汚れる上に、歯の表面がざらざらするため細菌がつきやすくなり、口臭もきつくなります。また色素の沈着によって歯肉が黒っぽくなり、口全体がとても汚く見えます。

余談ですが、タバコのヤニは舌の表面の味を感じる部分にもついてフタをしてしまう形になるため、おいしいものをおいしいと感じにくい状態になります。つい味を濃くしてしまうと、身体にとってもよくなさそう。みなさんの周りにもタバコ好きの方がいらっしゃるかもしれません。これを機にタバコとはさよならしましょうと勧めてみた方がよさそうですね。

歯周病になると……

- ・歯周ポケットが深くなる
- ・歯肉の腫れや出血がみられる
- ・以前より歯が長く見えるようになる
- ・歯と歯の間がすく
- ・口臭がひどくなる
- ・歯がグラグラし、最悪の場合抜ける

タバコを吸う人（喫煙者：右）と吸わない人（非喫煙者：左）の口の中

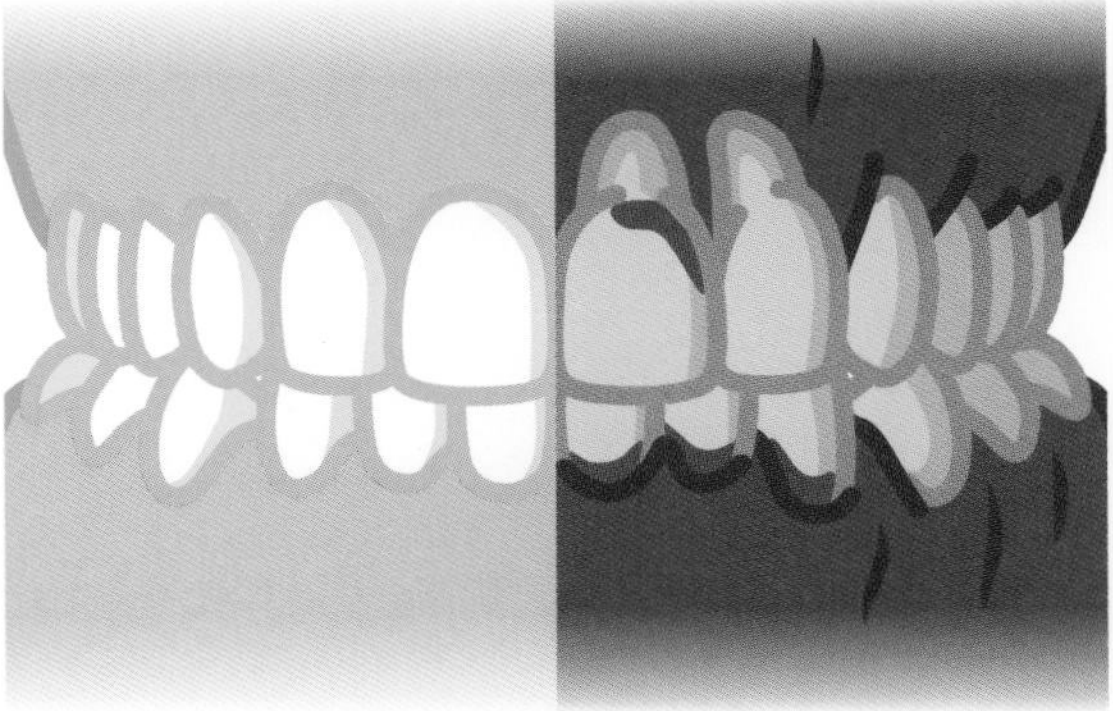

喫煙者の歯にはヤニがつき、歯肉にはメラニンという日焼けの皮膚にみられる色素が沈着。さらに歯肉に酸素と栄養分が届かず、やせているために歯根の一部が見え、歯が長くなったように感じます。

歯周病が引き起こす様々な病気

……原因菌が全身に行き渡る

最近の研究で、歯周病は糖尿病や感染性心内膜炎《しんないまくえん》、誤嚥《ごえん》性肺炎など全身の病気と関連があることがわかってきました。歯周病を引き起こす細菌、その細菌が出す毒素、炎症を強める物質が血流に乗って全身に行き渡ったり、飲み込んだ唾液が誤って肺に入ったりすることが問題です。

細菌が出す毒素は、直接ではないものの血糖値を下げるホルモンの働きを弱めることを助けてしまうため、結果的に糖尿病が悪化します。また心内膜や心臓の弁膜が細菌感染し、増殖すると感染性心内膜炎を起こしますが、弁膜を破壊するだけではなく、細菌が全身の血流に移行する菌血症《きんけつしょう》、さらには全身に細菌感染が起こる敗血症《はいけつしょう》を起こしてしまう危険性もあります。

歯周病を引き起こす原因となる細菌を含む種々の細菌が唾液の中に混じり、誤って気道から気管支や肺の方に入ると、気管支炎や誤嚥《ごえん》性肺炎の原因になります。また、歯周病と低体重児出産、肥満やメタボリックシンドロームとの関連もいわれるようになっています。全身のさまざまな病気を予防したり治療したりするうえで、歯周病の予防や治療はとても大切なのです。

歯周病を完治させれば問題が解決すると思いませんか。しかし、残念ながら歯周病は完治が難しい病気です。なぜなら、細菌などが作る膜状の集合体であるバイオフィルムに対して免疫システムや薬剤は歯が立たず、バイオフィルム内の細菌を駆逐することができないからです。また歯周病菌は細胞の中に侵入し、次から次へと侵入する細胞を代えて増殖し続け、感染を拡大していくため、簡単に治るものではないのです。

歯　歯周病と全身疾患の関連

歯周病は全身のさまざまな病気と関連している

歯周病原因菌から産生される毒素や、炎症時に体内に放出される化学伝達物質が歯肉の毛細血管を通じて全身に送られると、糖尿病の悪化など全身に影響を及ぼすことがわかってきました。また、歯周病原因菌を含む細菌が気管支や肺に入ると、気管支炎や肺炎の原因になります。

体の部位	症　状
脳 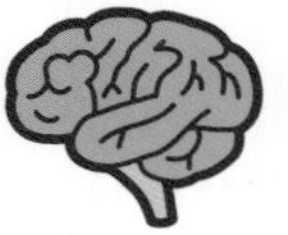	認知症
心臓 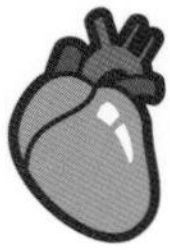	狭心症・心筋梗塞 心内膜炎
肺 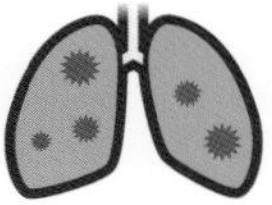	肺炎
すい臓 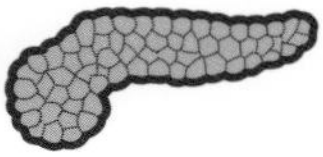	糖尿病
腹部 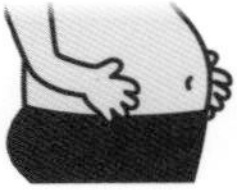	肥満
子宮 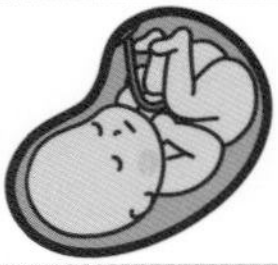	胎児の 低体重・早産
血管 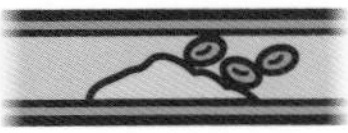	動脈硬化
骨 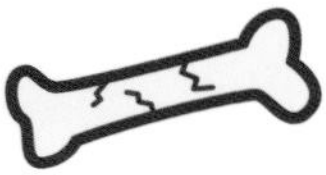	骨粗しょう症
全身 	がん

プラーク（歯垢）と歯石の話

……見つけたら取り除こう

プラーク（歯垢）、歯石とは

プラーク（歯垢）とはバイオフィルムと呼ばれる細菌の複合体のひとつであり、むし歯を発生させる直接的な因子となります。プラークは、その約70％が細菌で構成されている〝細菌の塊〟で、プラーク1㎎中になんと10億個以上の細菌が存在しています。化学的組成では約80％が水分であるために、粘着性を有するものの歯ブラシの毛先が当たれば容易に除去できます。

しかし、プラークの除去ができずにそのまま放置しておくと、プラークは口の中や唾液中の栄養成分を取り込んで増え、マイクロコロニー（微小集落）を形成します。その時点でも除去されなければ、さらに歯の表面を覆うほどに増殖し、また厚みも増していきます。その後、時間の経過とともにプラーク内での細菌の種類が変動しながらプラークは成熟・石灰化し、個人差があるものの早ければ1～2日後から徐々に歯石《しせき》へと変化してしまいます。

歯石は、プラークが石灰化し歯の表面に沈着した塊です。プラークとは異なり構成成分の約96％がリン酸カルシウムを主体とする無機質成分であるため、石のような硬さです。また歯の表面にしっかりくっ付いているため、通常の歯磨きでは取り除けません。歯科医院では取り除けるのですが、そのまま放置しておくとその上に新たなプラークが付きやすくなり、歯肉に傷や刺激を与えることもあります。さらには、口臭の発生にかかわったり、見た目もよくなくなったりするなど、とても厄介です。プラークや歯石を見つけたら、

歯周ポケット内のバイオフィルム

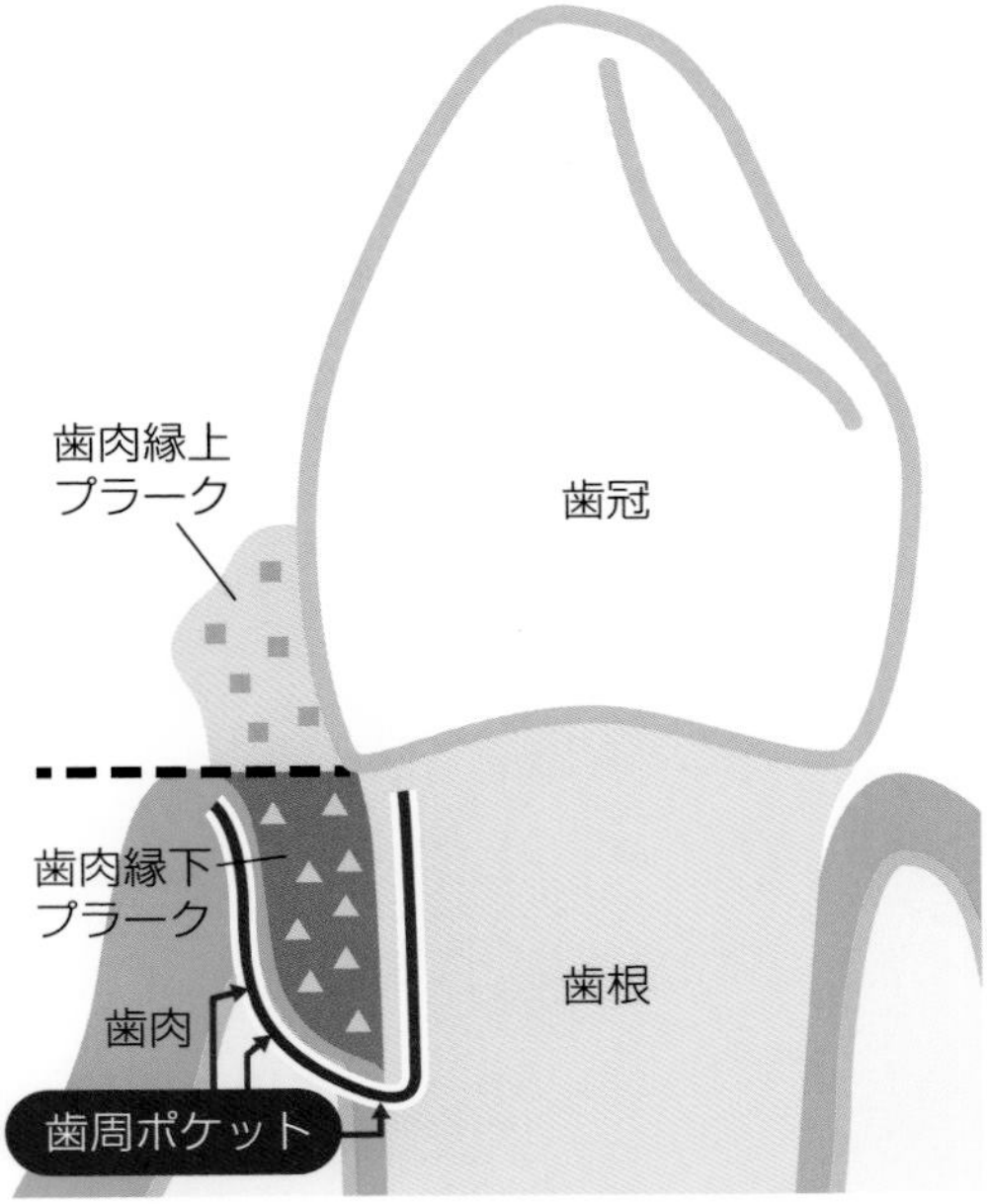

プラークは目に見える部分（歯肉縁上《しにくえんじょう》プラーク）だけではありません。歯と歯肉の間の溝が深くなると歯周ポケットができ、そこにもバイオフィルムが形成され、プラークができます。（歯肉縁下《えんか》プラーク）

歯肉縁上歯石と歯肉縁下歯石

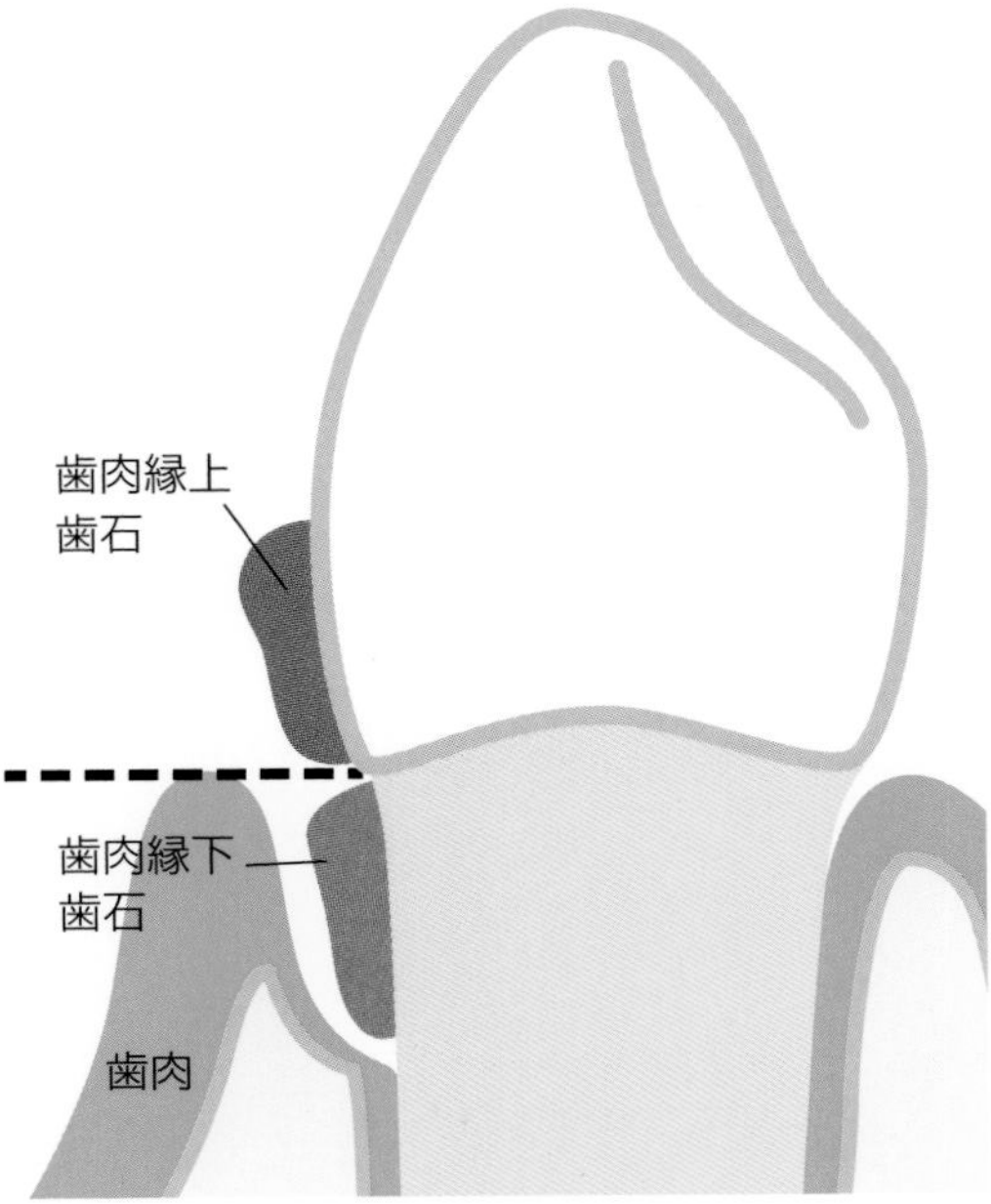

歯石は歯科医院でなければ取り除けません。歯周ポケットの深いところに歯肉縁下歯石ができると、手術で歯肉をめくって取り除くこともあります。

自覚症状がなくてもできるだけ早く取り除くことが必要です。

プラーク、歯石の付きやすいところ

プラークや歯石は、歯や口の構造上、唾液などで洗い流されにくい部位に付着します。それは奥歯の咬合面に存在する小窩《しょうか》や溝、歯と歯との間、歯肉《しにく》と歯の間などのむし歯になりやすいところと一致します。また、下の前歯の裏側や上の奥歯の頬側などの唾液の出口や、歯ブラシの毛先が届きにくい場所にもプラークや歯石は付着しやすいです。

プラークや歯石は、付着する場所により歯肉の縁よりも上の歯の表面に付着するもの（歯肉縁上プラーク・歯石）と、炎症症状がある歯肉と歯との接合部にできる歯周ポケット内に付着するもの（歯肉縁下プラーク・歯石）とに分けられます。

歯肉縁上プラークは目で確認しやすいため適切な歯磨きで取り除けます。中にはむし歯の原因菌であるミュータンス菌などがみられ、グルカンと呼ばれる粘着性が高い物質を産生します。これにより多くの細菌がくっつきますが、中には菌体にリン酸カルシウムが沈着するものがあり、歯石の形成にかかわります。プラークは約2週間で歯石になりますが、歯肉縁上歯石は白っぽくて目に見え、後で説明する歯肉縁下歯石より少しやわらかいです。

一方、歯肉縁下プラークは直接目で確認できないため、歯磨きでは完全に除去することが難しいです。歯肉の内側は酸素が少なく、歯周病の原因菌として有名なジンジバリス菌など酸素を嫌う細菌の数が多くなります。ジンジバリス菌は表面にリポ多糖と呼ばれる毒素を持ち、骨を溶かしたり炎症を悪化させたりします。また口臭の原因となる硫化水素などを発生させます。歯肉縁下歯石は血液成分が含まれるため黒っぽく、硬いため取り除きにくいです。

歯石は日常行っている歯磨きでは除去できません。そのまま放置するとむし歯や歯周病を発症したり、悪化させたりする要因になってしまいます。歯科医院などで特殊な器具を用いて除去できるため、むし歯や歯周病になる前に歯科医院などでプラークや歯石を取り除くことを心がけましょう。

歯垢（プラーク）のつきやすいところ

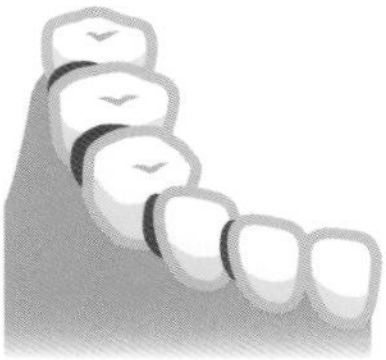
歯と歯の間

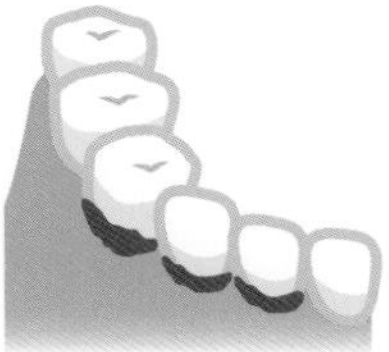
歯と歯ぐきの境目

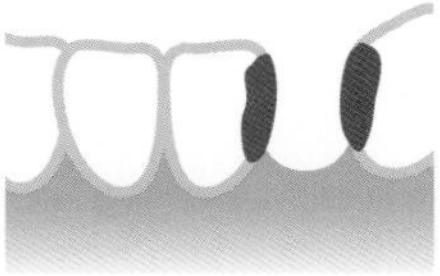
抜けた歯のまわり

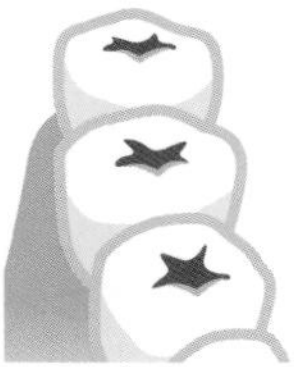
奥歯の噛み合わせ

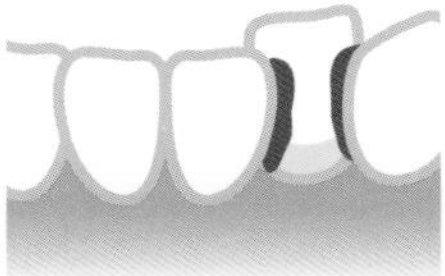
歯と歯の重なるところ

歯石のつきやすいところ

唾液腺の開口部（唾液の出口）付近は、唾液中のカルシウムの影響でプラークが歯石になりやすいです。

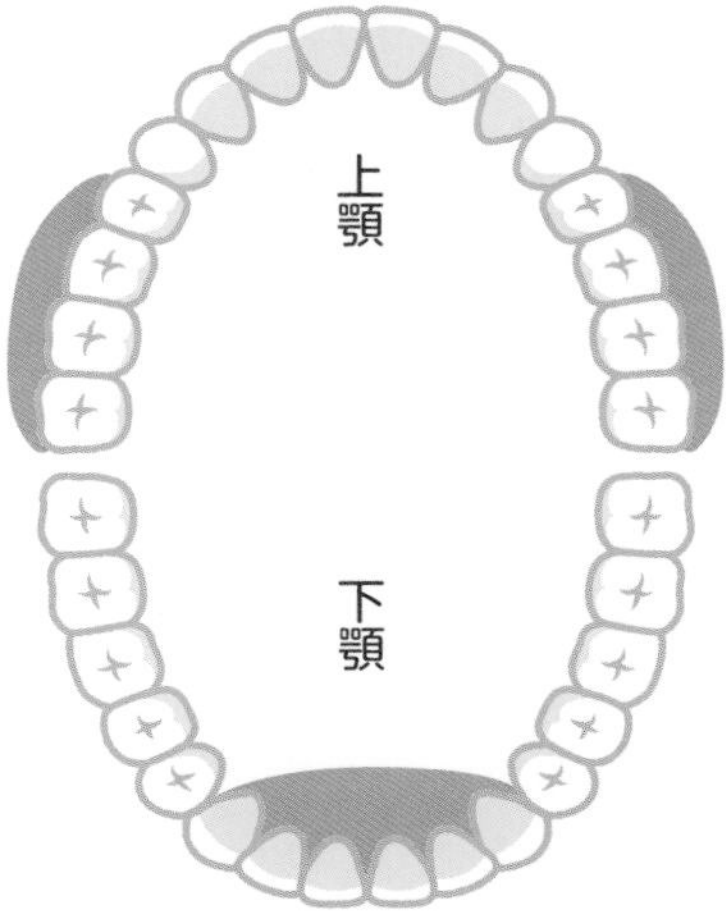

上の奥歯の外側
下の前歯の裏側

知覚過敏とは

……痛みが起こるメカニズム

知覚過敏の原因と治療法

知覚過敏とは、むし歯がなく歯髄にも特に炎症などの異常がないのに、歯磨きの時や冷たい物や甘いものを飲んだり食べたりした時、歯が外気や風に触れた時などに、ピリッとする痛みが起こることをいいます。

知覚過敏が起こる原因としては、歯周病の進行やかみ合わせの異常、加齢などの他、強い力による歯磨き、歯ブラシを大きく動かしすぎること、歯ブラシの毛先が硬すぎることなどによっても起こります。

知覚過敏は、歯肉がやせたり、転んで歯が割れたり欠けたりして、普段見えているエナメル質の内側にある象牙質が露出しても起こることがあります。歯の最表層にあるエナメル質には神経がないので、痛みを感じません。しかし、象牙質の中には無数の細い管（象《ぞう》牙細管《げさいかん》）があるため、象牙質に加わった刺激はその管を通り、歯髄にある神経まで到達してしまいます。その結果、ピリッとした痛みが起こるのです。

知覚過敏を予防する方法としては、正しい歯磨きの実践や自身の歯磨き方法に合った歯ブラシを選択することが重要です。また、知覚過敏の予防に有効な薬用成分が入った歯磨剤を使用することも効果があります。それでも知覚過敏の症状が出てしまったら、治療としてフッ化物塗布や露出した象牙質のコーティングなどが施されます。生活に支障が出るぐらい痛みが強い場合は、神経を取ることもあります。

知覚過敏

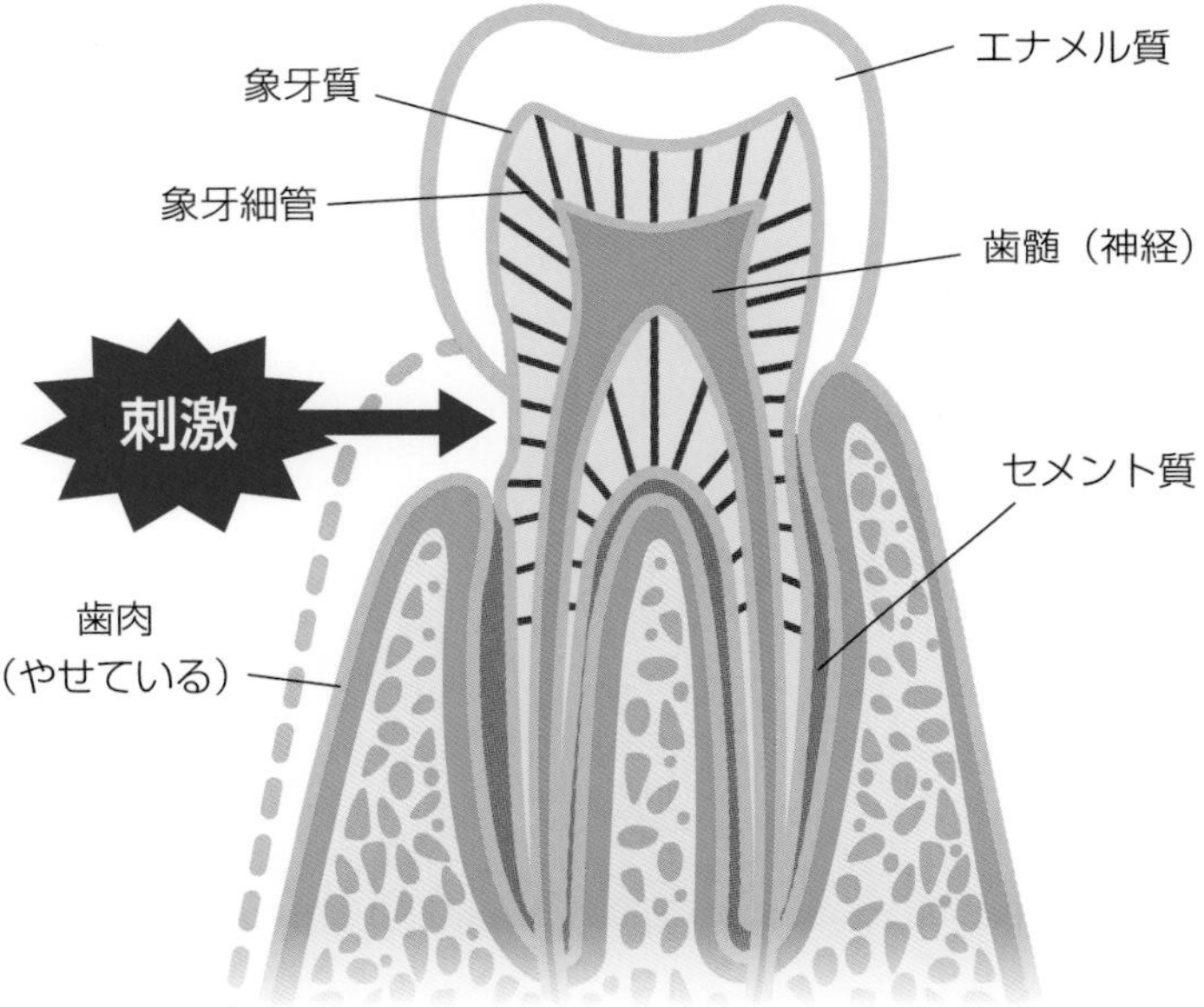

その痛みは知覚過敏？むし歯？

症状	知覚過敏	むし歯
しみるもの	冷たい、熱い、甘いもの	
痛み	一時的（10秒程度）	長期的（数十秒～数分）
触れる、叩く	痛くない	痛い
歯の根元	見える	見えない

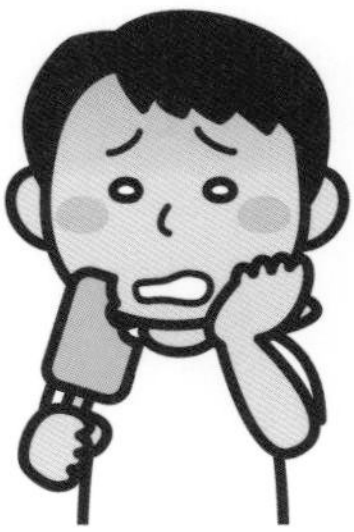

口臭の原因と予防

……歯も関係することがある

口臭にはさまざまな原因がありますが、その90％は不潔、むし歯、歯周病、唾液分泌の減少など、口の中の状態によるものです。ちょっと鏡で舌の表面を見てみましょう。特に、白色または灰色がかった白色の汚れ（舌苔《ぜったい》）がついていませんか。恐ろしいことに、これが最大の口臭の源です。その他の原因としては、呼吸器系や消化器系などの全身の病気によるもの、ニンニクやニラ、アルコール、喫煙などの飲食物や嗜好品によるもの、起床時や空腹時、ホルモンバランスの不調などで生じるもの（生理的口臭）、そしてストレスや心因性によるものなどがあります。

口の中に問題がある場合の口臭の原因は、口の中で剥がれ落ちた細胞や白血球などに含まれるたんぱく質を口腔内細菌が分解し、発生した臭気物質です。代表的な原因物質は、硫化水素やメチルメルカプタンなどの硫黄化合物、アンモニアやインドールなどのたんぱく質分解産物、アセトン、アルコールなどの炭水化物の分解産物などがあります。また、親知らずがまっすぐに生えずに斜めに生えているところや一部しか生えていないところは、歯磨きが十分にできず炎症が起こりやすいため、口臭の原因になります。

口臭を予防するには、歯や舌の清掃、むし歯や歯周病の予防・治療、定期的な歯科健診などが重要です。また、原因になっている病気があればその治療、喫煙などの生活習慣の改善も必要です。近年増加している心理的な原因による口臭の場合、カウンセリングや心療内科などへの紹介といった、専門的な配慮が必要となることもあります。

口臭の原因はさまざま

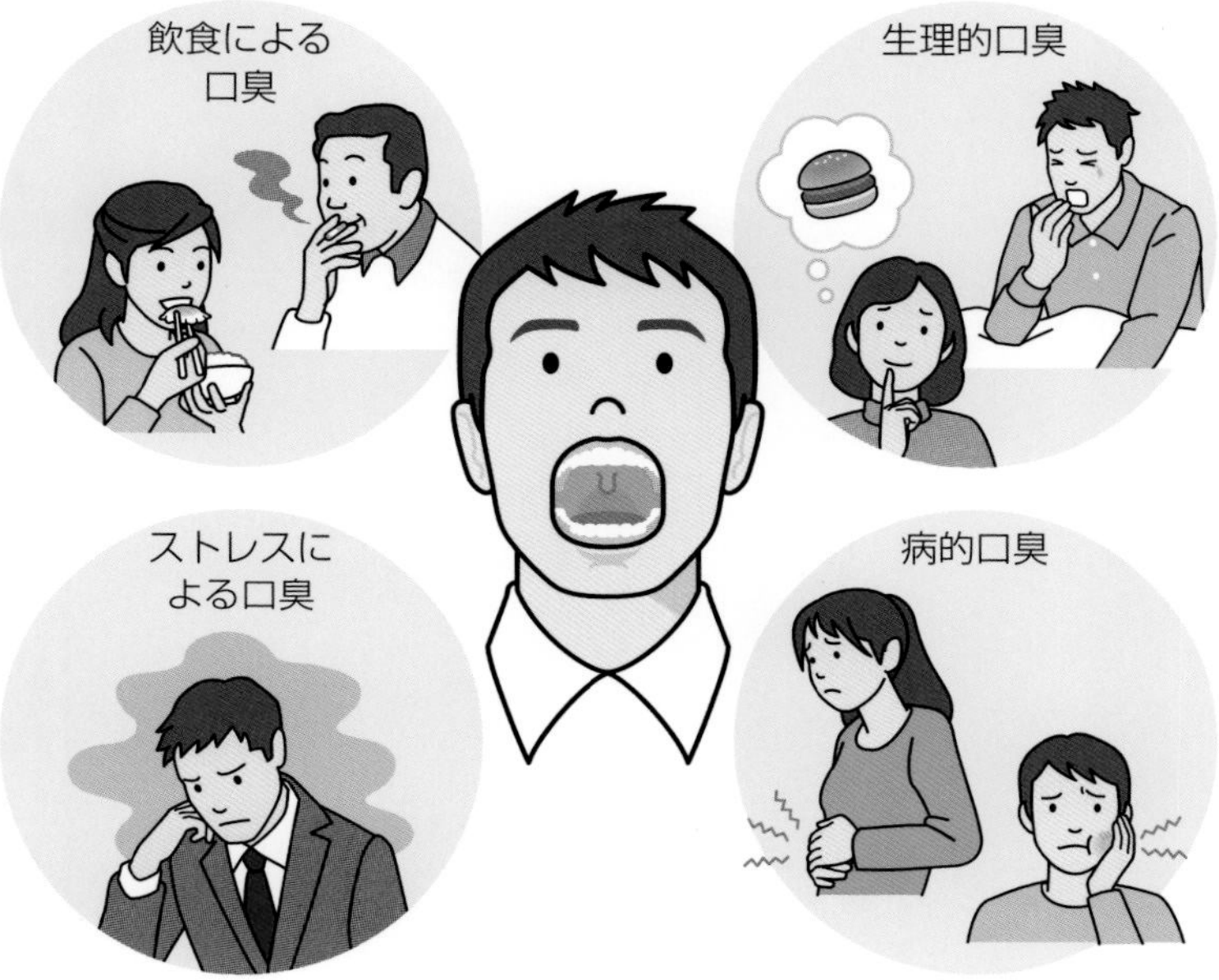
飲食による
口臭
生理的口臭
ストレスに
よる口臭
病的口臭

親知らずが原因の口臭

親知らずが斜めに生えたり、一部しか口の中に見えなかったりする場合、歯ブラシが充分に届かないため清掃がうまくできず、口臭や炎症の原因になります。

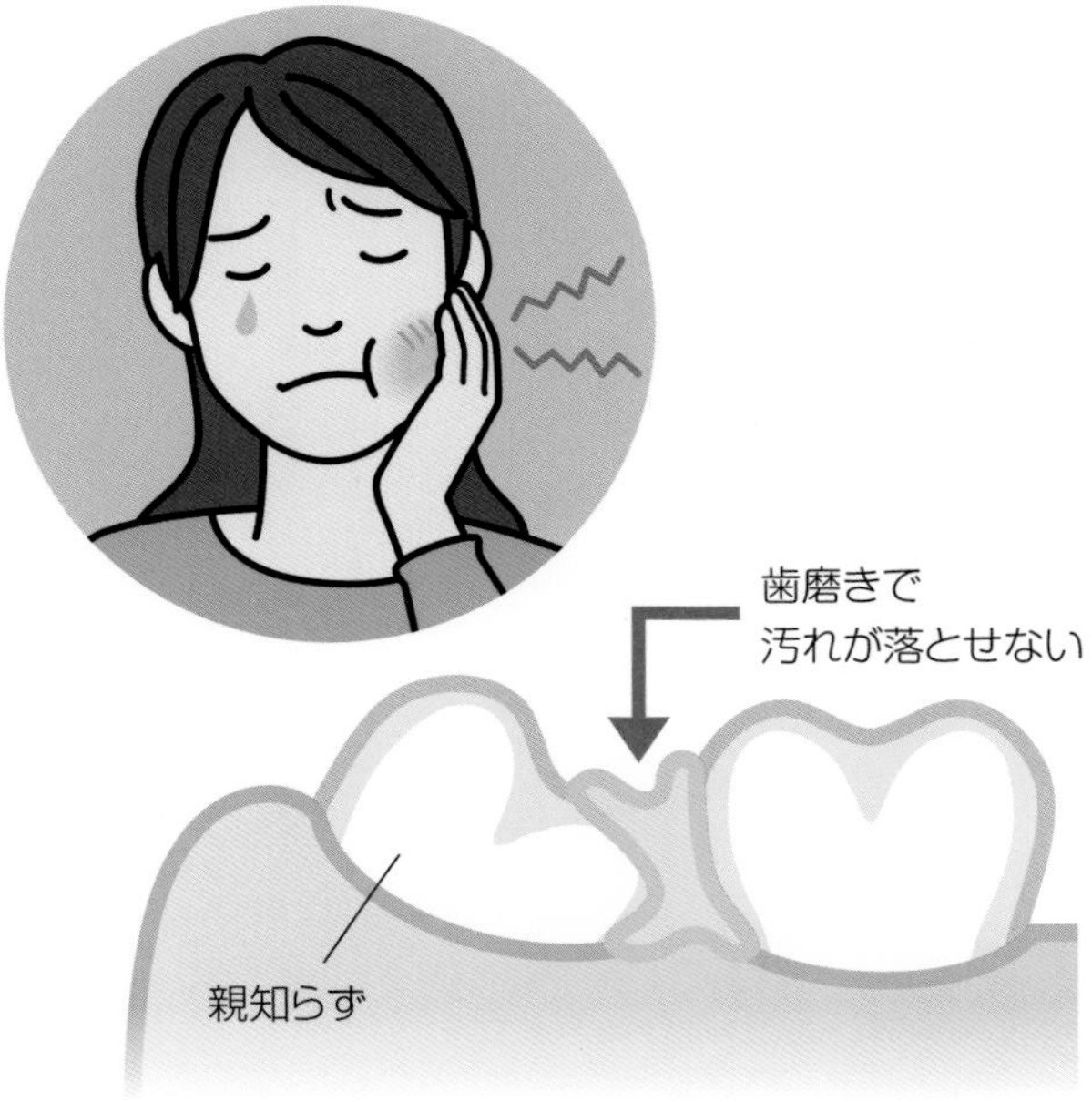

歯並びと矯正

……美容はもちろん健康にも影響がある

輝く笑顔に欠かせないのが美しい歯並び。この歯並び、歯が列を成して並んでいることから歯列《しれつ》と呼ばれますが、歯並びが乱れている場合は歯列不正と呼んでいます。

歯がきれいに並び、上の歯と下の歯がきちんとかみ合っているとちゃんとかめますが、かみ合わせが悪いとしっかりかめません。上の歯と下の歯のかみ合わせを咬合《こうごう》、かみ合わせが悪い状態を不正咬合といいます。小児期は一時的に歯列や咬合が乱れることがありますが、問題はありません。

歯列不正や不正咬合は生まれながらに歯の大きさと顎の大きさとがつり合わない、顎の成長や歯の生え方に問題がある、もともと歯の数が少ないといった場合に起こります。その他、頬杖や指しゃぶりなどの癖も歯列不正や不正咬合の原因になりえます。子どもの場合は不正咬合が原因で歯列不正を引き起こすこともありますが、この場合かむ力（咬合力《りょく》）や食べ物をかみ砕く機能（咀嚼《そしゃく》）が落ちたり、身体の成長や運動能力・学習能力に影響を与えたりすることもあります。

一般的に「受け口」と呼ばれているのは反対咬合（下顎前突《かがくぜんとつ》）といいます。下顎の前歯や下顎自体が上顎の前歯より前に出ているため、見た目や咀嚼能力に問題が出たり、顎関節に異常が出たりすることがあります。

上顎の前歯が下顎の前歯よりも前方に飛び出している状態、また上顎自体が前に出ている状態は上顎前突《じょうがくぜんとつ》。指しゃぶりが原因になる場合もあります。口を閉じることが難しい場合、口の中が乾きやすくなるために歯肉の炎症が起こりやすいほか、咀嚼や構音（言葉を話す際の音）に影響が出ることがあります。

歯並びの治療例

治療前

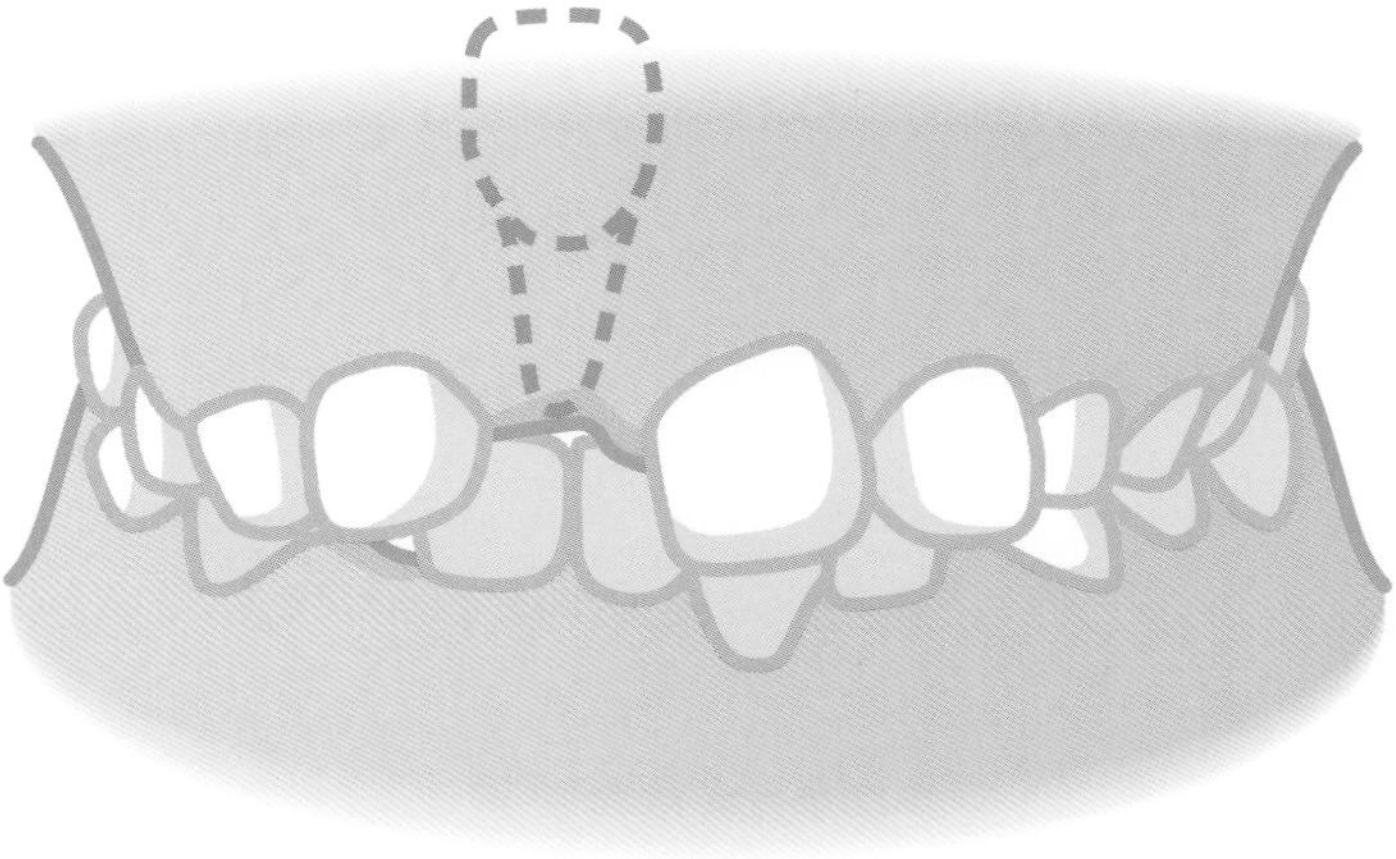

治療後

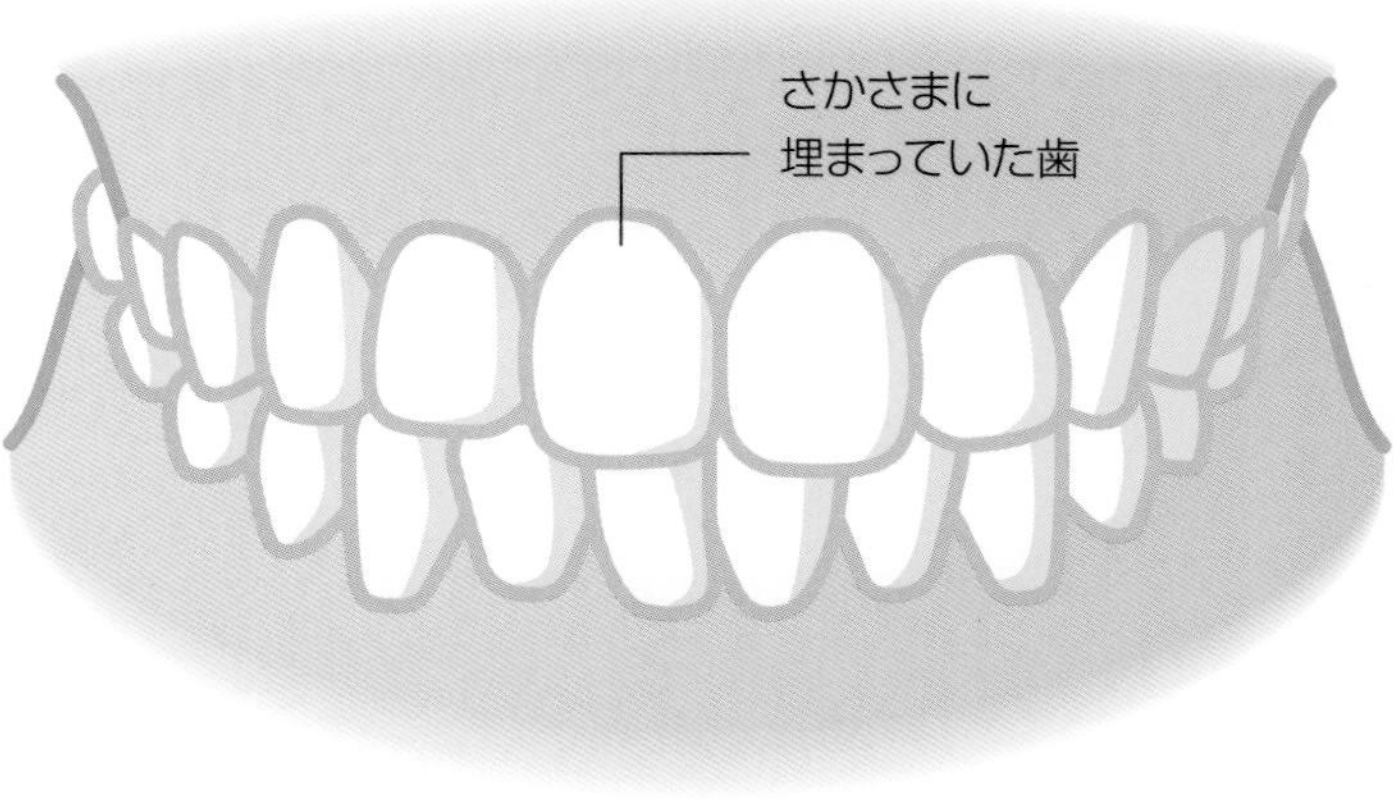

治療前の図では上の前歯がありません。実はその前歯は顎の骨の中に、鼻の方向に歯冠を向けて埋まっていました。唇側からその部を開け、180度回転させて歯冠を口腔の方に向け、唇側に矯正装置を付けて歯並びの治療をしました。

過蓋咬合《かがい》とは、上顎の前歯が下顎の前歯を2/3以上覆うため、他人から下の歯が見えづらいかみ合わせの状態です。かみ合わせが深く、咬合力が落ちることが問題です。

開咬《かいこう》はオープンバイトとも呼ばれます。上下の奥歯はかみ合っているものの前歯はかみ合わず、上と下の歯の間に隙間があります。そのため前歯でものをかみ切ることができません。

叢生《そうせい》は俗にいう乱杭歯《らんぐい》のことで、日本人に多くみられます。隣同士の歯が互いに重なり合っていたり、歯列から飛び出したりしているために歯磨きが難しく、むし歯や歯周炎になりやすいです。

上顎の真ん中の前歯と前歯との間に隙間がある状態を、正中離開《りかい》といいます。最も目立つところなので見た目が非常に気になるほか、発音もしづらくなります。

その他、捻転歯《ねんてんし》（歯がねじれた状態で生えること）、交叉咬合《こうさ》（上下の奥歯が横にずれ、下顎の奥歯が上顎の奥歯より外側でかみ合うもの）、切端咬合（上下の前歯の先端でかみ合うもの）などが挙げられます。

ところで、歯列不正や不正咬合は以前に比べて増えています。なぜだと思いますか。実は顎の大きさに比べて歯が大きくなり、歯が生えるスペースが不足しているからだといわれています。

また顎の骨の発育の状態も問題視されています。軟らかいものを食べるようになったことも影響しているのか、幼い頃に身についているはずの咀嚼や飲み込み（嚥下《えんげ》）の機能が十分ではなく、唇、舌なども含めた口の周りの筋肉をうまく使えていないのが原因ではないかといわれているのです。歯並びや咬合は成長により変化するため、早めに正しい口や口の周囲の筋肉の使い方を学ぶことが大切。指しゃぶりなども歯列不正につながるため、気を付けておきたいですね。

２０１８（平成30）年から、15歳未満の口の機能が発達していない人を対象に「食べる機能」や「話す機能」がちゃんと身についているかを歯科医師が診て、適切な治療が必要な場合健康保険を用いて治療が受けられるようになりました。口腔の機能が正しく使えることは、将来の全身の健康維持にも大切です。

歯列不正、不正咬合

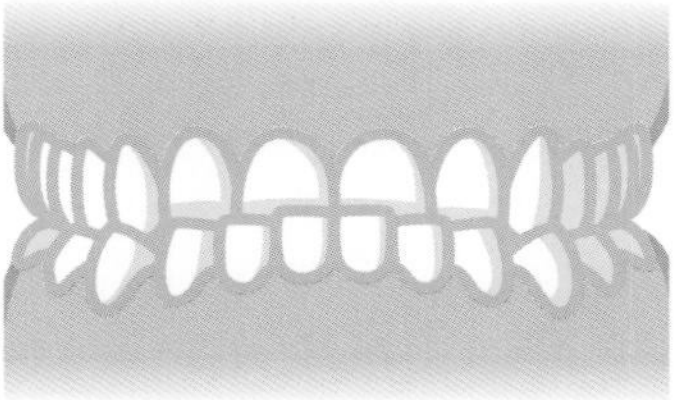

下顎前突
下顎の前歯が上顎の前歯の前に出ています。

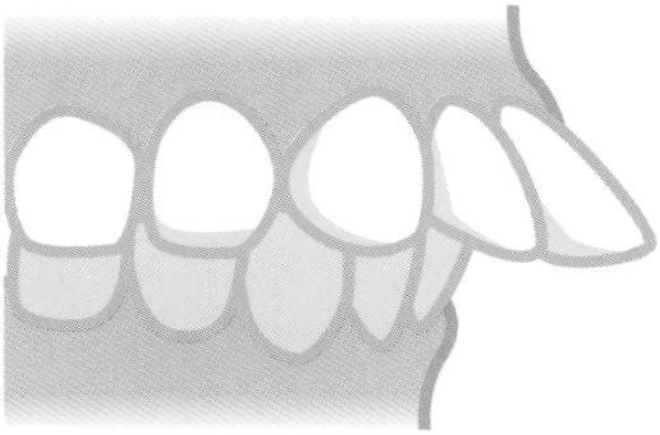

上顎前突
上顎の前歯が下顎の前歯よりかなり前に飛び出しています。

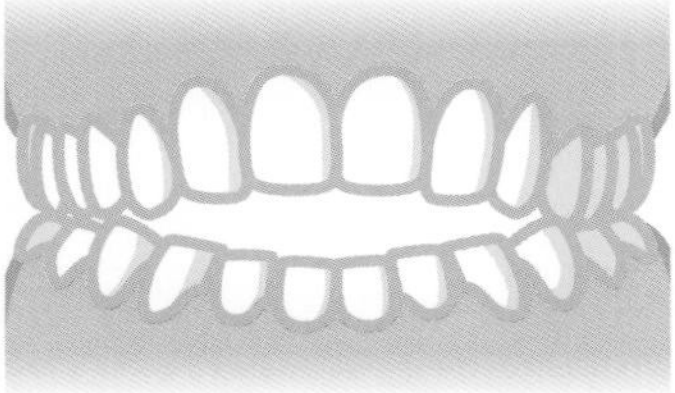

開咬（オープンバイト）
上下の奥歯は接しているが、上下の前歯の間に隙間があります。

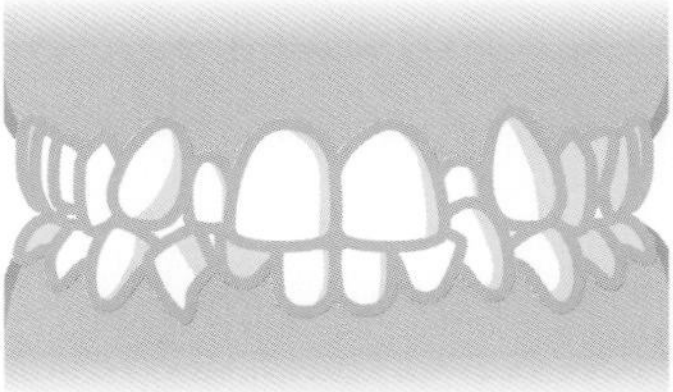

叢生（乱杭歯）
歯列がガタガタしています。下顎の前歯でよく見られます。

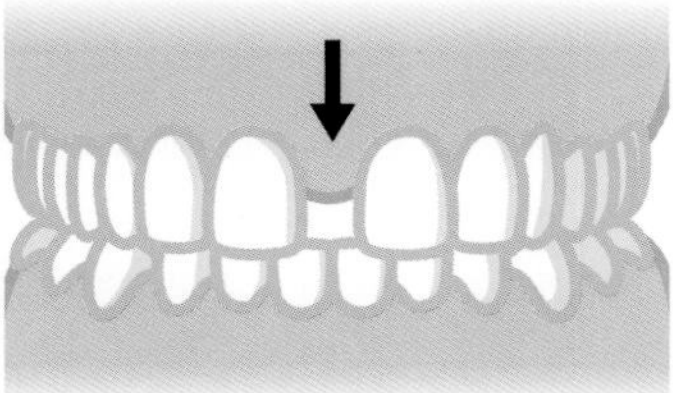

正中離開
上顎の真ん中の2本の歯の間に隙間があります。

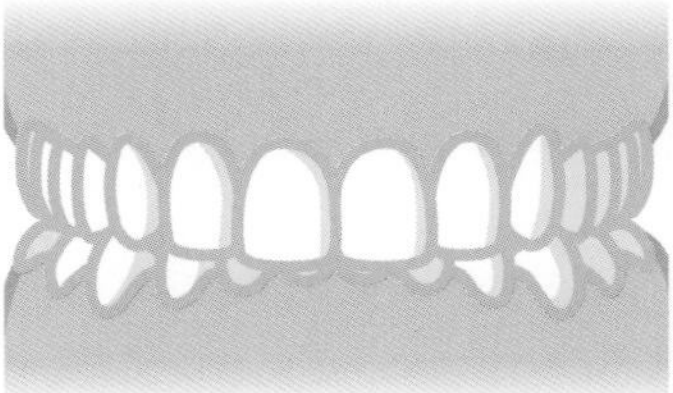

過蓋《かがい》咬合
上顎の前歯が下顎の前歯を深く覆っており、下顎の前歯が見えません。

歯ぎしりとは

……寝ているときに起こるのはなぜ？

歯ぎしりは広い意味ではブラキシズムと呼ばれ、上下の歯を起床時、睡眠時を問わずすり合わせたり、かみ締めたりしている状態をいいます。

ゴリゴリ、ボリボリと不気味な音を立てる睡眠時ブラキシズムは、「国際睡眠関連疾患分類」で「睡眠関連運動異常症」に分類されています。これは睡眠中の大脳の興奮により起こることが明らかになりました。

一方、覚醒時ブラキシズムは会話や咀嚼時以外のかみ締めや、上下の歯を習慣的に接触させるなど、さまざまな条件に伴って獲得された癖であると考えられています。

ブラキシズムを出現のしかたで分けると、ギリギリ歯をこするグラインディング、上下の歯をカチカチさせるタッピング、かみ締めるクレンチングの３つのパターンになります。

睡眠時ブラキシズムは子どもに多いのですが、顎や生える歯の位置を決めるためのもので心配いりません。ただし成人の場合はストレス、遺伝、特定の薬の副作用、飲酒、喫煙、特定の病気など、さまざまな因子が関連して起こるといわれています。治療としてはマウスピースの使用、薬物、ストレスマネジメント等が行われますが、根本的にブラキシズムをなくすものではありません。

覚醒時ブラキシズムも、ストレスをはじめさまざまな因子が関連している可能性があります。自分が無意識のうちにかみ締めたり、上下の歯を接触させたりしていることを認識し、行動を変えていくようにします。

代表的なブラキシズム

歯ぎしり

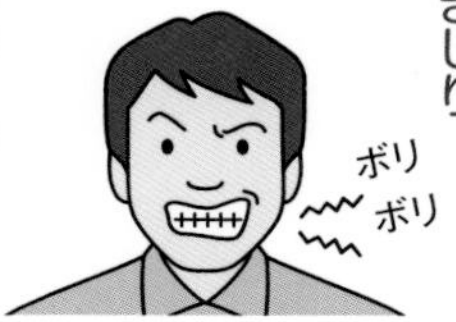

歯をギリギリこすり合わせます。

かみ締め

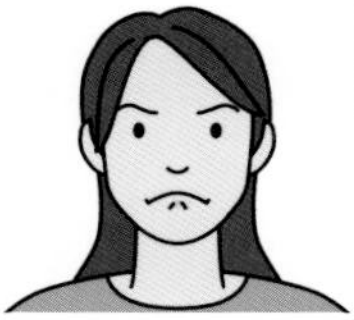

昼夜を問わず歯を常にかみ締めています。

睡眠時ブラキシズムの主な危険因子（成人）

さまざまな因子が関与して起こるといわれています。

喫煙

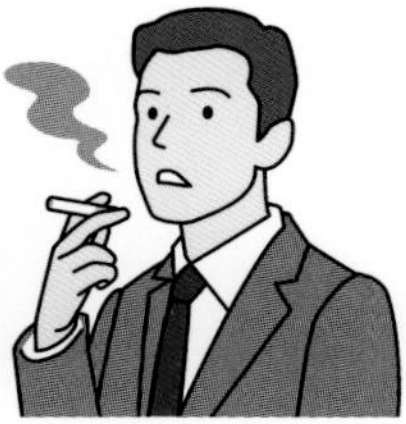

ストレス

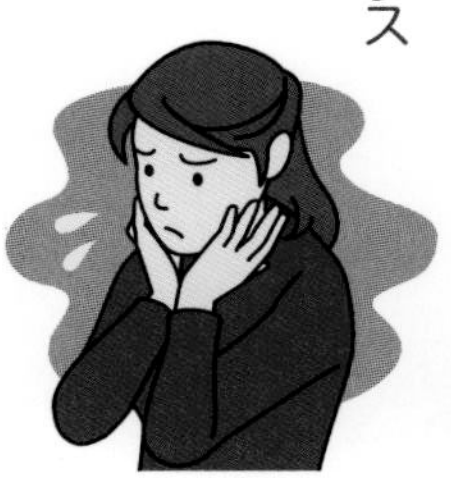

飲酒

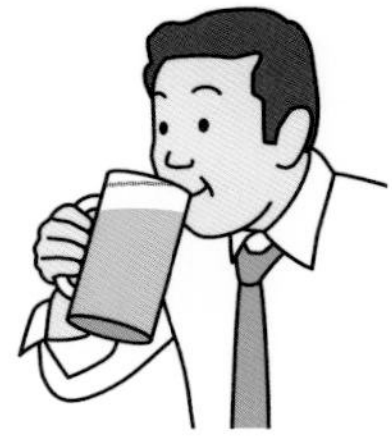

ブラキシズムによって起こる問題

顎関節への影響
顎関節症

全身への影響
肩こり
頭痛
顔面の痛み など

歯への影響
歯がすり減る、折れる
歯がしみる（知覚過敏）
歯が痛む

歯周組織への影響
歯周病が悪化する
歯がグラグラする

妊娠時の歯のトラブル

……女性ホルモンの増加による歯の疾患

妊娠は女性にとって人生の大きなイベントですね。女性ホルモンが急激に増え、身体もそれまでとは大きく変化します。

妊娠初期にはつわり、食事回数の増加、口腔ケアの不足、粘性の強い唾液の増加などにより、むし歯や歯周病になりやすくなります。また歯周病の原因菌は女性ホルモンが大好きで、歯周病の原因菌が増殖するとともに、歯肉の炎症も悪化しやすくなります。

妊娠時特有の疾患として妊娠性歯周炎が挙げられます。上下の前歯がかかりやすく、出産後は妊娠前の状態に戻ります。もう一つは妊娠性エプーリスというものです。これは女性ホルモンの増加により歯肉が腫瘍のように盛り上がる炎症性の腫瘤《しゅりゅう》で、良性です。上顎の前歯の唇側の歯肉にできることが多く、出産後に消失しますが、稀に外科的に切除が必要な症例もあります。

妊娠中は何かと口の中のトラブルが起きやすくなっています。つわりがおさまる4～5カ月頃にぜひ歯科健診を受け、必要なら体調の安定した妊娠中期に歯科治療を受けましょう。

歯科治療では必要に応じてエックス線撮影や麻酔をすることがありますが、いずれも胎児にはほとんど影響はありません。薬の服用も気になるところですが、極力飲むのを控えましょう。ただし、薬の服用が必要な場合もあります。母子健康手帳を提示して産婦人科医から注意を受けていることなど、自分の状態を必ず歯科医師に伝えておきたいところです。

妊娠中の口の状態

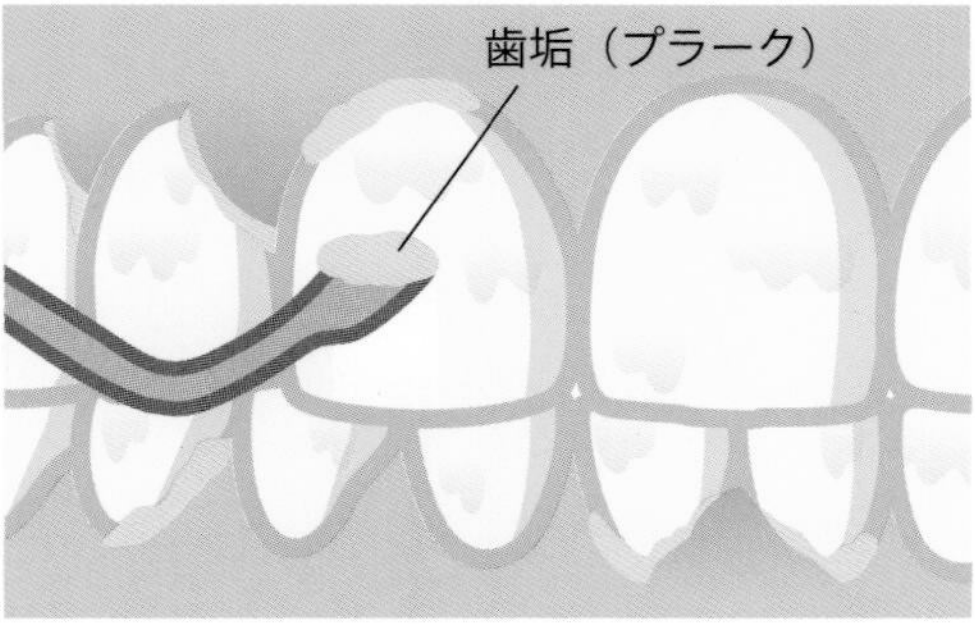

唾液量が減り、口の中がネバネバする

唾液量が減る上につわりなどで口腔の清掃が不十分になります。

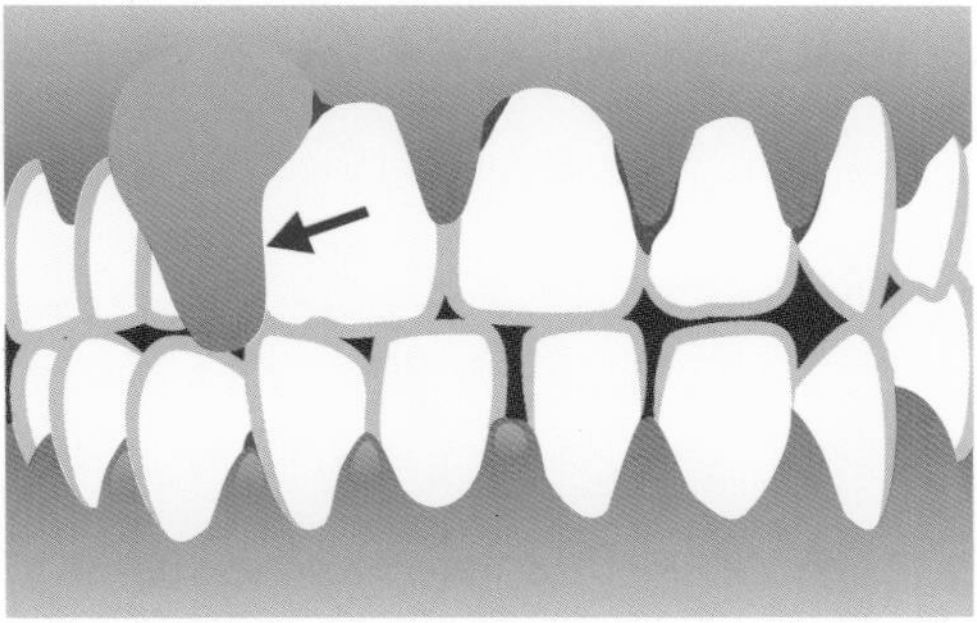

歯ぐきの腫れ、妊娠性エプーリス（矢印）

妊娠中は女性ホルモンの増加で歯肉が腫れやすくなります。また歯周病原因菌が増殖し、歯周炎も起きやすくなります。

進行した歯周病により早産や低体重児出産のリスクが高まる

・歯周病菌が血中に入って子宮内で炎症を起こします。
・炎症性物質の産生によって子宮の収縮が誘発されやすくなります。

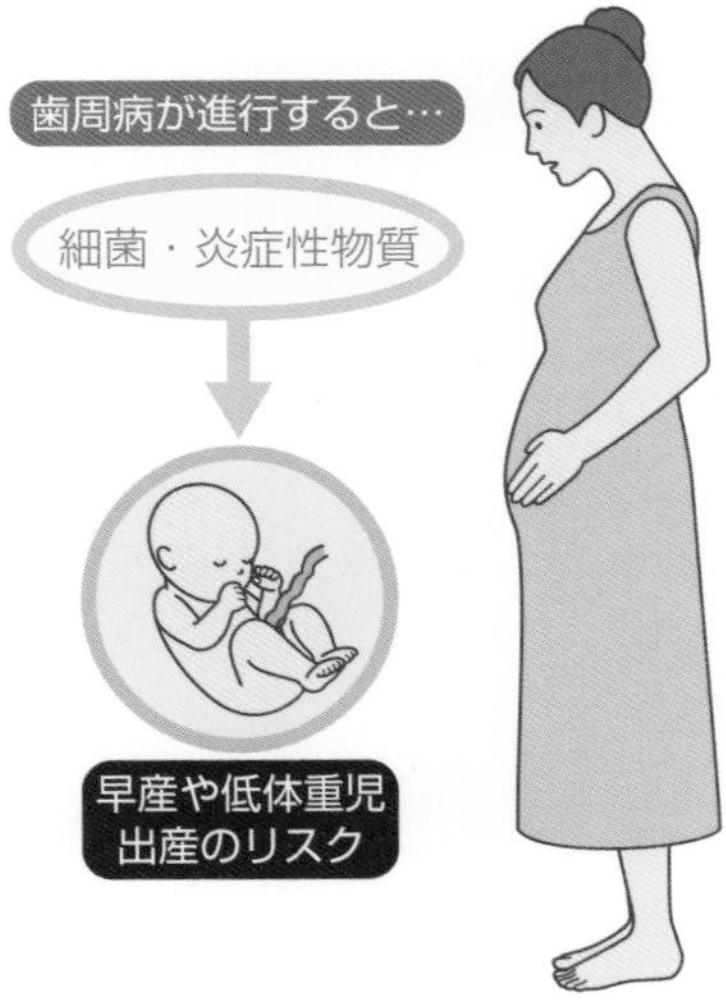

歯周病にかかっている妊婦は、かかっていない妊婦よりも早産や低体重児を出産するリスクが高くなります。

歯科の金属アレルギー

全身症状になることもある

みなさんの口の中には、金属材料でできた詰めものやかぶせものなどがありますか。その金属材料が原因で、接触皮膚炎を起こすことがあるかもしれません。

口の中にある唾液などの液体成分が溶液になり、かぶせものなどに使われている金属が溶けてイオン化します。口腔内に異なる種類の金属がある場合、それぞれの金属のイオン化傾向が異なるために口の中で電池ができたようになり、ガルバニー電流と呼ばれる電流が発生します。イオン化したものがタンパクなどと結合するとアレルギーを引き起こすアレルゲンになります。このアレルギー反応はⅣ型アレルギー（遅延型アレルギー）で、反応が出現するまでの時間が長いのが特徴です。ピアスなどに使われるニッケルがアレルゲンになる場合、歯科用金属に含まれるパラジウムでも反応し、口の中や手のひらに症状が出ることが多いです。

口腔内の症状には扁平苔癬《へんぺいたいせん》、口内炎など、手足の症状には掌蹠膿疱症《しょうせきのうほうしょう》など、全身症状には全身性接触皮膚炎、アトピー性皮膚炎の悪化などがあります。再現性が高く、簡便な48時間閉鎖型パッチテストなどで検査し、アレルゲンを探っていきます。

治療としては原因となっている金属を除去し、仮の材料を用いて一定期間経過観察します。アレルギーに伴うさまざまな症状がみられなくなったら慎重に材料選択を行い、改めて詰めたりかぶせたりしていきます。

歯科金属以外でもアレルギーを起こす歯科材料としてプラスチック（レジン）が挙げられるほか、歯科用ジルコニアや歯科用セラミックスに反応する場合もあり、原因物質の特定は非常に難しいです。

金属アレルギーが疑われる患者さんに対する治療の流れ

アレルゲンが判明するまでは、経過を観察しつつ仮の材料で詰めたりかぶせたりします。

1）口腔内の診査、金属アレルギーの有無など確認

2）パッチテスト*の実施

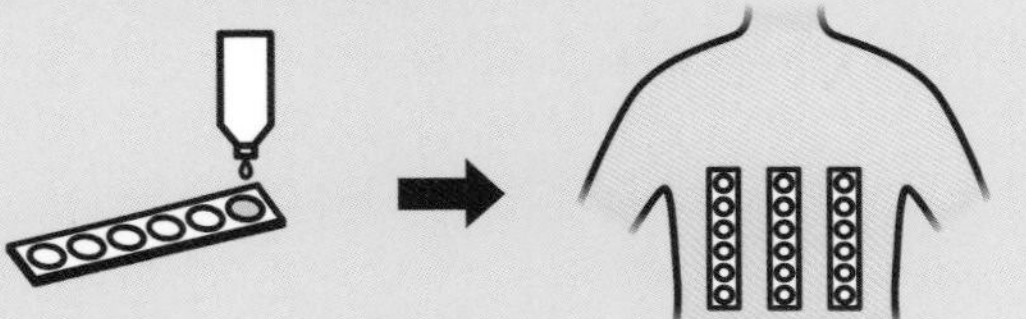

*パッチテスト
試薬の付いたテープを背中に2日間貼った後、はがして皮膚に現れた反応をみます。

3）アレルギーを起こしている金属の特定および診断
（特定できないときは他の原因を検索）

4）治療計画の策定

5）原因になっている金属の除去

6）アレルギーの原因にならない材料を使った再治療

7）経過観察（再治療後問題がないか）

歯科治療で用いられる金属と金属アレルギーのなりやすさ

大

ニッケル、コバルト、アマルガム、クロム

パラジウム、銀合金、亜鉛、アルミニウム

ゴールド、プラチナ

チタン

小

非歯原性歯痛

……歯は悪くないのに歯が痛い

歯には原因がない歯の痛みを、「非《ひ》歯《し》原性《げんせい》歯《し》痛《つう》」といいます。歯には原因がないのに歯が痛い。一体どういうことでしょう。

歯の痛みは、脳神経の中で最大の三叉《さんさ》神経の枝で、上の歯などに分布している上顎《じょうがく》神経と、下の歯や舌などに分布している下顎《かがく》神経によって脳に伝えられます。歯そのものに原因がなくても、三叉神経に障害が起こるなどさまざまな原因で「歯の痛み」を感じます。この時、原因をしっかり突き止めないまま歯が痛いからと歯の治療を行っても痛みが消えず、ついには何の問題もない歯を誤って抜いてしまうことにもつながりかねません。何が原因で痛みを感じているか、しっかり確認することが大切です。

非歯原性歯痛診察ガイドライン

1 筋《きん》・筋膜《きんまく》痛による歯痛
2 神経障害性疼痛による歯痛
発作性神経障害性疼痛による歯痛：三叉神経痛など
持続性神経障害性疼痛による歯痛：帯状疱疹《ほうしん》性神経痛、帯状疱疹後神経痛など
3 神経血管性頭痛による歯痛（片頭痛，群発頭痛など）
4 上顎洞《じょうがくどう》疾患による歯痛
5 心臓疾患による歯痛（狭心症など）
6 精神疾患または心理社会的要因による歯痛（身体表現性障害，統合失調症，大うつ病性障害など）
7 特発性歯痛（非定型歯痛を含む）
8 その他の様々な疾患による歯痛

出典：「非歯原性歯痛の診療ガイドライン 改訂版」（一般社団法人 日本口腔顔面痛学会、2019年）

歯の痛みからどのような治療が行われるのか

一般的には、歯科医師が診察した後さまざまな検査などを行い、何が原因かを明らかにしていきます。

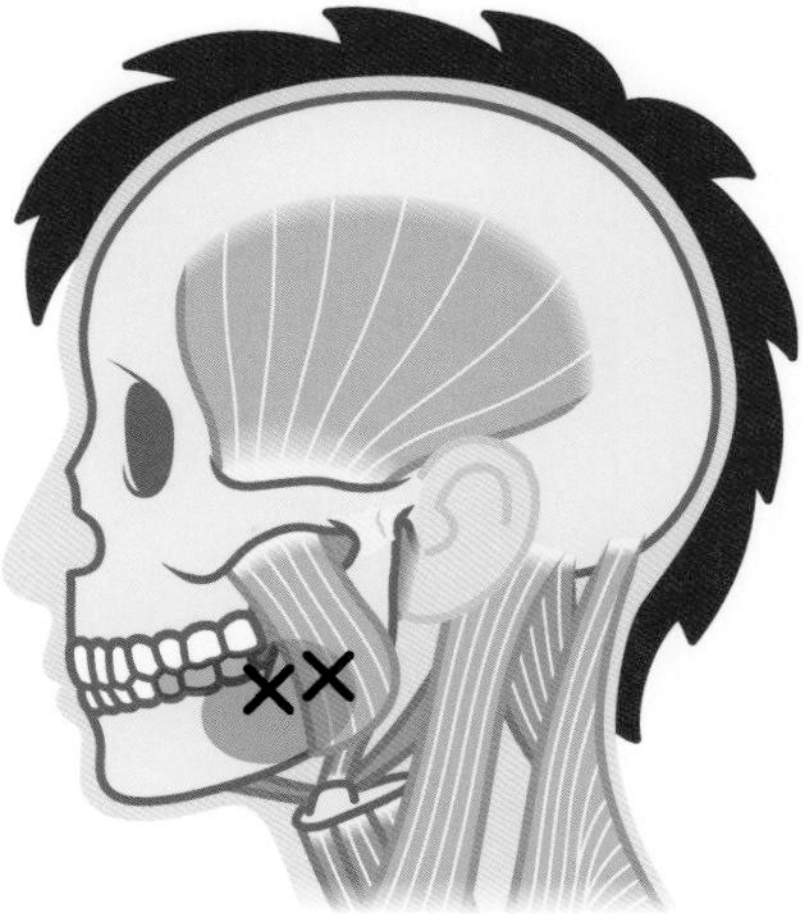

顎の筋肉の痛み（筋・筋膜痛）
✕を暫く押さえると、下顎の大臼歯に痛みを感じる

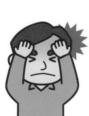

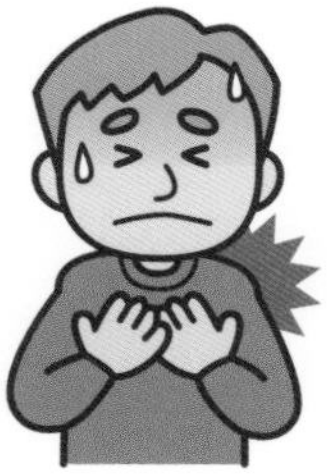

狭心症や心筋梗塞

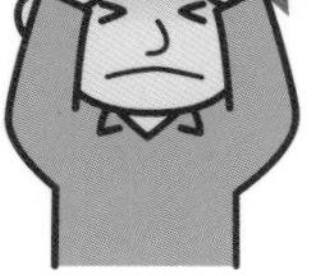

片頭痛や群発頭痛

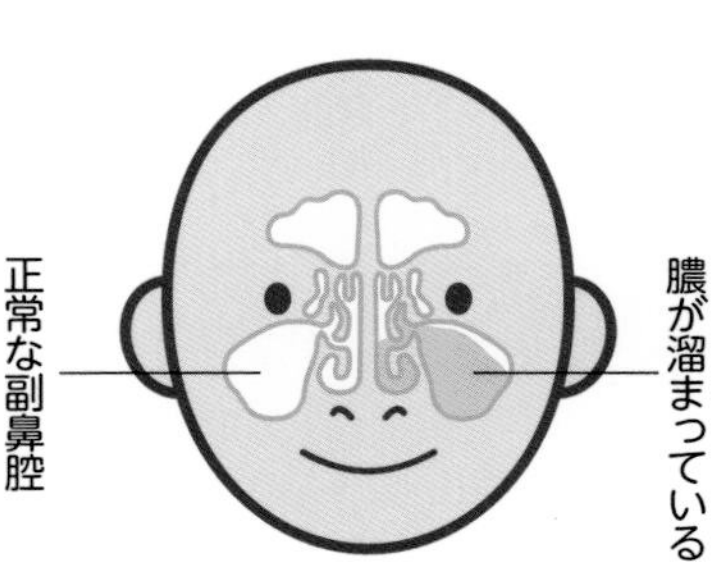

副鼻腔（上顎洞）炎

コラム

顎関節の話

口を開ける時にカクッと音がしますか。

顎関節は下顎骨と側頭骨を連結していて、2つの骨の間に関節円板という、関節運動をスムーズに行えるようにするものがあります。口を開けると下顎骨と一緒に移動し、関節にかかる衝撃を和らげますが、関節円板が前方にずれた状態で口を開けようとすると、途中でずれを戻そうと関節円板が下顎骨に乗り上がります。その時「カクッ」と鳴るのです。

ところで顎関節は人体の中でもとても特殊です。普通の関節は1つの骨が1つの骨と連結していますが、顎関節は1つの骨が左右2か所で連結しています。このおかげで、顎関節は口を開けたり閉じたりするだけではなく、食べたものをすり潰すための回転運動ができるようになっています。また、2か所で連結しているため、どちらか一方に不具合が起こるともう一方の関節部の動きにも直接影響してきます。ひじやひざの関節では右の関節の動きが直接左の関節の動きを制限することはないので、特殊といえます。

顎関節には大きな力がかかりやすく、ダメージをうけやすいところです。無意識の食いしばりや頬杖などが顎に過度の力をかけて、顎周囲の筋肉を傷め、痛みにつながります。特に昼間の食いしばりを自覚し、リラックスを心掛けたいですね。

顎関節の構造（横から見た図）

顎関節は側頭骨と下顎骨をつなぐ関節です。口を開けた時耳の前がへこみますが、そこが顎関節です。

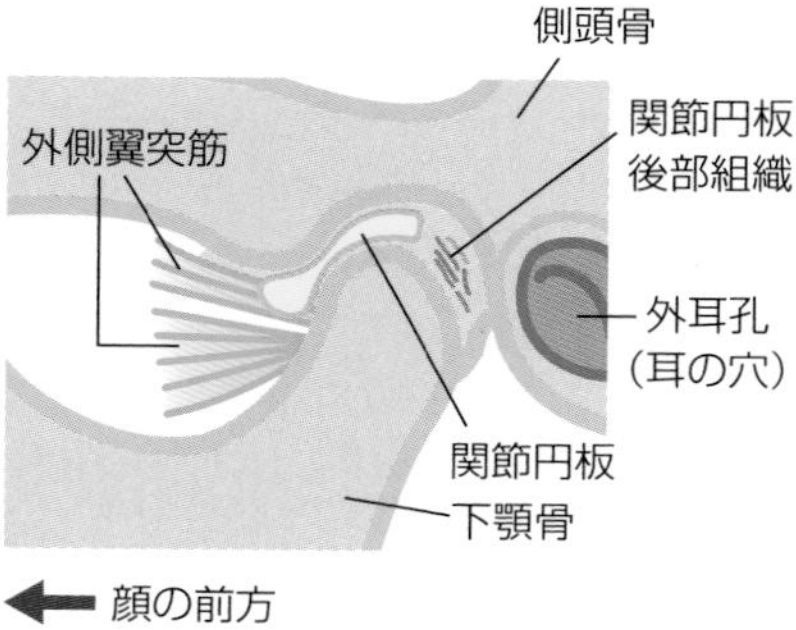

← 顔の前方
口を開ける際下顎骨が移動する方向

3

予防とケア

むし歯の予防法

……よく噛むことと毎日歯磨き！

むし歯の発生要因に対する予防

むし歯を予防するためには、むし歯の発生要因に対する対処法を考えることが必要です。歯の質を強くするためには、歯の形成期においてミネラル分を含んだバランスの良い栄養摂取を心がけ、よくかむことが不可欠です。よくかむことで、食物からの栄養摂取を効率的に行うだけではなく、唾液の分泌を促し、ある程度硬い食物をかむことで歯肉をマッサージする効果もあります。

食後に毎日歯磨きして細菌の塊であるプラークを除去することは、う蝕原因菌を取り除くことにもつながり、必要不可欠です。しかし、生えたばかりの歯はまだエナメル質などの結晶構造が成熟していないため、むし歯になりやすい状態です。その時期に効果的な予防法としては、フッ化物の応用と、むし歯になる前に奥歯の咬合面にある小さな点状のくぼみ（小窩）と細くて鋭い溝（裂溝《れっこう》）を塞いでしまう方法（小窩裂溝填塞法）とがあります。

フッ化物の作用については別の項目で話しますが、歯の結晶の質を高めるとともに再石灰化を促すなどの作用が期待できるため、とても効果的です。また、むし歯になりやすく歯ブラシがあまり届かない奥歯の小窩と溝の部分を、むし歯になる前にプラスチック（レジン）などで塞いでしまうことで、ある程度の予防効果があります。

また、含糖《がんとう》食品でかつ歯に引っつきやすい食品を1日に何回も摂ることは、むし歯を発生しやすくします。

むし歯の予防

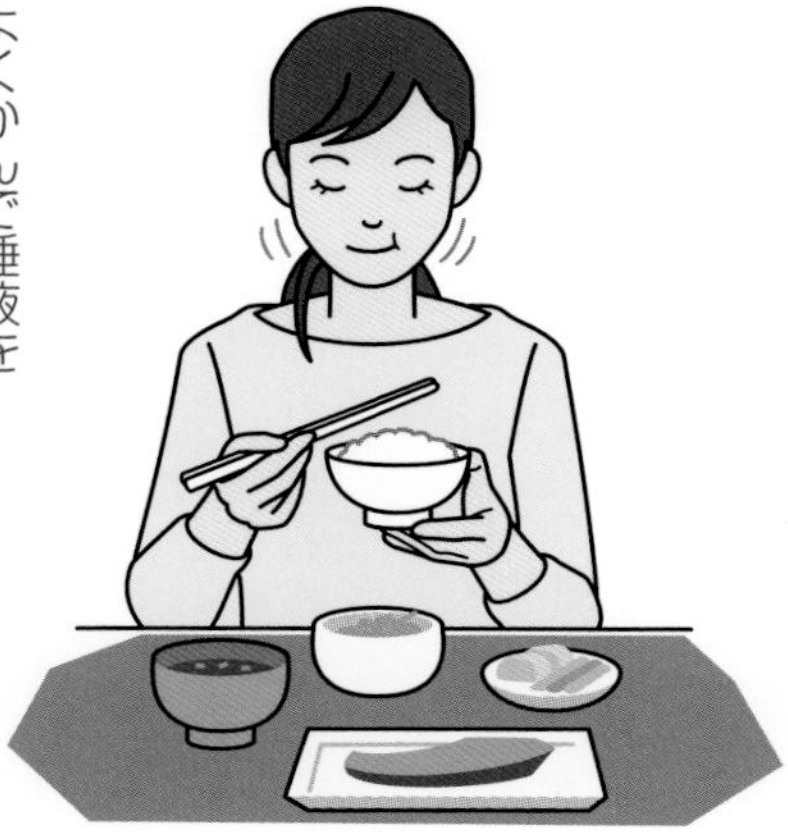

よくかんで唾液を出すことが大切です。

むし歯にならないために気を付けたいこと

強い歯づくり

歯を強くし、唾液の働きを助けてむし歯菌を予防します。

フッ化物塗布
フッ化物入歯みがき粉
フッ化物洗口

むし歯菌の除去

食べたらすぐに歯磨きを行い、プラークを除きます。

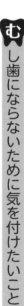

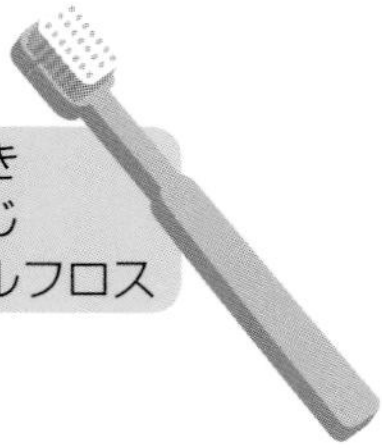

歯みがき
糸ようじ
デンタルフロス

おやつの回数制限

だらだらお菓子を食べているとむし歯菌がたくさん酸を出し、歯が脱灰されます。

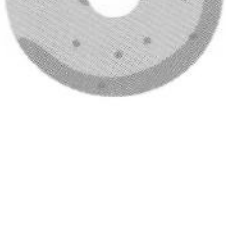

おやつなど含糖食品を摂る回数の制限、あるいはう蝕原因菌が（エナメル質を溶かす）酸を産生する際の材料として利用できない甘味料（代用甘味料）の利用も大変効果的です。

口腔ケアはむし歯予防の基本

プラークは細菌の塊。むし歯を予防するためには、このプラークを取り除くことが必要です。しかしながら、プラークはう蝕原因菌が産生する粘着性の物質によって歯の表面に付着しているため、うがいでは取れません。むし歯予防の基本は、歯みがきを含めた口腔ケアです。

口腔ケアとは、歯だけではなく口の中全体を清潔にして、口の病気と全身の病気を予防することであり、歯や口の機能を健康で良好な状態に保つことです。

むし歯の予防法には、自分自身で行うセルフケアと、歯科医師や歯科衛生士による専門的なプロフェッショナルケアがあります。セルフケアの中心となるのが毎日の歯磨きであり、普段から自分の口の中を観察したり、フッ化物配合の歯磨き剤を積極的に使ったりすることが大切になります。また、定期的に歯科健康診査を受けたり、食生活や生活習慣を改善したりすることなども含まれます。

一方、プロフェッショナルケアは、普段歯みがきで磨けていない部位のチェックと口の中の状態に合った適切な口腔清掃指導、生活習慣改善のためのアドバイス、特殊な器具を用いたプラークや歯石の除去および歯の表面や舌、粘膜などの清掃、フッ化物の歯面塗布などがあります。プロフェッショナルケアで歯の表面を研磨することで、歯の着色や汚れを除くとともに歯の表面の凹凸がなくなってツルツルになり、汚れもつきにくくなります。

むし歯予防のためには、毎日のセルフケアが基本になります。また、歯科医院などで定期的な歯科健康診査を受け、プロフェッショナルケアを受けることがとても効果的です。うまく口腔ケアができないなど困ったことがあれば、歯科医師や歯科衛生士に何でも相談してみましょう。

セルフケアとプロフェッショナルケア

セルフケア

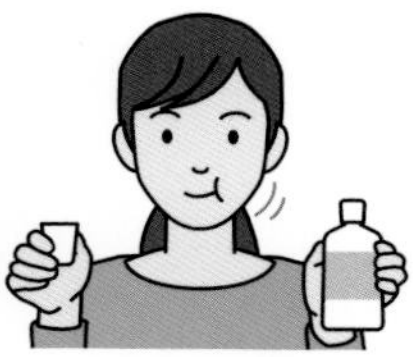
洗口剤
ブラッシングの後に使うと効果的です。

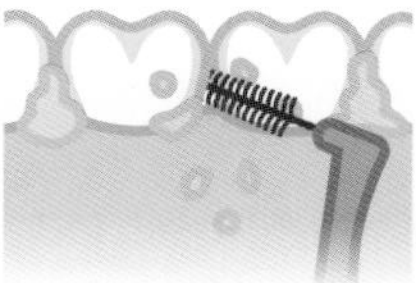
歯間ブラシ

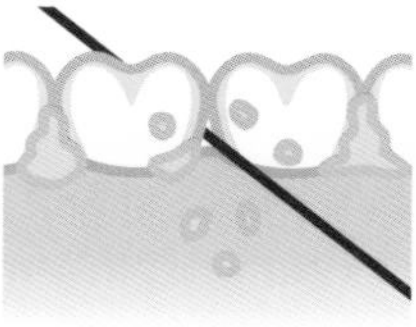
デンタルフロス

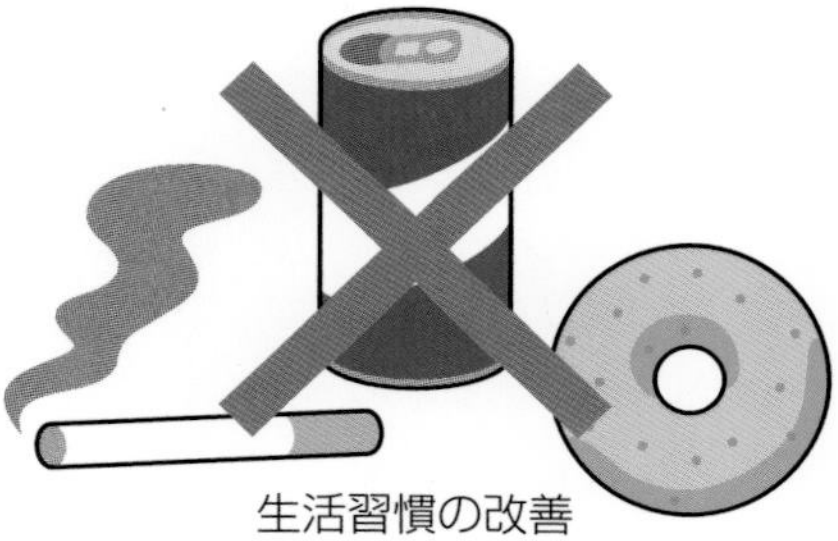
生活習慣の改善
（禁煙、食生活、ストレスなど）

今までの歯ブラシの仕方に問題があるかもしれません。歯間ブラシやデンタルフロスにはさまざまなサイズがあります。指導を受けて適切な方法で使いましょう。

プロフェッショナルケア

歯科医師や歯科衛生士による口腔清掃指導や生活改善のアドバイス

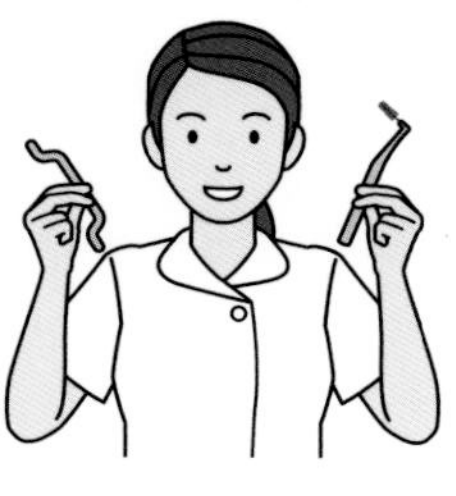

手作業の器具による歯石除去
専用の器具を使い、取りづらい部分についた歯石をていねいに取り除きます。

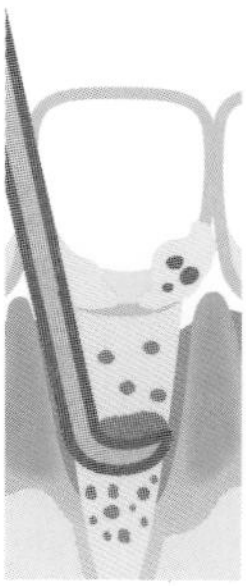

超音波スケーラーによる歯石除去
たくさんの歯石を超音波振動により一気に取り除きます。

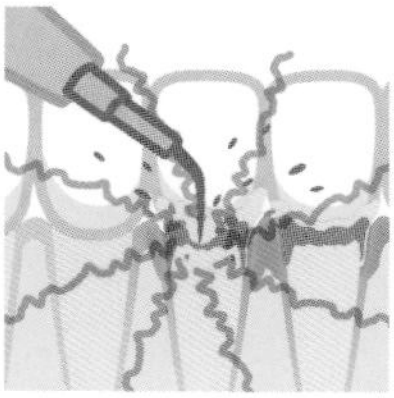

プラークや着色の除去
歯ブラシでは取り除けなかった汚れを除去し、歯の面をツルツルにします。

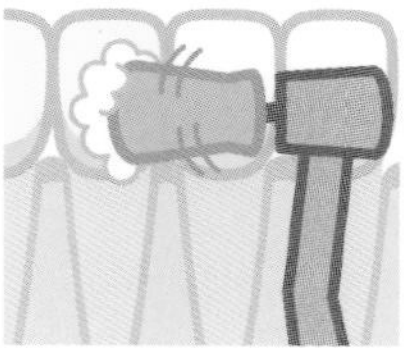

歯や口と食生活

……バランスの良い食事が大切！

日常の食生活が、歯や口に対して大きな影響を与えていることを知っていますか。ひとつは歯や口の機能への影響です。日本の食文化は急激に欧米化しており、軟らかい食物を食べる機会が本当に増えました。特に小学生の時は顎が成長し、乳歯から永久歯に生え代わるため、「かまない」食生活ばかりでは顎の発達や歯並びに悪影響を及ぼす可能性が高くなります。よくかんで顎を鍛えるためには、食物繊維の多い野菜類や煮物などを意識的に食生活に取り入れることがとても大切です。

もうひとつは栄養素。丈夫な歯を作るためには、カルシウムをたくさん摂れば良いのでしょうか。確かに、乳歯の下で永久歯が作られている時期にカルシウムを摂ることは、歯を作るためにとても大切です。しかし、それだけでは丈夫な歯になりません。カルシウムの吸収を助けるビタミンA、歯の象牙質を作るビタミンC、カルシウムの利用を高めるビタミンDなどや、歯の土台を作るタンパク質、リン、フッ素などの栄養素も丈夫な歯を作るには必要。総じて言えることは、好き嫌いをせずバランスの良い食事を摂ることがポイントです。

野菜や果物などの繊維性食品には、歯を掃除するような能力を持っているものもあります。しかし、最近の日本における食生活では、混じり物を除き、加工した軟らかく粘着性の強い食品を食べる機会が多くなりました。このため、残念ながら食品による清掃に頼ることは難しいとされています。

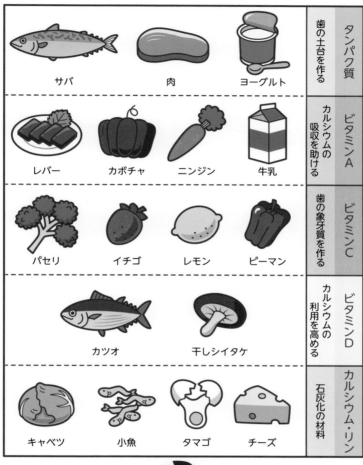

歯に影響を与える栄養素と主な食品

栄養素	働き	主な食品			
タンパク質	歯の土台を作る	サバ	肉	ヨーグルト	
ビタミンA	カルシウムの吸収を助ける	レバー	カボチャ	ニンジン	牛乳
ビタミンC	歯の象牙質を作る	パセリ	イチゴ	レモン	ピーマン
ビタミンD	カルシウムの利用を高める	カツオ	干しシイタケ		
カルシウム・リン	石灰化の材料	キャベツ	小魚	タマゴ	チーズ

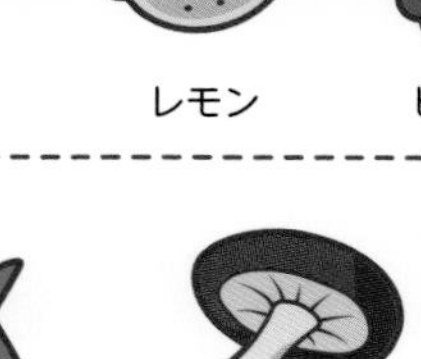

代用甘味料とむし歯

……むし歯への予防効果がある！

砂糖が入った甘い食品は、とても魅力的でおいしいですね。大好きな人も多いでしょう。しかし、砂糖の主成分であるスクロースなどの糖を何回となく摂ると、残念ながらむし歯や肥満の原因となってしまいます。そこで、近年では砂糖の代わりに代用甘味料の使用が増えています。

代用甘味料とは、スクロースの代わりに使用される甘味物質のことをいいます。スクロースなどの糖とは異なり、う蝕原因菌が分解できないような構造となっているため、むし歯の原因にはならない、あるいはなりにくいのが大きな特徴です。代表的な代用甘味料としては、キシリトール、ソルビトール、アスパルテームなどがあります。

いろいろな代用甘味料の中でも、食品によく用いられているのがキシリトールです。キシリトールは、その甘味度がスクロースとほぼ同じであるために砂糖の代用品として使いやすいうえ、むし歯の予防効果が実証されていることもよく用いられている理由です。

う蝕原因菌はエネルギーを使ってキシリトールを自分の中に取り込みますが、利用できないために結局は外に捨てます。この作業を繰り返すことで、う蝕原因菌はエネルギーを使い続けます。その結果、キシリトールはう蝕原因菌の増殖やプラークの形成を部分的に抑えるのです。また、キシリトールはカルシウムと結合し、歯の再石灰化にも関わります。現在、北欧諸国ではガムやタブレットに添加され、むし歯予防のために使用されています。

さまざまな甘味料

さまざまな甘味料

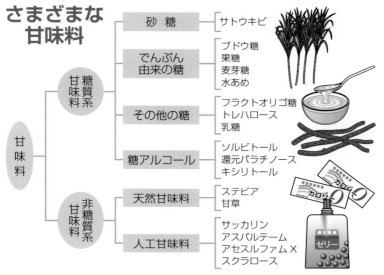

- 甘味料
  - 糖質系甘味料
    - 砂糖：サトウキビ
    - でんぷん由来の糖：ブドウ糖、果糖、麦芽糖、水あめ
    - その他の糖：フラクトオリゴ糖、トレハロース、乳糖
    - 糖アルコール：ソルビトール、還元パラチノース、キシリトール
  - 非糖質系甘味料
    - 天然甘味料：ステビア、甘草
    - 人工甘味料：サッカリン、アスパルテーム、アセスルファムＸ、スクラロース

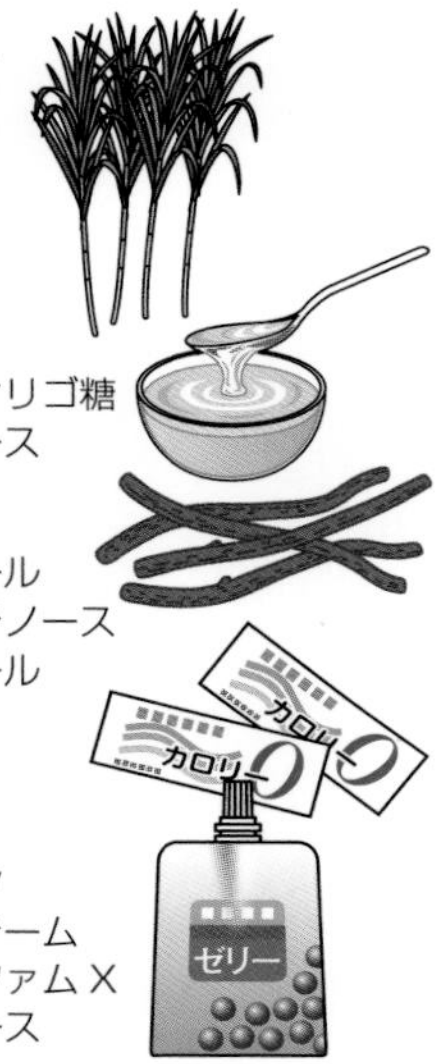

甘味を感じる仕組み

舌の表面にある舌乳頭《にゅうとう》にある味細胞《みさいぼう》の甘味受容体《じゅようたい》に甘味物質が触れると、味細胞の周囲にある味神経に甘味刺激が伝わります。味神経から脳にその刺激が伝わることによって、私達は甘いと感じます。

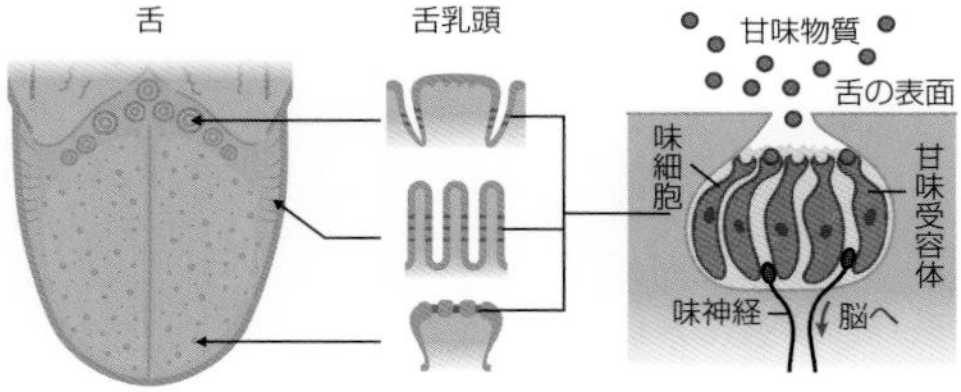

キシリトールの効果

キシリトールは新たなむし歯を作りにくくする

・ミュータンス菌の発育を抑え、酸産生能の低い細菌群にする
・プラークの形成を抑え、減少させる
・歯のエナメル質の脱灰を抑え、再石灰化を促進する

フッ化物と歯

……フッ化物で歯を強く、そしてむし歯予防！

フッ化物とは

フッ素という用語はフッ化物と同じ意味で用いられていることが多いですが、厳密には異なります。フッ素はハロゲン属の生体必須微量元素ですが、化学的に反応性が高いため、自然界ではほとんどフッ素としてではなく安定したフッ化物として存在しています。そのため、近年では国際的に「フッ化物」という用語に統一されてきています。

フッ化物は元来マグマに由来するため、氷晶石、蛍石などの鉱物に多く含まれています。その他、自然界では広く分布し、空気中や土壌、雨水、河川水、海水、地下水などにも存在します。さらには穀類や緑茶、肉類などの食品にも含まれており、特に魚介類や小えび、めざしなどでは高濃度のフッ化物が認められます。

食品や水などに含まれているフッ化物は、口から摂取後そのほとんどが胃や腸から吸収され血液中に入ります。その後、成人で約90％、小児で60～70％以上が腎臓から尿中に排泄されますが、一部のフッ化物は骨や歯などの硬い組織に沈着します。

誤って大量のフッ化物を一時的に摂取した場合や、非常に高濃度のフッ化物を長期間摂取した場合には、急性中毒が起こる可能性があります。フッ化物の急性中毒の症状は悪心や嘔吐ですが、現実的なものではありません。また、歯の形成期に過剰な量のフッ化物を含む飲料水や井戸水を長期間飲用すると、慢性毒性の症状が現れることがあります。歯の場合はエナメル質がうまく作られない「エナメル質形成不全症」になる

自然界に広く存在しているフッ化物

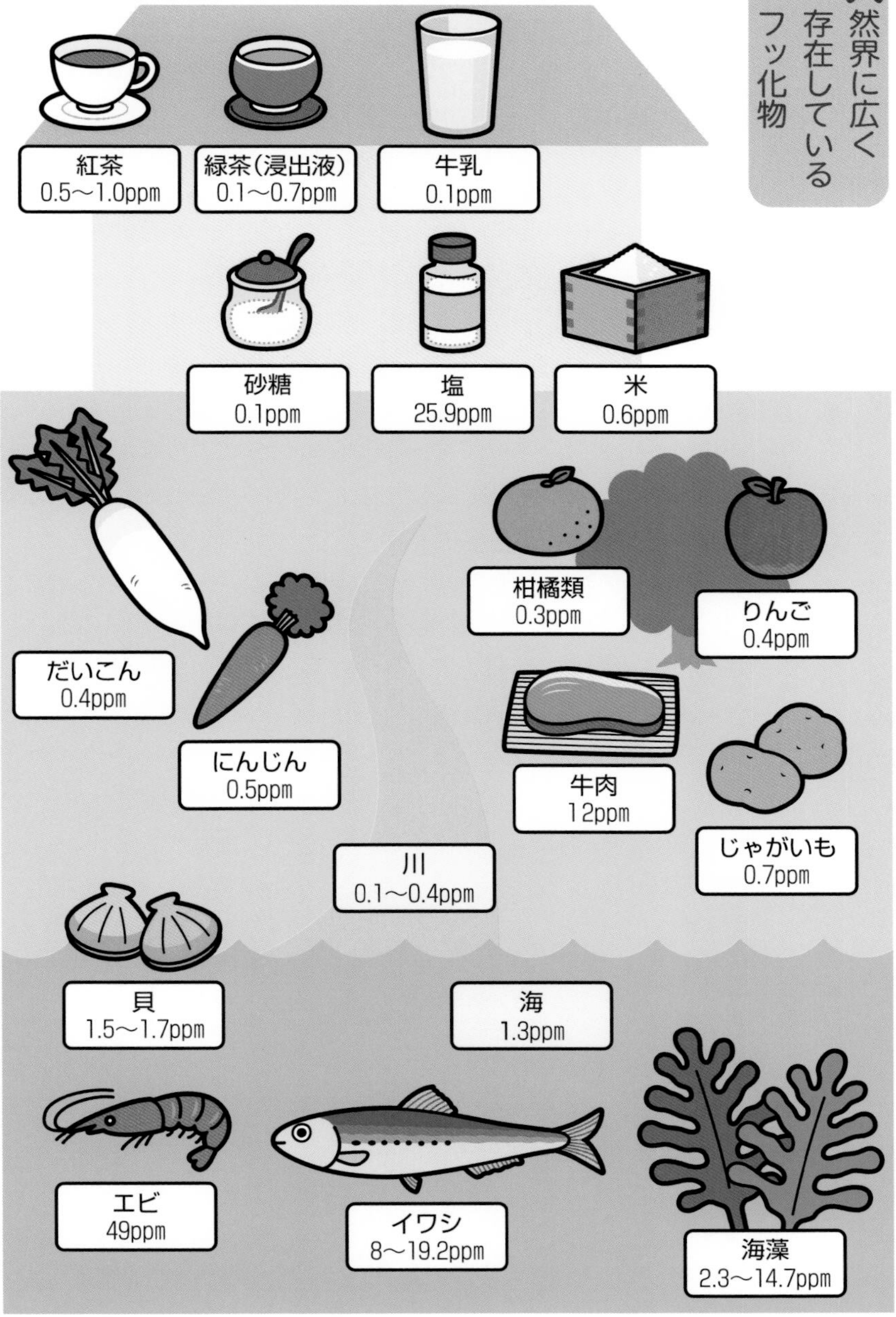

ことがあり、エナメル質に白斑が出現したり、着色したりします。小臼歯が最も影響を受けやすいと言われ、ひどい場合は歯が欠けたようになります。しかし、日本では水道法基準による飲用可能な上水道の普及率が約98％と高く、また歯科保健医療の現場では専門家が厳重な管理下でフッ化物を使用していますので、安全です。

フッ化物の歯への応用について

むし歯予防のためにフッ化物を歯に応用する方法には、全身応用法と局所応用法があります。全身応用法としては、水道水の中に濃度を調整したフッ化物を添加する「水道水フッ化物濃度調整法」や、飲食物に添加する方法、フッ化物の錠剤を服用する方法などがあります。局所応用法としては、フッ化物を歯の表面に塗る「フッ化物歯面《しめん》塗布法」や、フッ化物の洗口液でうがいをする「フッ化物洗口《せんこう》法」、フッ化物が添加された歯磨き剤を用いる方法などがあります。

現在、これらのフッ化物応用法は世界の１２０か国以上で実施されています。特に、むし歯予防に最も効果があり安全性も高いと世界保健機関（ＷＨＯ）から推奨されている「水道水フッ化物濃度調整法」は、香港やシンガポールでは全国民に対して実施しており、アメリカやイギリス、カナダなどの先進国、日本の近隣国である中国や韓国でも実施されています。

日本では、過去には試験的に水道水フッ化物濃度調整法を実施していたことがありますが、現在ではフッ化物の全身応用法は実施されていません。一方、フッ化物の局所応用法は実施されていますが、日本全体では十分な推進に至っていないのが現状です。

フッ化物の局所応用法で、セルフケアとして実施できるのは「フッ化物配合歯磨き剤の使用」と「フッ化物洗口法」です。現在、販売されている歯磨き剤の90％がフッ化物を配合しており、２０１７年にはそれまでよりもさらに高い濃度のフッ化物配合歯磨き剤の販売が認可されました。また、フッ化物洗口剤は歯科医療機関で買うことができます。なお、フッ化物洗口剤はうがいができるようになってから使いましょう。

フッ化物の働き

フッ化物には大きく3つの働きがあります。
この働きによりむし歯予防に効果を発揮します。

再石灰化を促す

初期むし歯ではフッ化物を使って再石灰化を促し、歯を削らずに治療する

むし歯原因菌の抑制

むし歯原因菌の働きを抑え、歯を溶かす酸が作られることを防ぐ

歯を強くする

むし歯原因菌が出す酸に強い歯になる

フッ化物の局所応用

家庭で使用するもの

フッ化物洗口

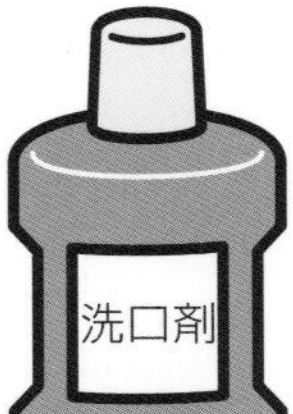

- 1日1回30〜60秒ブクブクうがい
- 寝る前に行うのが効果的

フッ化物配合歯磨き剤

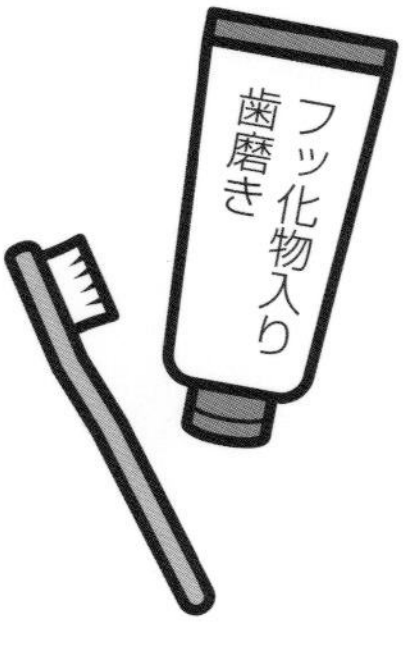

- 毎日の歯磨きで使用するフッ化物配合歯磨き粉と、歯磨き後に使用するフッ化物ジェルがある

歯科医院でおこなうもの

フッ化物塗布

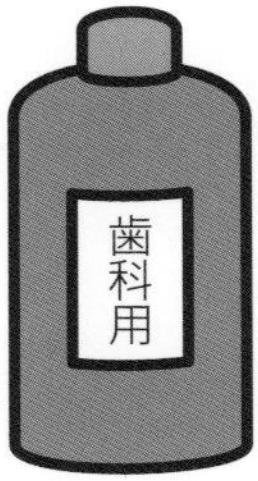

- 家庭用のものより濃度が高い
- 歯の生えはじめに行うのが効果的
- 定期的に行う（3〜6ヶ月ごと）

適切な歯のみがき方

……最適な歯磨きで健康な歯を保つ

歯や口の中の状態はひとりとして同じではありません。一人一人の歯や口の中の状態に最適な歯磨きを毎日実践することが大変重要です。歯磨きの際に気を付けた方がいいところを歯科医師、歯科衛生士に教えてもらうといいですね。

歯磨きの主な目的は、細菌の塊であるプラークを取り除き、むし歯や歯周病を予防することです。そのためには、いくつかのポイントがあります。まずは自身の歯や口の状態と、プラークがつきやすいところを知ることが必要不可欠。できる限り鏡で歯や口の状態を確認しながら歯磨きをすることや、歯磨き後に歯垢染色液で磨き残した場所を確認することをお勧めします。

歯磨きの際には、歯ブラシの毛先を歯の表面に対してできる限り直角に当て、毛先が曲がらない程度の軽い力（150g～200g程度）で小刻みに動かすこと、歯並びや歯の生え方、前歯や奥歯の歯の種類に応じて歯ブラシの当てる向きを変えること、そして歯磨きの順序を決めておくことです。歯ブラシを大きく動かしてもプラークに確実に当たっていません。少し時間はかかりますが、いつも歯を1本ずつ磨くという意識を持つとよいですね。自然と歯ブラシを小さく動かすようになりますよ。

歯と歯の間のプラークは歯ブラシだけでは除去することが難しい場合があります。歯間ブラシやデンタルフロスも使うと大変効果的です。

舌に汚れがついている時には、普通の歯ブラシで舌を磨くと傷をつけてしまうことがあるので、舌ブラシを用いて除去しましょう。

適切な歯のみがき方

毛先を歯面（歯と歯肉の境目、歯と歯の間）にきちんとあて、小きざみに動かしましょう。（歯ブラシを動かす範囲は5～10㎜、1～2歯ずつ磨く）

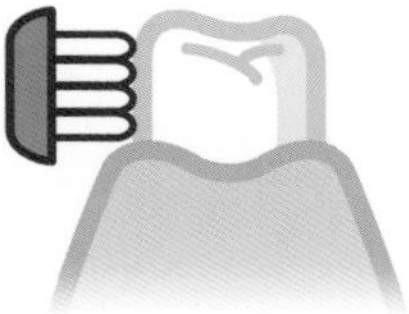

150～200gの軽い力（毛先が広がらない程度）で磨きましょう。

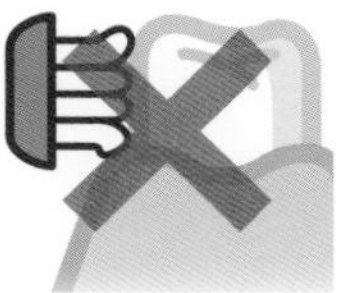

歯ブラシの当て方

前歯の裏側は歯ブラシの先や根元を使って磨きます。

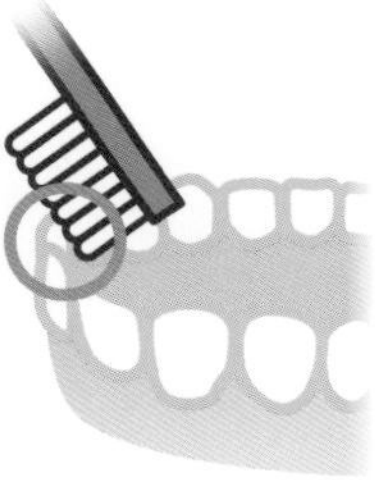

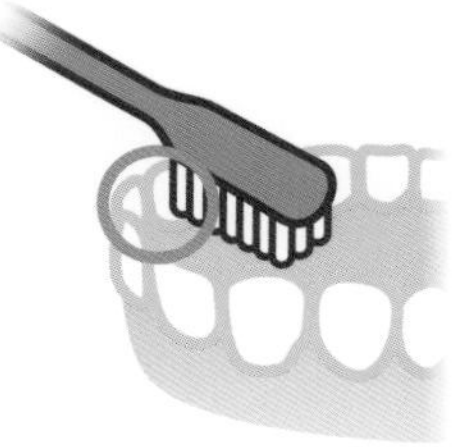

歯がデコボコに生えているところは歯ブラシを立てて、小刻みに動かして磨きます。

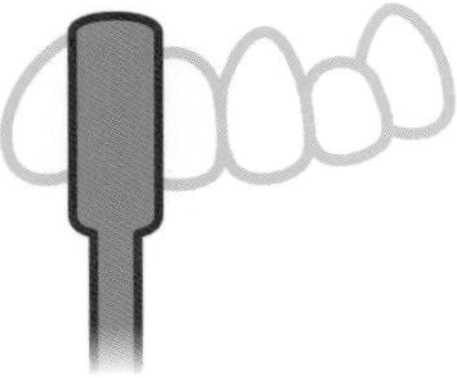

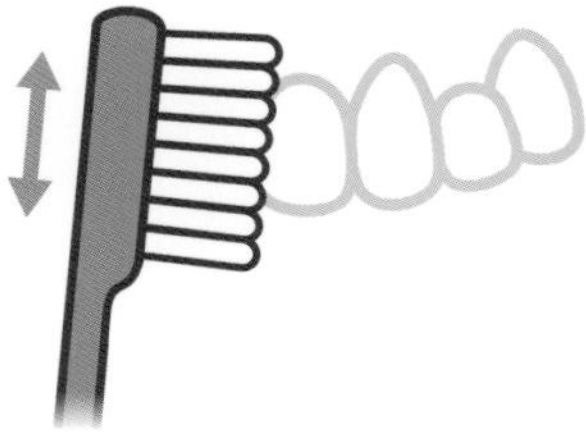

歯が生える途中で止まっているところは歯ブラシを横から入れて磨きます。

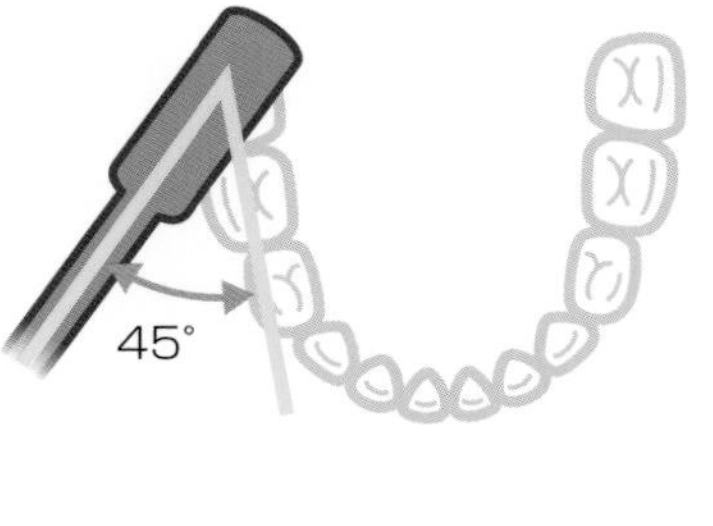

電動歯ブラシの仕組みと適切な使い方

……利点と欠点を知ろう

もともと、電動歯ブラシは高齢者の方や手が不自由な方、歯科矯正をされている方が歯磨きできるよう開発されたものですが、近年では一般の方々にも普及しています。

電動歯ブラシには、主に音波歯ブラシと超音波歯ブラシがあります。どちらも高速振動により歯ブラシの毛先が接していない周囲2㎜の範囲まで汚れを落とすことができ、また音波が口の中の細菌に直接作用し、細菌のつながりを破壊することができるとされています。歯ブラシの部分が自由に交換できるようになっており、毛先が水平（往復）、垂直、回転、振動、楕円などの運動をするものもあります。

電動歯ブラシは手用歯ブラシと比べて短時間でプラークの除去が可能、操作が簡単、疲労感が少ないなどの利点があります。一方、使い方がよくないと十分なプラーク除去効果が得られない、歯と歯との間は磨きにくい、歯がすり減ったり歯ぐきを傷つけたりしやすい、唇や歯に当たると振動が響いて不快感を生じることがあるなどの欠点もあります。

電動歯ブラシを使う時、口の中に歯ブラシの毛先を入れ、磨く歯に当ててからスイッチを入れる、歯磨き剤は少ない量で飛ばないようにする、使用時はしっかりと持ち、軽い力でゆっくりと移動させることに注意しましょう。

電動歯ブラシも手用歯ブラシも、個人の歯や口の状態に見合った適切な磨き方ができないと、十分な効果は得られません。

電動歯ブラシ開発の目的

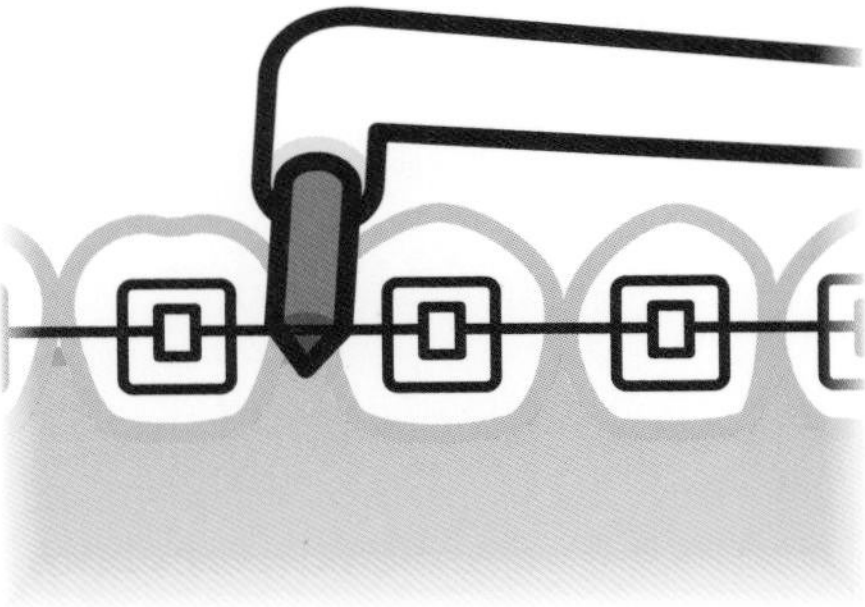

もともとは高齢者、手が不自由な人、歯科矯正をしている人などのために開発されました。

電動歯ブラシの毛先の動き

反復回転式

ブラシ全体が左右に反復回転

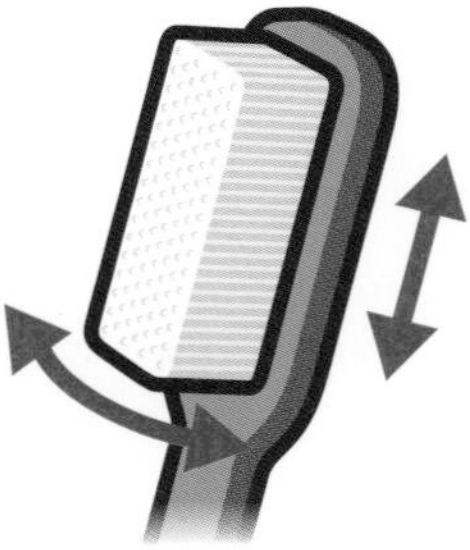

振動式

ブラシ縦方向、もしくは横方向に振動

超音波式

ヘッドに超音波発生装置が搭載されている。振動数は160～200万ヘルツ

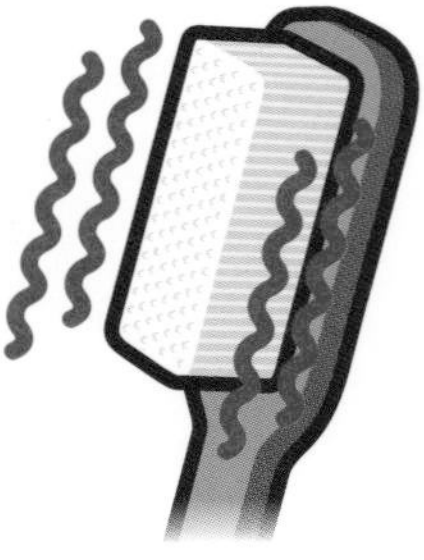

音波式

ヘッドにリニアモーターが搭載されている。振動数は200～300ヘルツ

コラム

歯ブラシ、歯磨き粉の発祥と歴史

古代インドでは起床時と食後に小枝で歯を磨くようにという教えがあり、ニームの木で「歯木」を作りました。仏教とともに歯木は中国に渡り、ヤナギを用いた楊枝が使われるようになりました。

楊枝は奈良時代に仏教とともに日本に伝わり、平安貴族の間で使われ、江戸時代になると楊枝の一端を房状にした房楊枝が庶民に広まりました。房楊枝は明治以降海外から輸入された歯ブラシにより、徐々に廃れました。

歯ブラシは17世紀のフランスやイギリスで、馬や豚の毛などを用いて作られるようになりました。18世紀のイギリスで大量生産が始まり、庶民に広がったといわれています。日本では明治末期に軍隊が採用し、一般に広まりました。

歯磨き粉の最古の記録は、紀元前１５００年頃のエジプトのパピルスに現れます。粉状と練り状があり、研磨剤としての緑粘土や火打石、殺菌作用を持つ緑青、ハチミツが含まれ、指などにつけて歯をこすっていたようです。

古代ローマではヒポクラテスが野ウサギの頭蓋骨を焼いた灰、大理石、白石を粉にして混ぜたものを勧めたのをはじめ、塩が含まれるものなど多種多様の歯磨き剤が考えられました。

日本では美白と口臭予防のため、江戸初期に歯磨き粉が発売されました。炭酸カルシウムに丁子やハッカなどを混ぜ、町中で芸を見せながら売っていたそうです。しかし、歯の表面のエナメル質や歯ぐきを痛めることも少なくなく、大正時代には化学的に汚れを落とす歯磨きが販売されるようになりました。

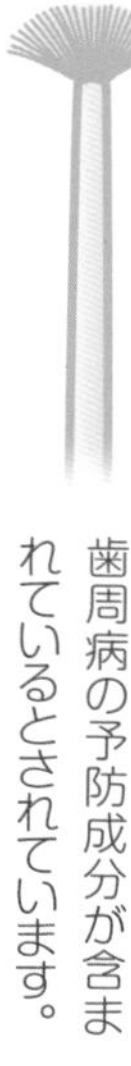

歯木 ニームの木にはむし歯や歯周病の予防成分が含まれているとされています。

4

さまざまな歯科医療

歯の外傷（ケガ）

……速く、適切に処置しよう

歯がケガで欠けたり抜けたりすると、とてもショックですね。たとえ抜けたとしてもすぐに治療して元に戻るとまだいいのですが、不幸にして抜けてしまったままになると、場合によっては元通りかむことができなくなる恐れも。また乳歯の場合、永久歯の形成に影響が出る場合もあります。

歯のケガが多いのは1～2歳と7～8歳です。原因は転倒、衝突、転落、打撲と続き、多くが日常生活の中で発生しています。

永久歯のケガの原因もほぼ同じですが、交通事故や暴行、スポーツなど日常生活以外で発生することが多いです。特にスポーツは転倒や衝突、接触などの機会が常にあるため、歯の外傷のリスクになりやすいですね。スポーツ時にはマウスガードなどのプロテクターを使用するなど、自分自身で身体を守っていきたいものです。

歯のケガは早く、適切に処置すればよい治療結果になることが多いです。歯がケガで欠けたり抜けたりした時は、すぐに治療してもらいましょう。

歯のケガには、口の中で見えている部分（歯冠《しかん》）が欠けたりひびが入ったりする歯冠破折《はせつ》、口の中で見えていない部分（歯根《しこん》）が欠けたりひびが入ったりする歯根破折、打った衝撃で歯が揺れたり、抜けたり、めり込んだり、位置が変わったりする脱臼があります。

歯冠破折の場合、欠けたところを接着して修復することが可能な場合もありますが、割れた部分から血が出ている場合は歯髄がダメージを受けていることが考えられ、歯髄を取る治療をしなければならなくなります。

主な歯の外傷

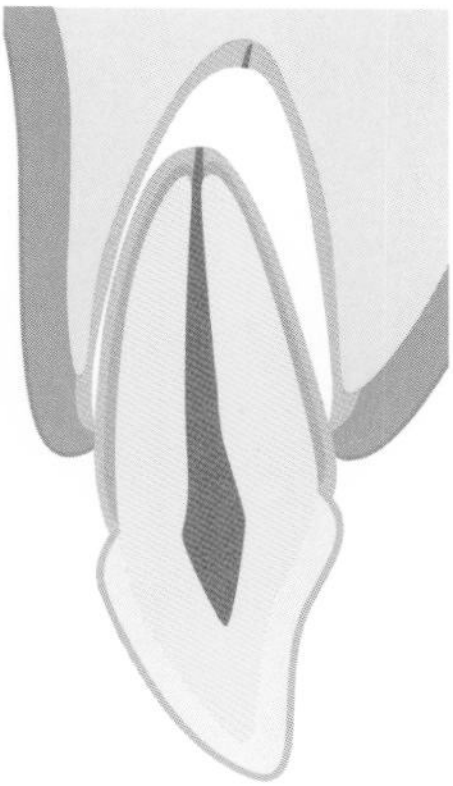

挺出性脱臼
歯が抜ける方向に動いた状態

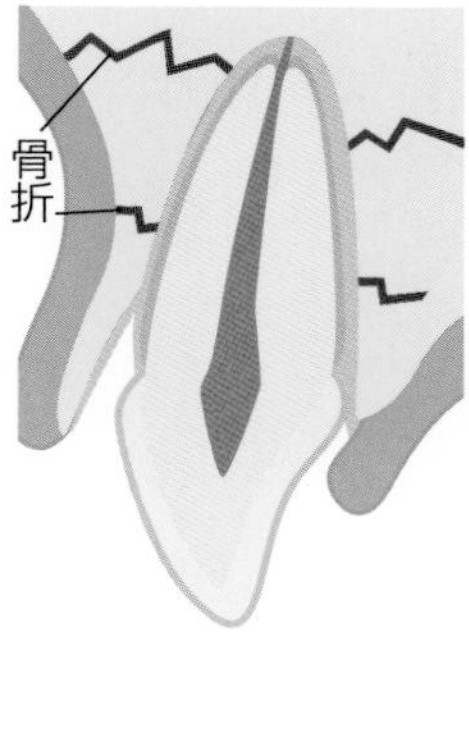

埋入
歯が顎の骨の内部にめり込む方向に動いた状態

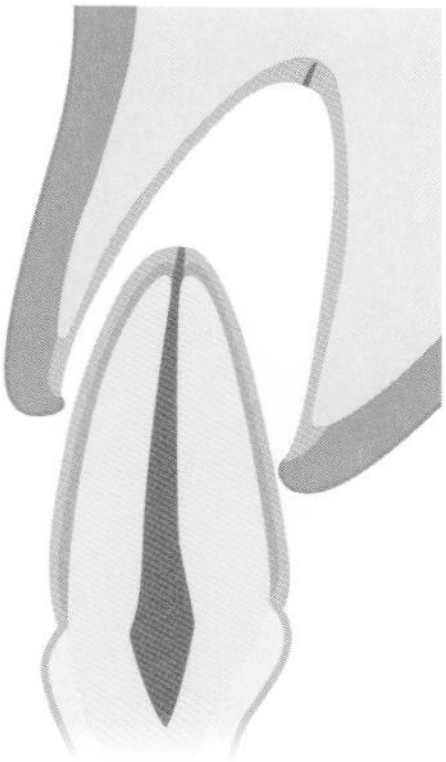

脱離（脱落）
歯が抜けてしまった状態

主な歯の破折

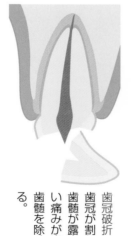

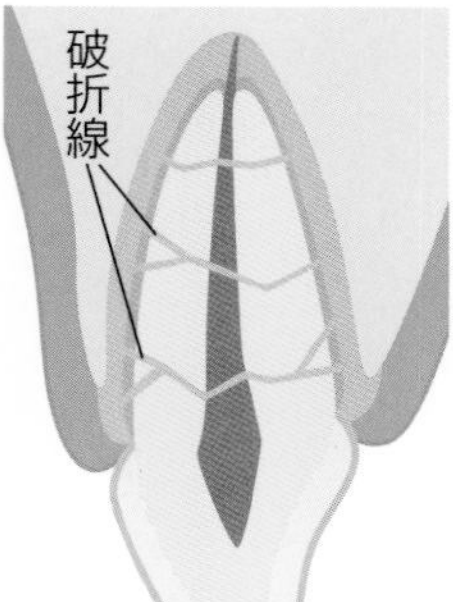

歯根破折
歯根が割れた状態。歯根の長軸方向に割れると治療が難しく、抜歯せざるを得ないことが多い。

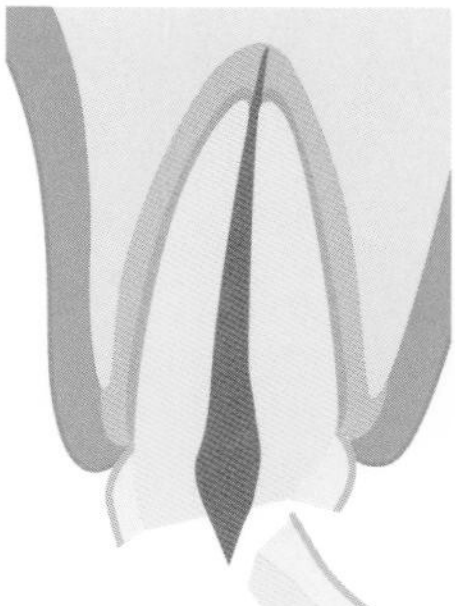

歯冠破折
歯冠が割れた状態。歯髄が露出すると強い痛みが出るため、歯髄を除く必要がある。

歯根破折の場合、歯が折れたところを元の位置に戻せる時は隣の歯と数か月固定して経過をみることがあります。歯髄がダメージを受けている場合は歯髄を取る処置を行います。

どのような場合でも、歯科を受診するまでの時間が短ければ短いほど歯が助かる確率は高くなります。ケガをした直後に歯髄に問題がなくても、後に歯髄が死んでしまうこともあります。1年間は継続的に診察を受けた方がいいでしょう。

歯をケガした場合、歯肉が腫れたり、歯の色が変色（黒、灰、赤）したりすることがあります。変色した場合は内部からの着色で、元の色に戻すことは困難。その場合は歯の漂白（ホワイトニング）を行いますが、時間経過とともに後戻りが起きるため、定期的に漂白をすることが必要になります。

完全に歯が抜け落ちた場合、30分以内に歯科医院に行けるのであれば、乾燥を防ぐためにラップでくるんで行くとよいでしょう。すぐに受診することができない場合は、一旦牛乳（なければ水）に漬けて保存しましょう（※牛乳アレルギーの方は避けてください）。口の中で唾液に触れるとよいとされていましたが、歯を元に戻した後経過があまりよくないことがあります。

抜けた歯を保存する液もあります。ケガをしたのが学校の場合、歯の保存液があるかどうかを確認してみましょう。薬局でも売っていますね。抜けた歯を触る時、決して歯根に触ってはいけません。どうしても歯を漬けておく液がない場合は、歯科医院に行くまでの間唇や頬と歯列の間に挟んだり、舌の下に入れたりしてもいいでしょう。飲み込まないように注意してください。

抜けた歯を再び口の中に戻す時は、基本的には歯髄を取る治療が必要です。しかし生えたての永久歯の場合、2時間以内に戻すと歯髄も回復し、すべて元に戻ることがあります。ケガをした場合は、破片も含めてすべて歯科に持っていきましょう。時間的余裕がある場合、歯が見えている顔写真を持っていくと元の位置や形に戻しやすくなりますよ。

歯が抜けたら……

歯を探しましょう
（破片も含めて全て持っておく、
歯根には触らない！）

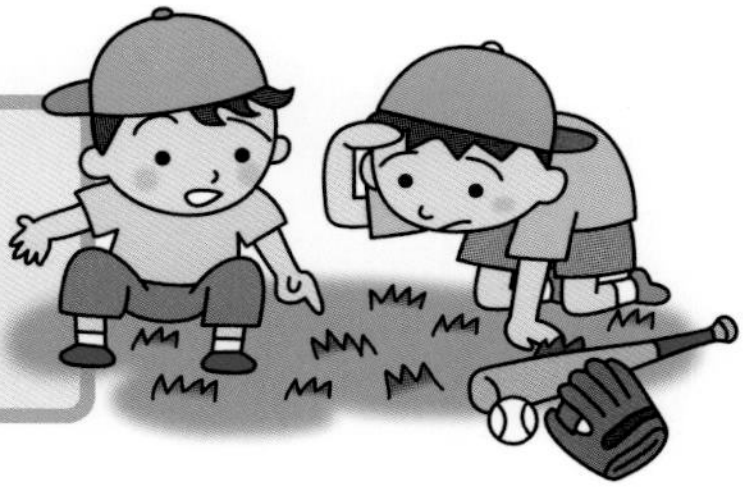

歯を乾燥させないようにしましょう
（ラップなどでくるむ）

歯を牛乳などに漬けましょう
（保存液があれば保存液に）
※牛乳アレルギーの方は避けてください

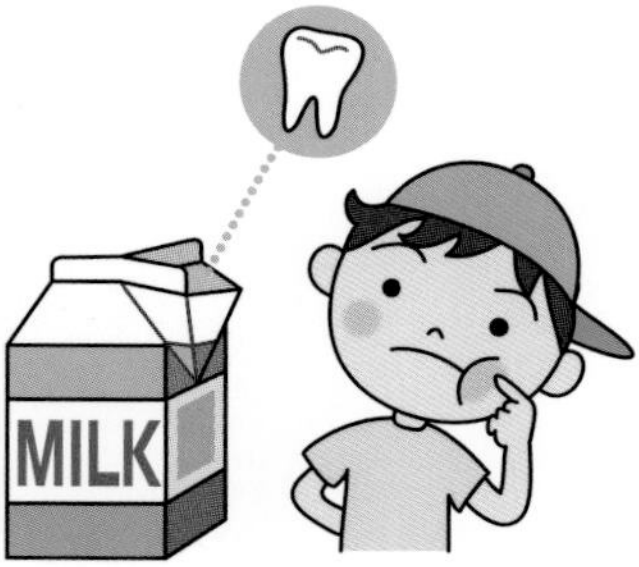

急いで歯科医院に行きましょう
（歯を元の位置に戻し、
固定する）

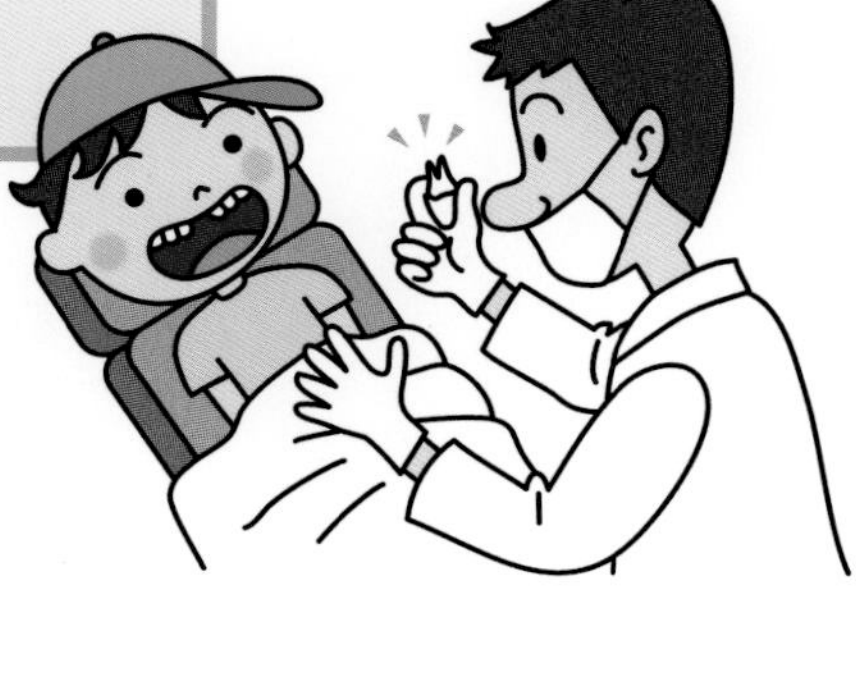

差し歯とは

……大きな力がかかっても外れない

歯に大きなむし歯（う蝕《しょく》）ができると、歯髄《しずい》が細菌に感染して炎症を起こします。残念ながら歯は死んだ状態になるため、歯髄を取り、歯髄が入っていた歯根《しこん》の中の管（根管《こんかん》）を消毒します。しかし、再び細菌が入り、歯の根の奥深くで炎症を起こしかねません。そこで根管に何も入り込まないよう、ゴムのようなもの（根管充填材《こんかんじゅうてんざい》）を詰めておきます。歯が大きく欠け、歯髄まで影響していれば同じような治療を行います。このような治療を根管治療あるいは歯内《しない》治療と呼んでいます。

歯根の治療をした後、歯を元の形に戻さないといけませんね。根管治療をした歯は、歯の頭の部分（歯《し》冠《かん》）がほとんどなくなっていることが多く、歯根しか残っていない場合もあります。このような歯に歯冠だけを作り、歯根に接着剤で引っ付けたとしても、すぐに外れてしまいそうですね。食事などの時に歯にかかる力は非常に大きいうえに、力がかかる方向がさまざまだからです。

そこで根管を広げ、その中に歯冠を支える心棒（ポスト）を入れて、心棒と人工的に作った歯冠を一体化させて元の歯に近い形に戻します。食事をしたときなどに大きな力がかかっても心棒で支えられるので、人工の歯は外れにくくなります。このような人工の歯を「差し歯」といいます。差し歯のことを、歯科医院では「歯冠継続歯」、あるいは「ポストクラウン」と呼んでいます。

差し歯が取れたら放置せず、早く歯科を受診しましょう。自分で接着剤を使って戻してはいけません。

差し歯（歯冠継続歯、ポストクラウン）

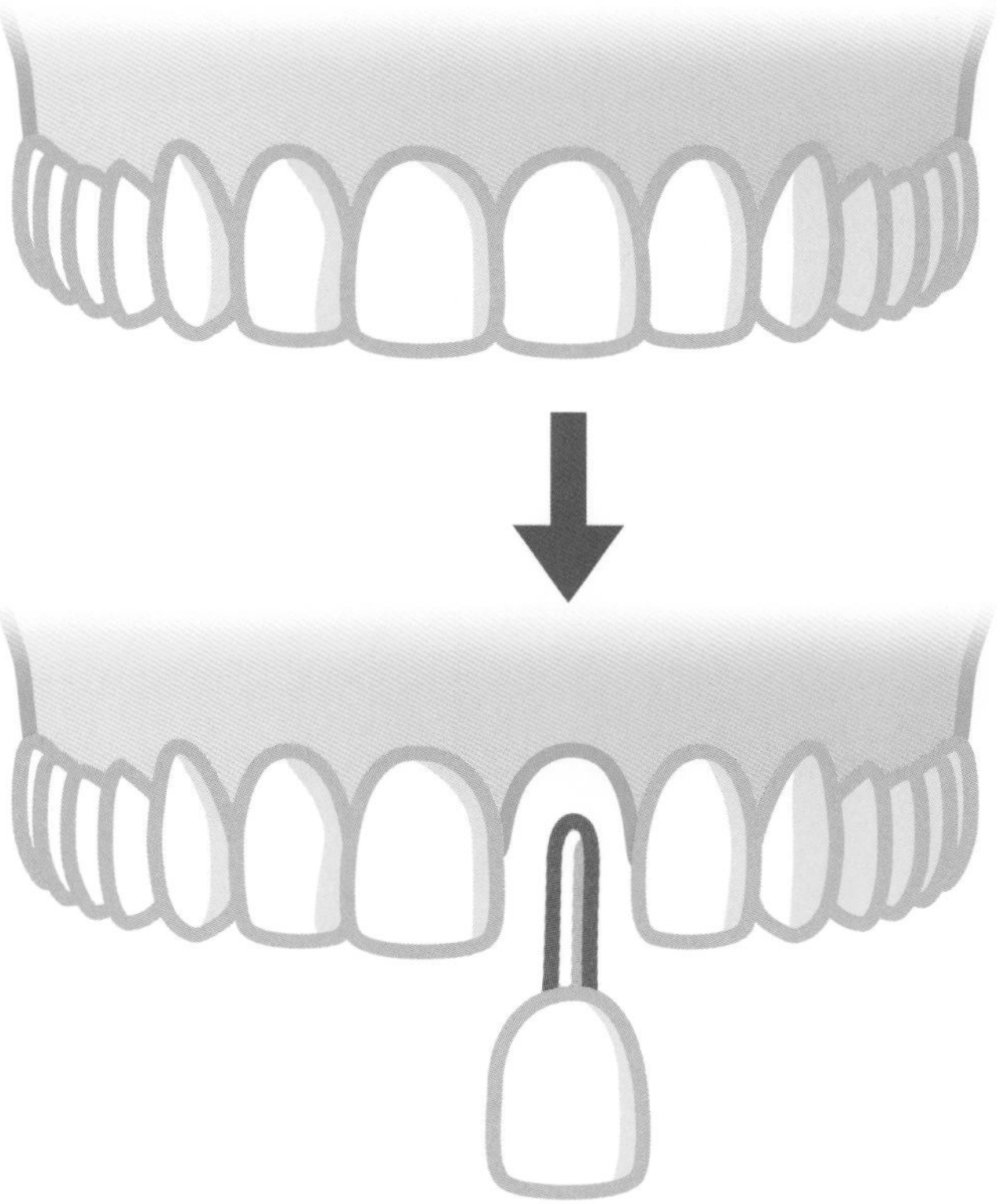

見た目には全くわかりませんが…

実は左上の前歯が差し歯

顎の骨を除いてみると…

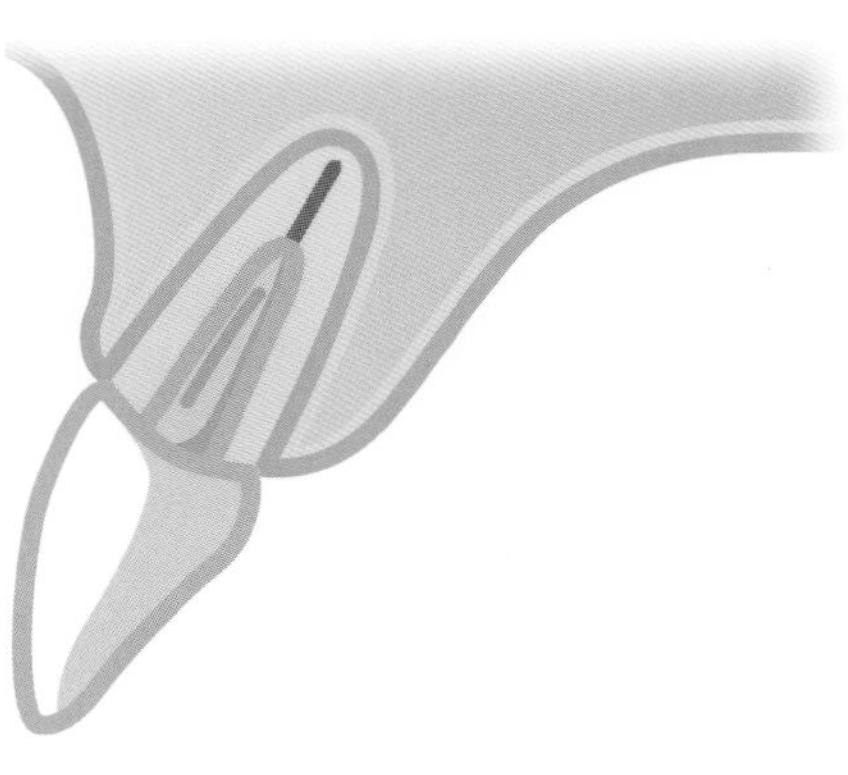

人工的に作った歯の頭の部分に心棒が付いていて、心棒を歯根の中に差し込むようにして装着します。

歯のかぶせもの

……大きなむし歯はキャップする

クラウン

歯にむし歯（う蝕《しょく》）ができると、その部分を削り取ります。むし歯が小さければ、削り取った部分にセラミックを混ぜた樹脂（コンポジットレジン）や金属、歯科用セメントなどを詰めて、歯を元の形に戻します。セラミックは茶碗などにも使われ、高熱で処理するとガラスのようになる粘土などを指します。詰め物に使われる歯科用セメントにはフッ化物を含んでいるものがあり、歯に接着しやすい、むし歯になりにくいというすぐれものです。

しかし、むし歯になった部分が大きい場合、詰めものをしてももともとの歯の部分があまり残っていないので、すぐに取れてしまったり、残っている歯の部分が欠けてしまったりします。このような歯にはかぶせ

ものを作り、歯全体あるいは一部を覆うようにします。このようなかぶせものをクラウンと呼んでいます。

根管治療をした歯は残っている歯の部分が少ないことが多く、かぶせものを付けてもすぐに外れたり歯が折れたりするので不安があります。そこで、差し歯と同じように心棒を歯根の中に立て、歯に土台の部分を作ることが多いです。この土台を「コア」といいます。コアは金属で作ることが多かったのですが、最近ではファイバーで補強した樹脂で作ることも多くなりました。

金属やセラミックで強化した樹脂、セラミックで作られたかぶせものは、コアを装着した歯の上に歯科用セメントで付けられます。差し歯は歯根の部分まで削り込まないとできないことが多いため、根管治療した後は基本的にこの方法を利用します。

歯のかぶせもの（クラウン）

むし歯などになった歯全体あるいは一部を覆うもの（青色）です。

断面図

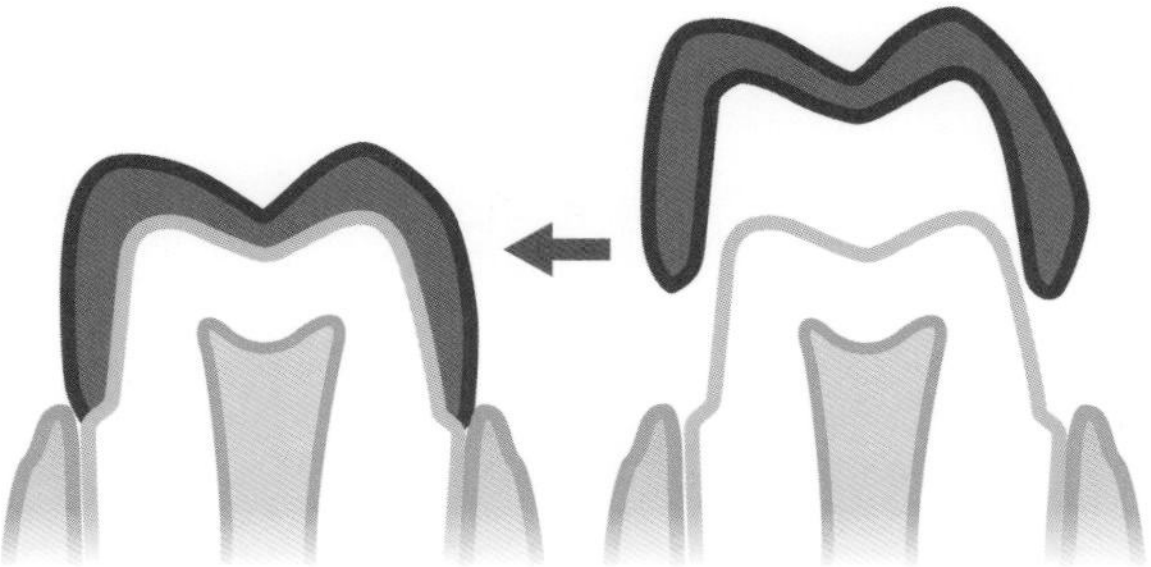

まるで歯にキャップをかぶせたかのようです。

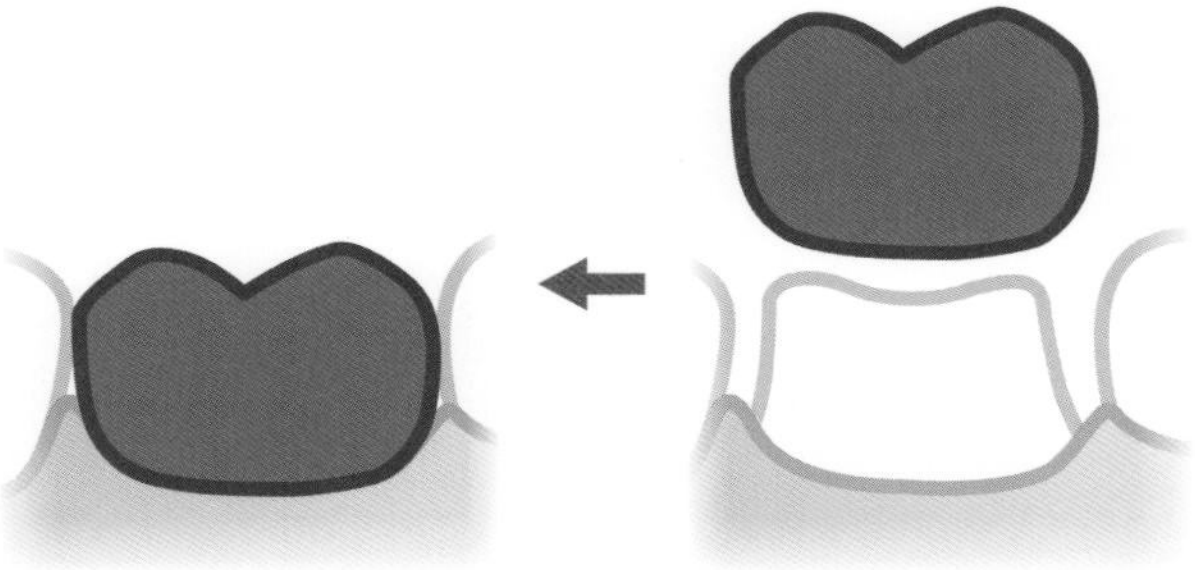

むし歯などで大きく破損した歯の場合

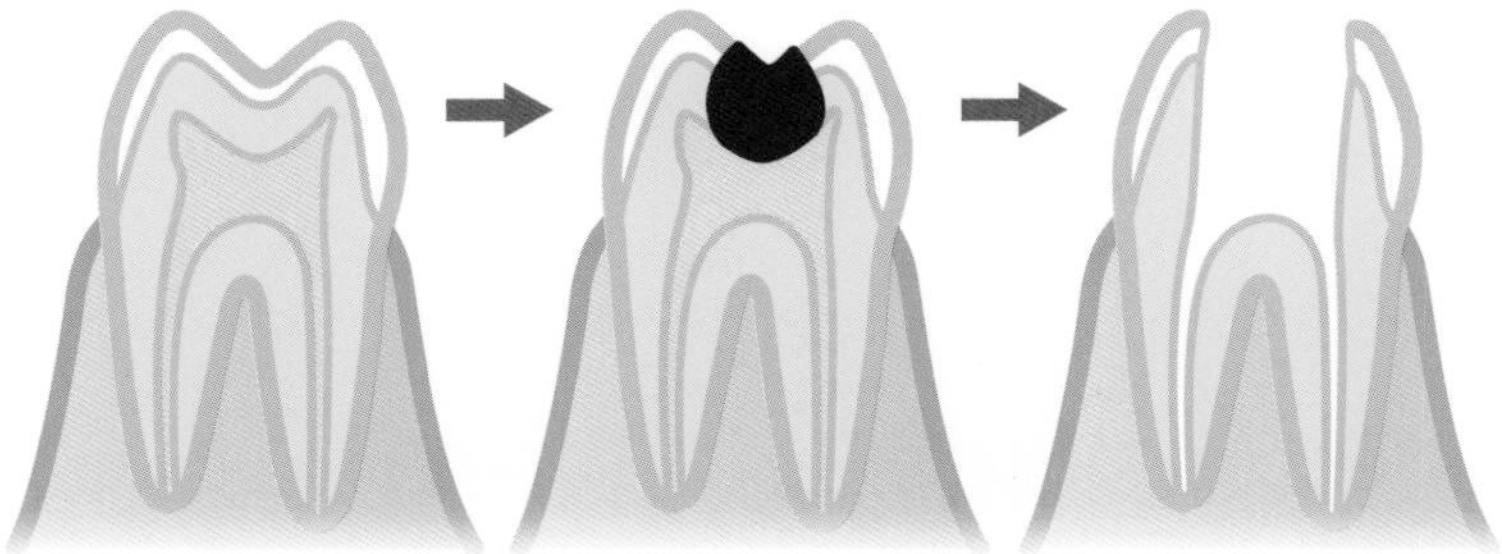

歯髄を取った後に心棒の付いた土台（コア、青色）を入れ、その後かぶせものを作ることがあります。

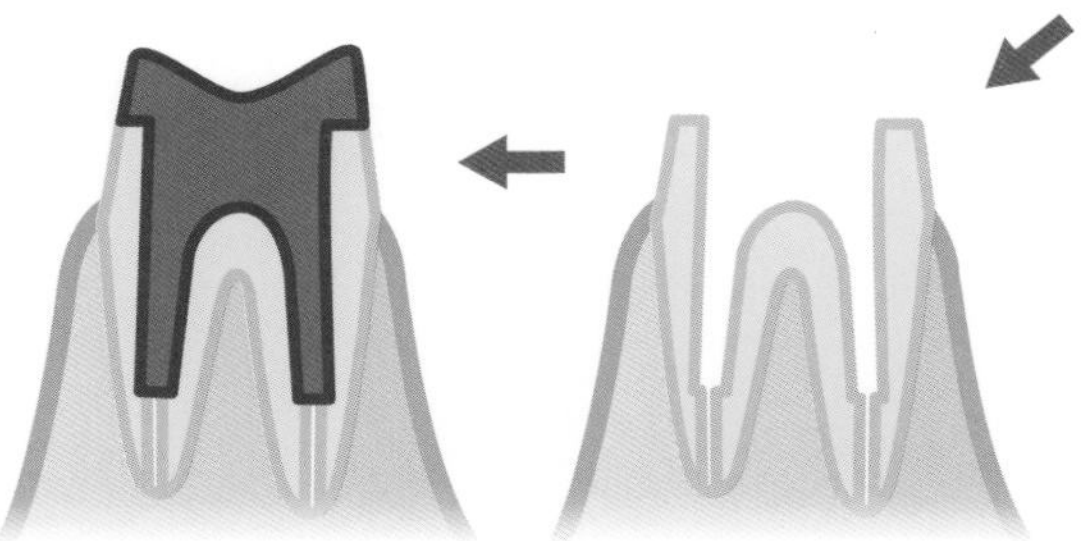

ブリッジ

抜くなどして無くなった歯の両隣の歯を削って土台にし、それらにかぶせものを装着して、間に人工の歯をぶら下げた一連の装置をブリッジといいます。一見歯がないようには見えませんが、抜けたところの歯はダミーです。土台の歯とブリッジは歯科用セメントで接着されるため入れ歯のように取り外すことは出来ませんが、土台などに問題がなければ安定してかめるのが利点です。また治療時間もそう長くかからず、健康保険を使っての治療が可能です。ただし、使っている間に色がくすんできたり、歯が擦り減ってきたりしますが、前歯の場合は天然の歯に近い色のかぶせものをしますが、自費治療で、色が変わり難い材料を使って治療することも多いです。

ブリッジは名前の通り土台となる歯が橋脚になり、その間に橋を架けているような形態です。抜けた歯の片側にしか土台になる歯がない場合、もともと崩れやすい橋を架けるようなものになるため、治療法として選択されることはあまりありません。

土台と土台の間に抜けた歯の本数が多いと、かんだ時に土台の歯に大きな負担がかかるため、ブリッジは抜けた歯の本数が少ない場合に適用されます。また土台にするために健康な歯を大きく削ってかぶせものを装着し、ダミーの歯をつけるため、その部にどうしても汚れが溜まりやすいです。土台の歯にむし歯ができてしまうとブリッジ自体を壊して外さなければならなくなる恐れもあるため、スーパーフロスなどブリッジ用のフロスも使いながら常に汚れが溜まらないようにしておく必要があります。差し歯やかぶせものはどれも入れ歯とは異なり、取り外しができない反面自分の歯のように使うことができ、入れ歯にみられるバネもありません。しかし、年を取るにつれ少しずつ歯肉がやせてくるため、差し歯やかぶせものを付けた時は歯と歯肉の境目に隙間がなかったのに、だんだんと隙間が見えてくるようになります。さらに、その隙間からむし歯になるリスクも高くなるため、日頃から差し歯やかぶせものと歯肉の境目は注意して磨いておく必要があります。

ブリッジ

（下顎犬歯から下顎第二大臼歯まで）

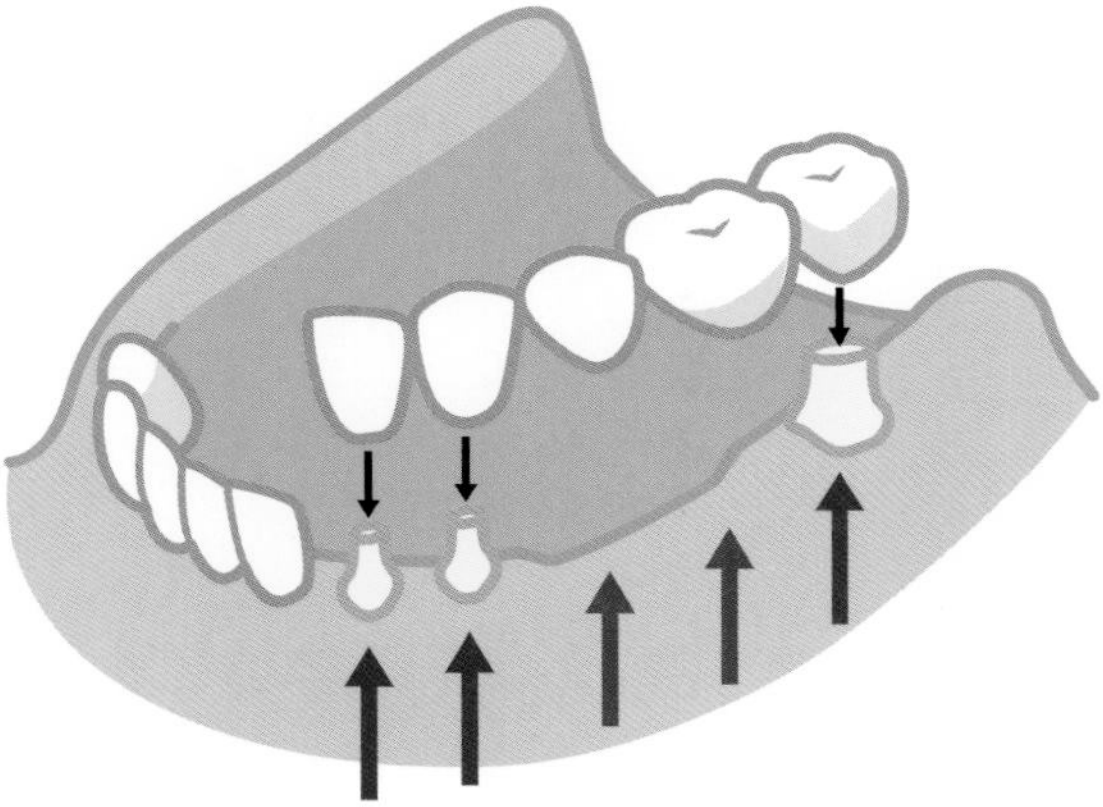

青矢印は土台となる歯（支台歯）、赤矢印は歯が抜けているところ

支台歯は健康な歯でもかぶせものをつけるために削ります。大臼歯には大きな力がかかるため、支台歯を多くすることもあります。

ブリッジの清掃

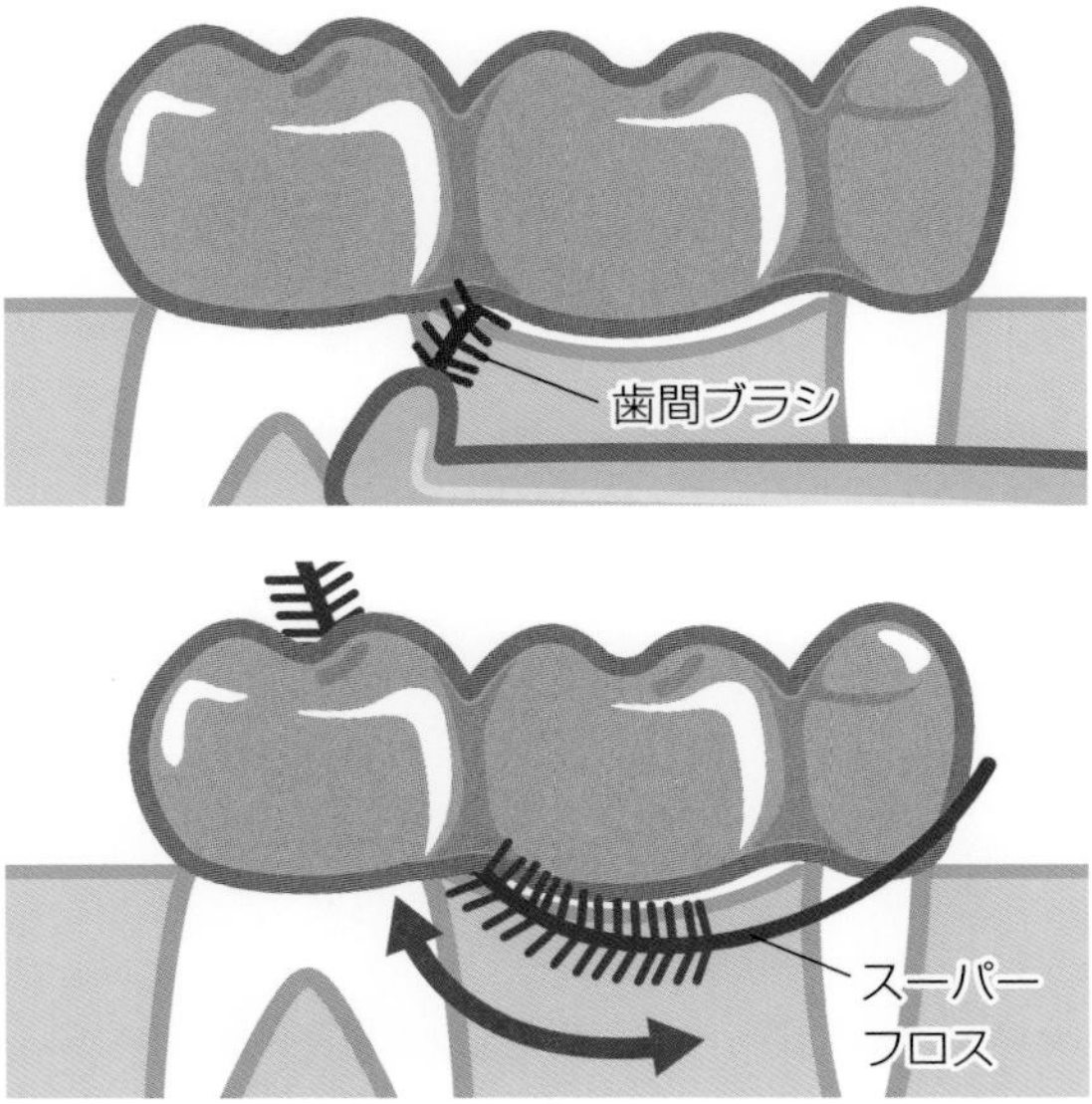

歯間ブラシやスーパーフロスを用いると清掃できます。ダミーの歯の下は特に汚れが溜まりやすいので、スーパーフロスを通して左右に動かします。

インプラントとは

……より自分の歯に近づく

インプラントとは一体何でしょう。歯科の場合は口腔インプラントや歯科インプラントと呼ばれますが、顎の骨に人工歯根《しこん》を埋め、それを土台にして人工の歯を取り付ける構造です。土台には生体になじみやすいチタンやチタン合金が使われます。

インプラントの歴史はむし歯治療よりもずっと古く、紀元前にすでに記録されていたようです。現在のインプラントは１９６５年に骨と結合する材料のチタン製スクリュータイプが発表され、日本では１９８３年に治療が始まりました。

インプラントは顎の骨に支柱を打ち込んでその上に歯を立てるので、何といっても自分の歯に近い形でかむことができます。また、入れ歯のように取り外しをすることがなく、針金などもないため、見た目も自然に近くなります。入れ歯は毎日外して洗う必要がありますが、インプラントは外せないため、外して洗うことはありません。抜けた歯の部分を補う装置としてはブリッジもありますが、抜けている歯の両隣の健康な歯を削る必要があります。インプラントは失った歯の代わりとなるので、周囲の歯を削らずに済みます。

インプラントの種類

インプラントは大別してワンピースタイプと呼ばれるものと、ツーピースタイプと呼ばれるものがあります。ワンピースタイプは歯根《しこん》の部分と歯の上部を支える支台の部分が一体となっていて、ツーピースタイプはそれらが別々になっています。

インプラント体の形状にも2種類あり、ネジのよう

インプラントの基本構造

ツーピースタイプのインプラント

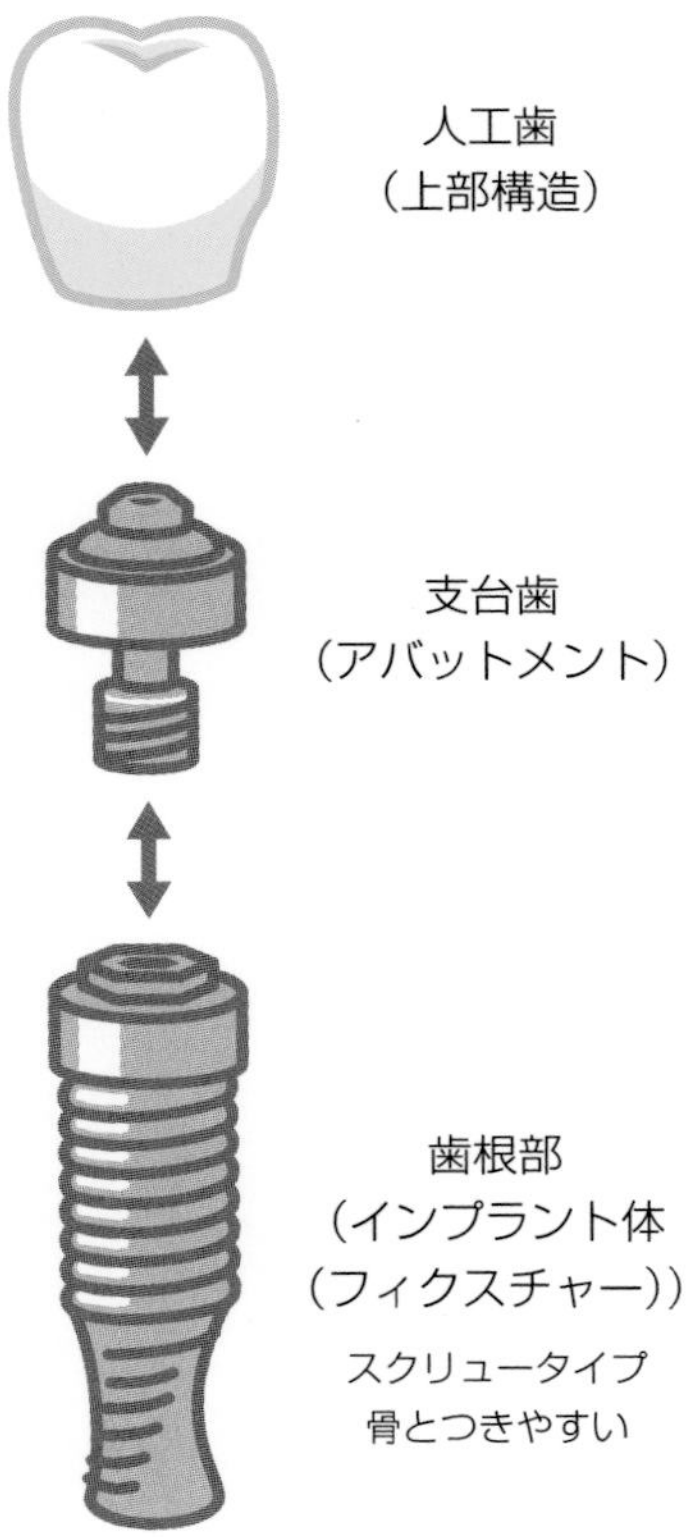

ツーピースタイプのインプラントは、口の中に立てるのに2回手術します。1回で手術が済むワンピースタイプより高額ですが、歯肉の中にしっかり入り、細菌感染が少ないです。

人工歯を外すと……

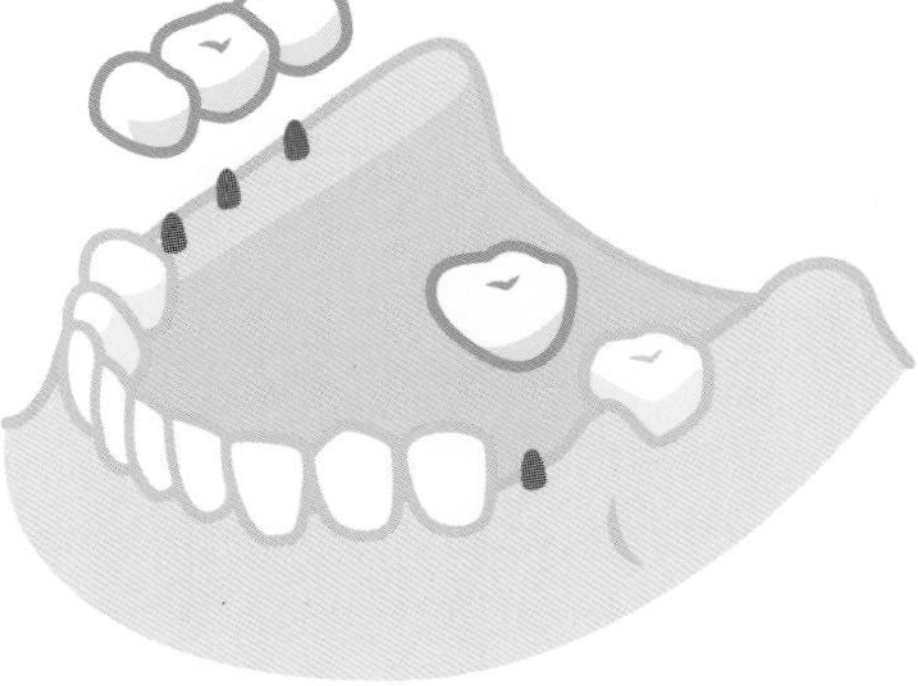

になっているスクリュータイプと、円筒形のシリンダータイプがあります。どちらも表面はさまざまな処理が施され、顎の骨と早く、しっかりつくよう工夫されています。

インプラントのデメリット

インプラントが歯科治療に用いられるようになり、30年以上が経ちました。症例数も多くなり、インプラント自身の質もよくなって、術式も安定してきました。自分の歯に近い感じでいられるのが最大のメリットですが、デメリットもあります。

まず、一部を除いて健康保険が適用されないので、治療費が高額になります。保険を用いて治療を受けたい方には難しいでしょう。インプラントを行うには支えとなる骨が丈夫で、十分な量があることが必要ですが、骨がない場合は骨の移植などを行うため、さらに治療費が高くなります。顎の骨の状態によってはインプラント治療自体受けられないケースもあります。

また、骨とインプラントがつくまでに時間がかかります。その後入れ歯を装着する場合や、顎の骨を厚くする必要がある場合などは、さらに治療期間が長引くことが考えられます。

口の中を常に清潔にしておくことも大切です。清掃を怠り、特にインプラント周囲炎が起こると、インプラント周囲の骨が溶けてインプラントが抜けてしまう恐れがあるからです。

インプラントを入れ歯やブリッジの土台にする場合、インプラントに負担がかからないよう、入れ歯やデザインが制限されることもあります。また自分の歯ではないため、見た目やかみごたえも自分の歯の場合とは異なることもあります。

インプラントは便利ですが、入れたら終わりというものではありません。治療を受ける前に歯科医師と十分話し合うことが大切です。また十分にメンテナンスを行い、健康な口の中の状態を保ち続けていくことが大切です。

装着したインプラントの内部

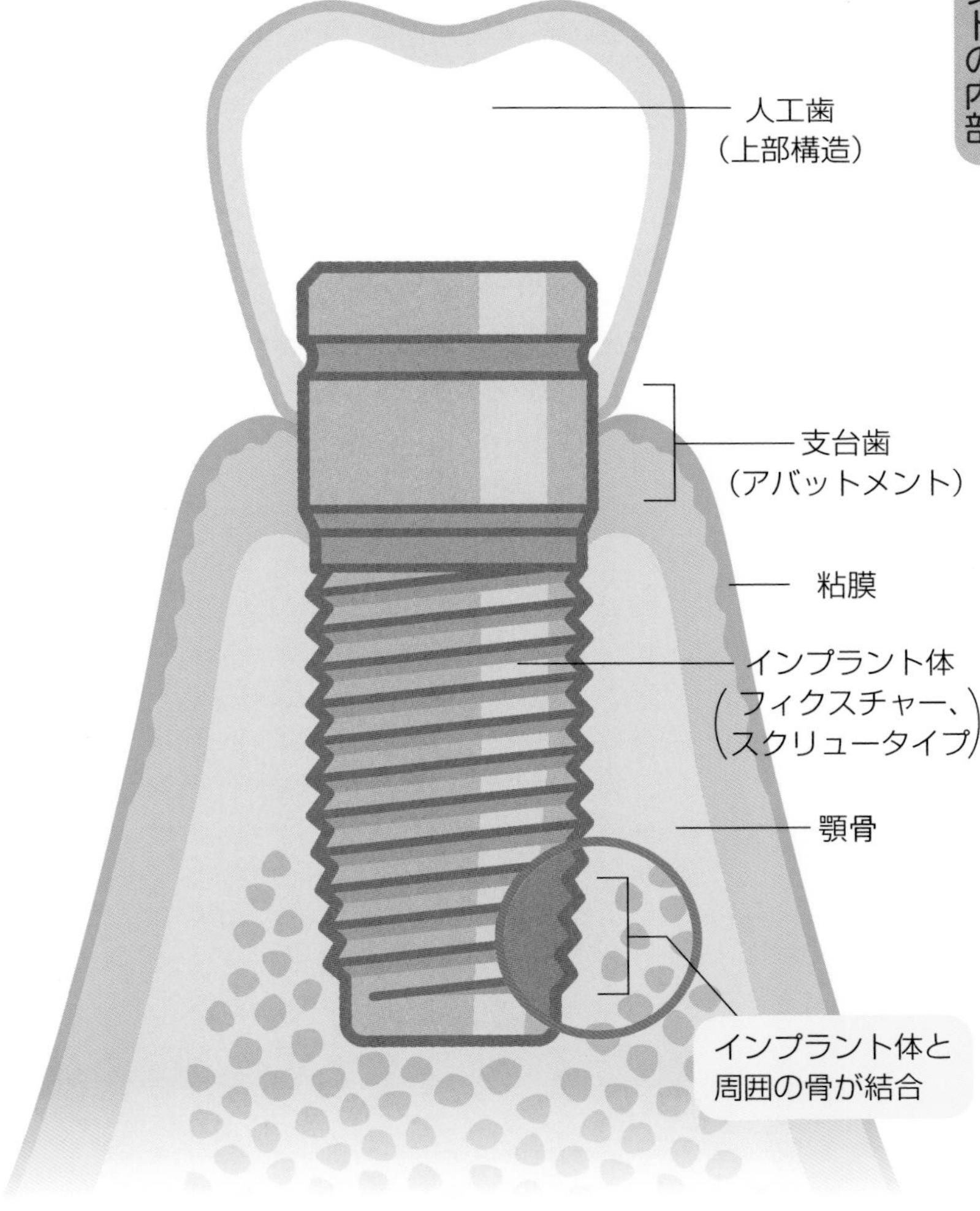

入れ歯について知る

部分入れ歯と総入れ歯について

部分入れ歯

むし歯（う蝕《しょく》）や歯周病、あるいは歯の外傷（ケガ）で歯を抜いた場合、抜けた歯の部分を何らかの方法で補わなければなりません。歯が抜けたまま放置しておくと、うまくかめなかったり、話せなかったりします。また、歯の抜けた部分をほかの歯が埋めようとして、後ろの歯が前に移動してきたり、かみ合っていた歯が伸びてきたりします。これらが原因で顎の関節に障害が生じ、痛みが出ることもあります。

抜けた歯を補う方法としてブリッジ、取り外し式の入れ歯、インプラントなどが挙げられます。ブリッジは抜けた歯の数が少ないときに利用する方法で、抜けた歯を補うダミーの歯と隣の歯、場合によってはさらにその隣の歯のかぶせを一体として作り、装着します。

ブリッジが難しい場合は取り外し式の入れ歯にします。歯が何本か残っている人が使うのが部分入れ歯（部分床義歯、局部床義歯）。歯の色をした人工の歯、人工の歯の土台となるピンク色の樹脂の部分（義歯《ぎし》床《しょう》）、バネ（クラスプ）、入れ歯の部分同士をつなぐ金属（バー）などからできています。入れ歯が外れないよう、歯にバネをひっかけて使います。しかし、バネは見た目がどうしても気になりますね。健康保険は使えませんが、磁石で入れ歯が外れないようにする方法もあります。

入れ歯は汚れが付きやすいので、食後は外してブラシで洗う必要があります。寝るときには外して、入れ歯洗浄剤などに付けておくと良いです。また、入れ歯はアクリル樹脂でできているものがほとんどなので、熱いお湯につけてはいけません。

部分入れ歯（上：上顎用、下：下顎用）

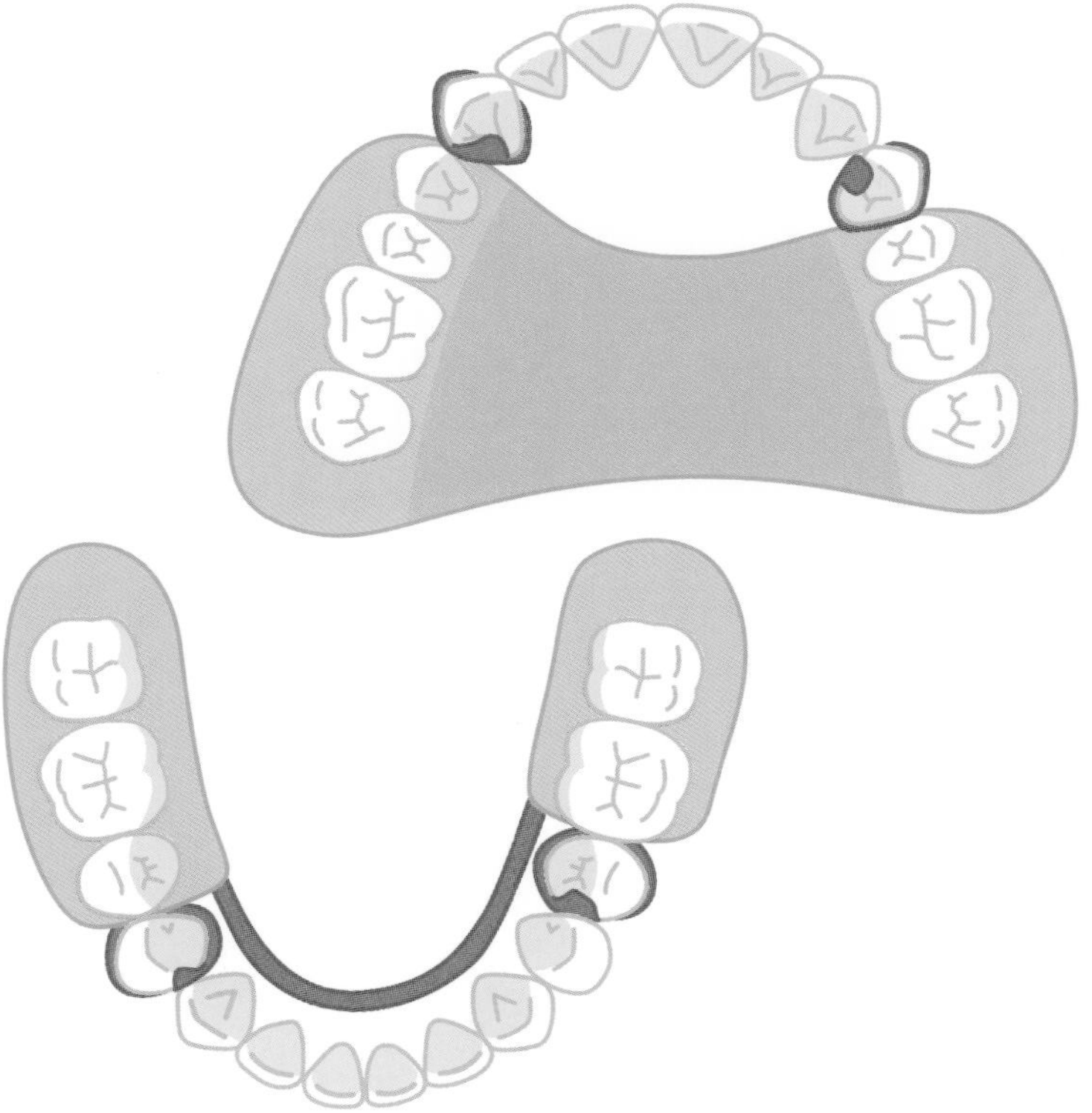

部分入れ歯を頬側からみると…

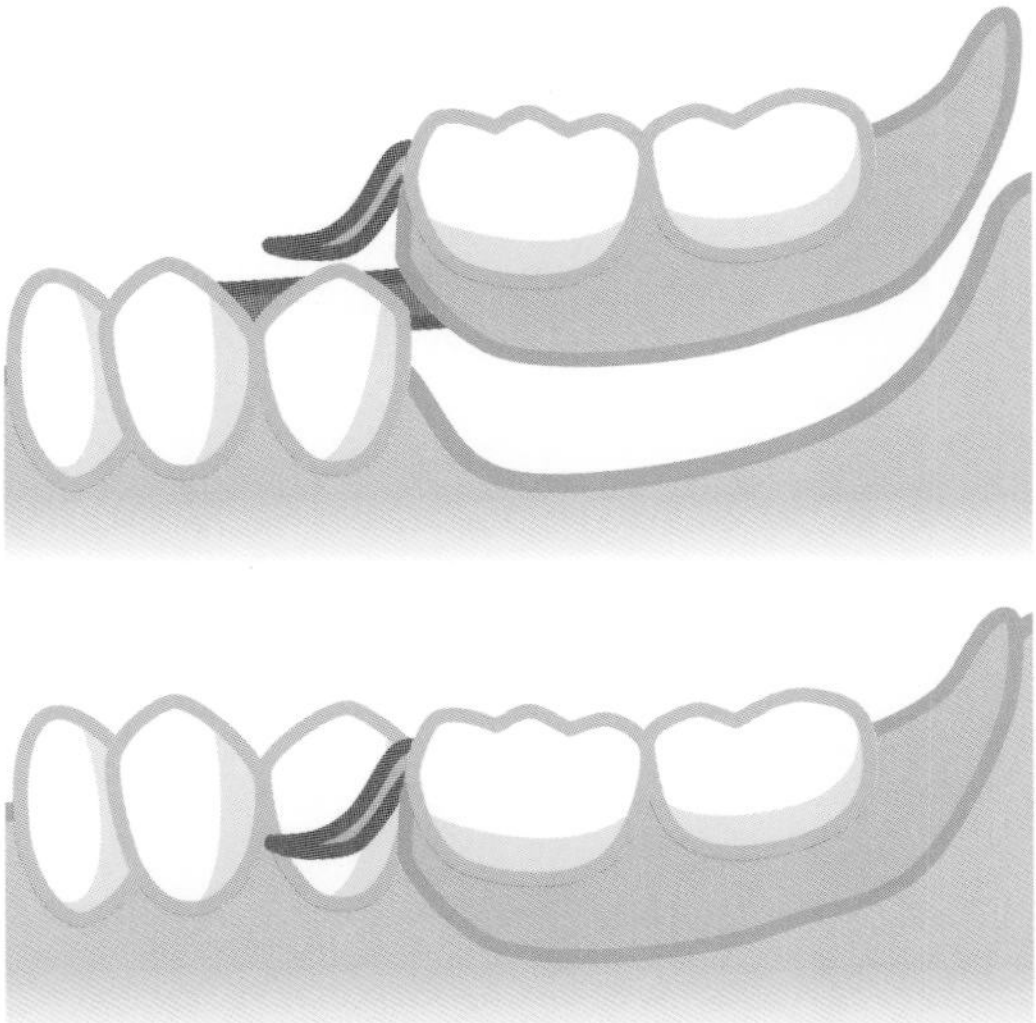

隣の歯にバネをかけています。

部分入れ歯は、バネ（クラスプ）や特殊な装置で取り外しができるようになっています。

総入れ歯

歯をすべてなくした人が使うのが総入れ歯です。「全部床義歯《ぜんぶしょうぎし》」、あるいは「総義歯《そうぎし》」と呼ばれます。総入れ歯にはバネがありません。それでも総入れ歯が外れないのはなぜでしょう。それは入れ歯の裏側と顎の粘膜の形がぴったりと合い、吸いつくような状態になっていることと、唾液が接着剤の役割を果たしているからです。入れ歯のかみ合わせが悪かったり、入れ歯の形が舌や頬の動きに合っていなかったりすると外れやすくなります。

入れ歯の不具合

新しく作った入れ歯で、すぐに満足して食事ができることは残念ながらあまりありません。かみにくい、外れやすい、痛いことが多いからです。新しい入れ歯は使用して様子をみながら、ぴったり合うように歯科医院で細かく調整していきます。

入れ歯を長く使っていると、人工の歯の部分がすり減る、顎の粘膜の形が変わることが原因で、だんだん合わなくなってくることがあります。また、人工の歯が取れたり、折れたりすることもあります。放っておくと口に傷ができたり、顎が痛くなったりすることもあるので、定期健診を忘れないようにしましょう。

入れ歯の歴史

日本では、室町時代から入れ歯が使用されていたようです。室町時代や江戸時代の入れ歯では前歯に象牙、奥歯に金属、土台の部分に木が使われており、「入れ歯師」と呼ばれる人が作っていました。

入れ歯師にはもともと木で仏像を彫っていた仏師がなっていたようです。江戸時代には専門の職業として知られるようになり、お客さんを獲得するために看板やチラシなども使っていました。口の型取りは今も行いますが、江戸時代も口の型を蜜ロウなどでとり、ツゲの木を彫って入れ歯を製作していたようで、昔から精巧に入れ歯が作られていたことがわかります。

総入れ歯（上：上顎用、下：下顎用）

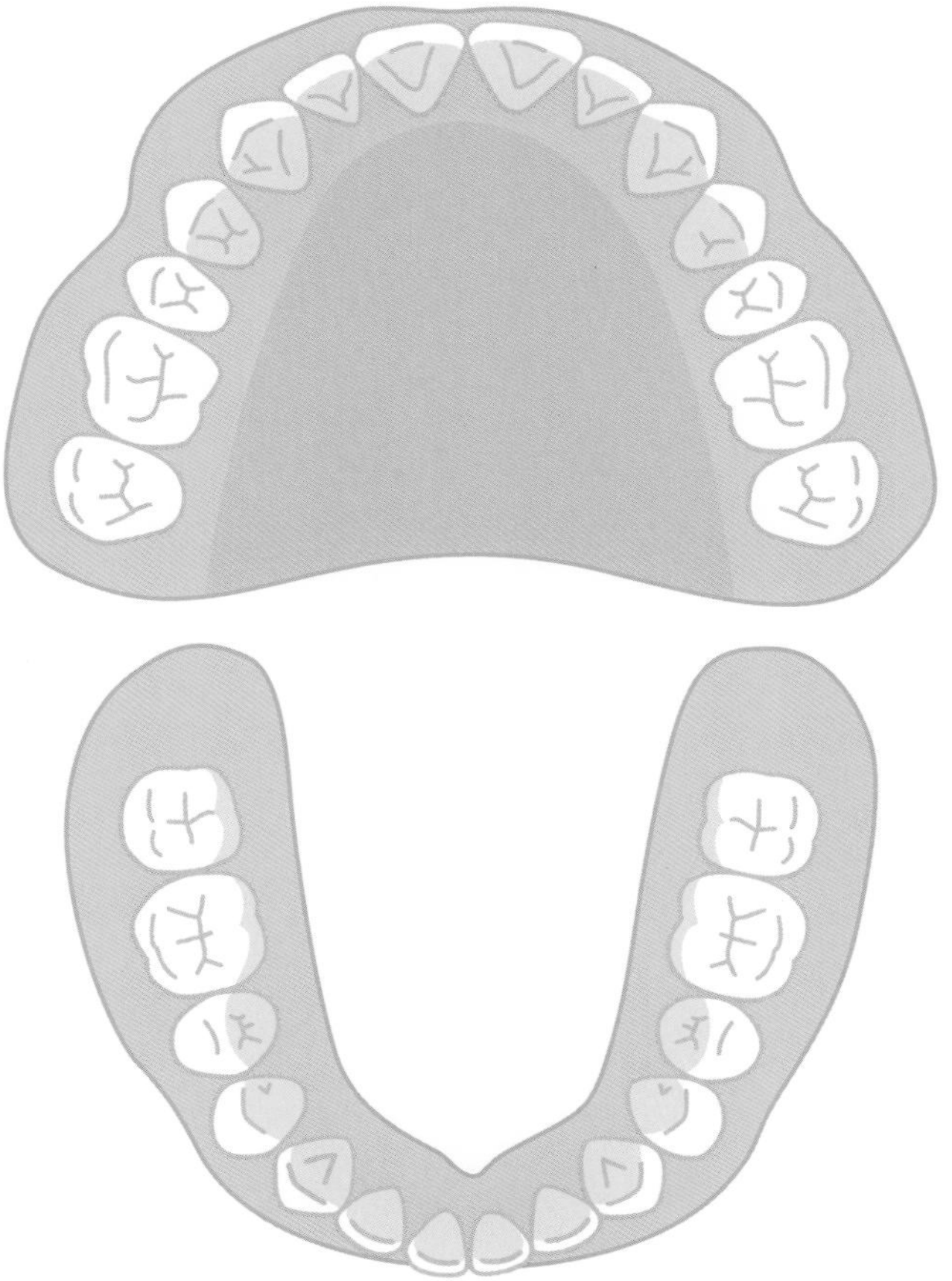

総入れ歯にはバネがありません。口の形にぴったり合い、かみ合わせがしっかりしていることで外れなくなっています。

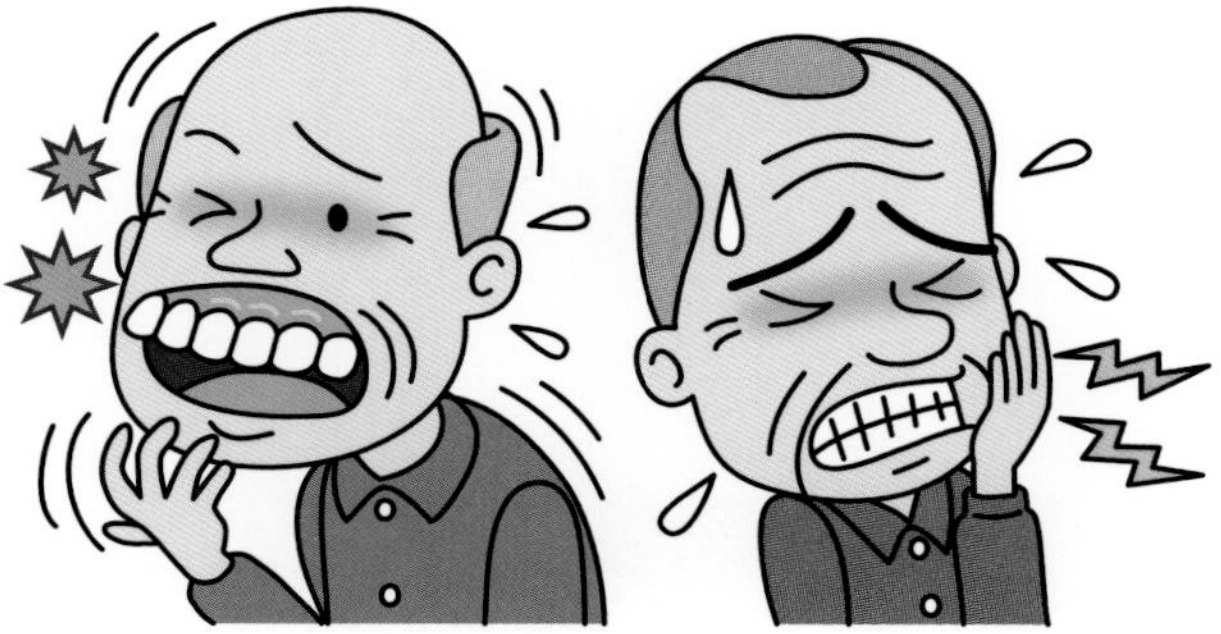

入れ歯が口に合っていないと、口にキズができたり、顎が痛くなったりすることがあります。

再植と移植の違いについて

……「再び植える」と「他の歯を植える」

再植とは

「人とぶつかって上の前歯がグラグラし、触ったら抜けたが歯科医院で元のところに戻した」これを再植といいます。自分の歯が元の場所に戻るだけなので、体が拒絶反応を起こすことはありません。しかし、歯根《しこん》の周囲にある「歯根膜《しこんまく》」という靭帯が生きて残っていることが重要です。

歯根膜は通常顎の骨と歯根を線維でつないでいますが、再植が成功するためには歯根膜が抜ける前と同じような状態になってくれないといけません。すなわち、歯根膜にある細胞が生きて、顎の骨と歯根をつなぐよう働いてくれることが必要です。歯が抜けたら洗わずに、自分の口の中や牛乳（P.96参照）、専用の保存液の中で保存し、すぐに診察を受けることが大切です。

移植とは（自家歯牙移植）

歯が抜けたところやかみ合わせが安定しないところに、親知らずなど他の場所に生えている健康な自分の歯を移植することがあります。親知らずは他の歯と比べて食事などの際に重要な役割を果たしていないことが多く、移植の対象になりやすいです。しかし、歯は生えている場所によって形や役割が異なることから、患者さんの口の中の状況に応じて形態を整えたり、かぶせものをしたりすることもあります。再植と同様に自分の歯を用いるので、拒絶反応はありません。しかし、再植も移植も必ず成功するわけではないため、歯が抜けてしまったり、顎の骨と癒着してしまったりすることもあります。

再植

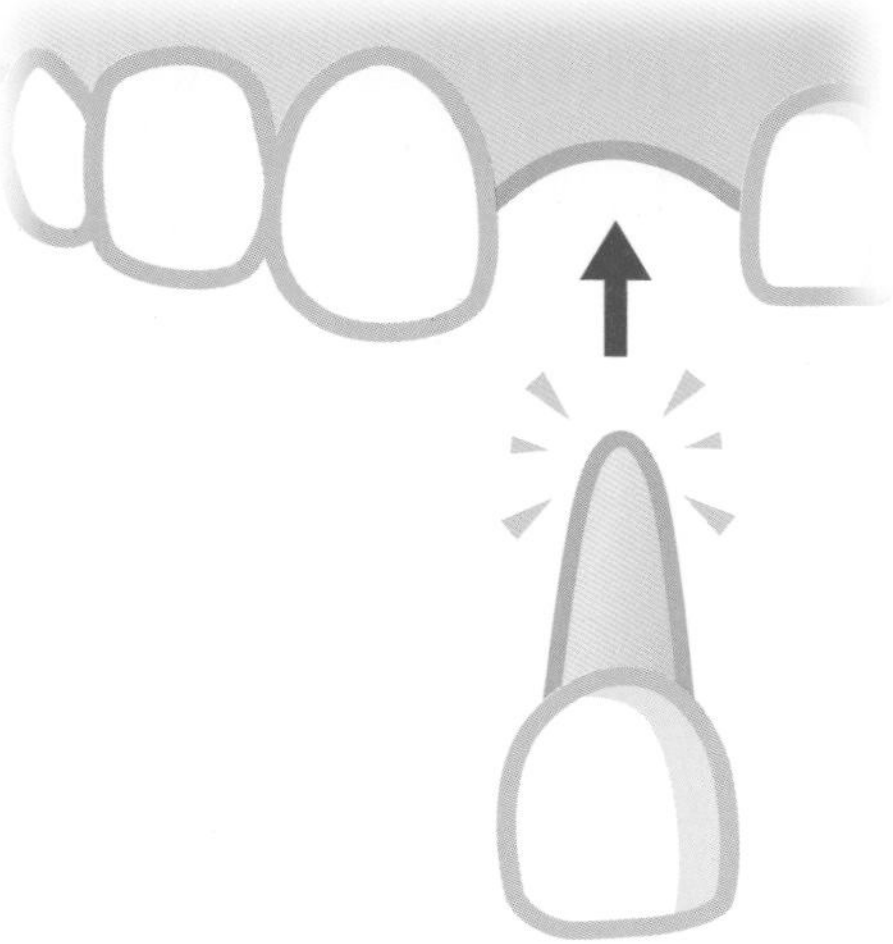

抜けた歯を元に戻すので、拒絶反応は起きません。歯根膜が生きていることが成功の鍵です。

移植

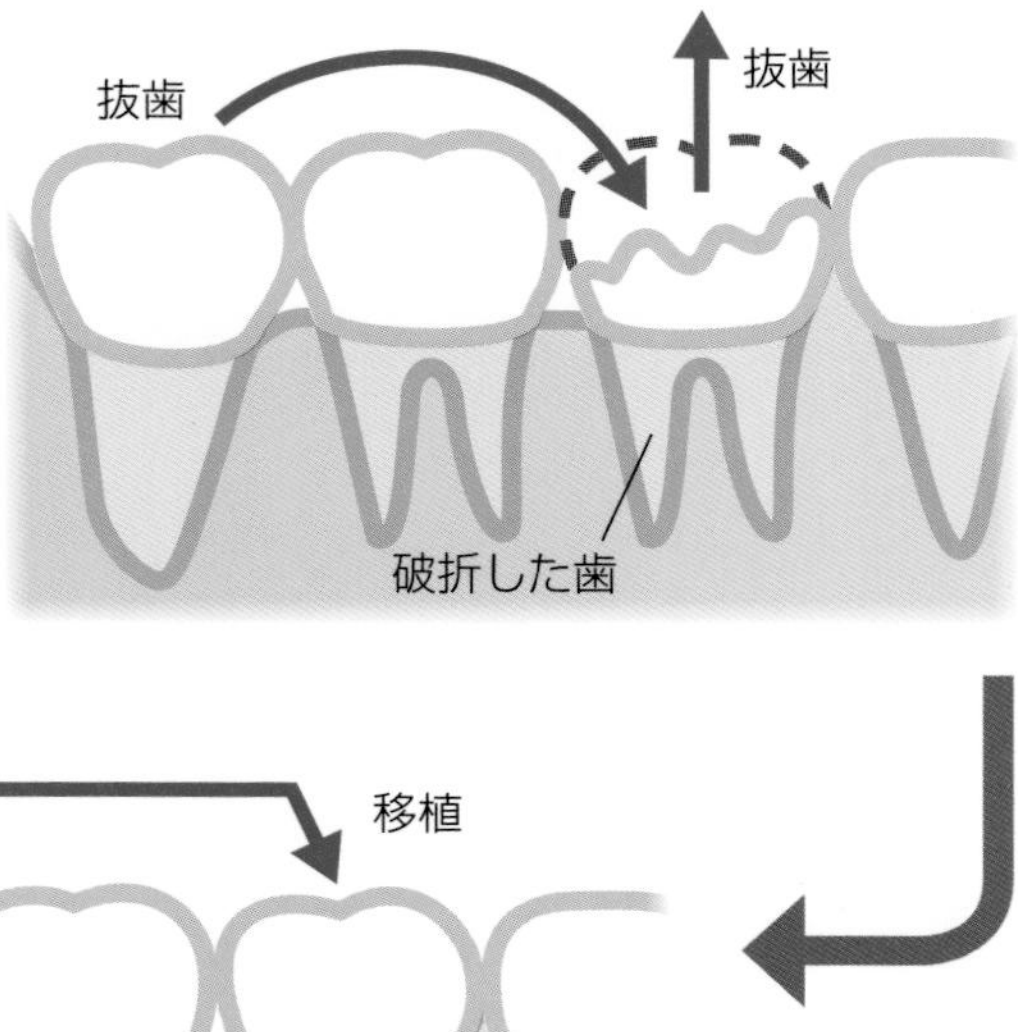

異なる部位の歯を移すため、歯の形態が合わないことがあります。

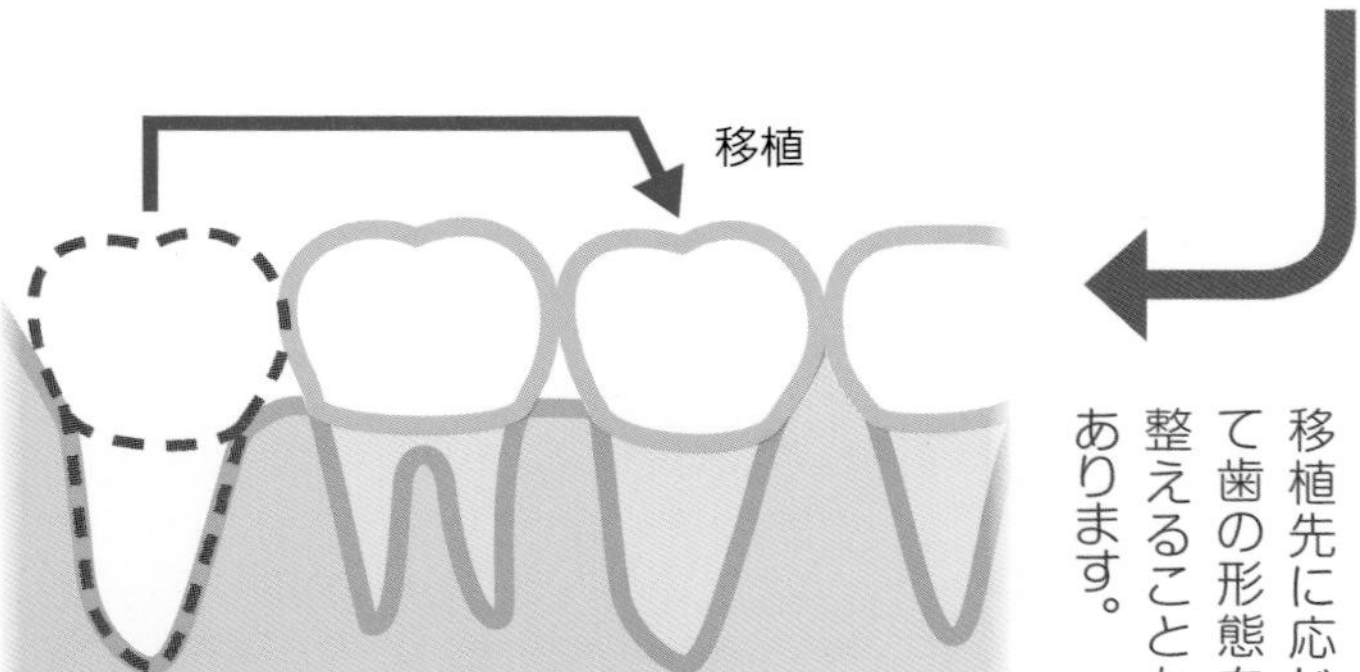

移植先に応じて歯の形態を整えることもあります。

再生医療

……再生医療について知ろう

再生医療とは

ノーベル生理学・医学賞を受賞された京都大学の山中伸弥先生が作製された.iPS細胞。皮膚などの体細胞に特定の遺伝子を導入し、さまざまな細胞になる能力を持つようになった細胞です。

再生医療は機能しない体の組織を体外で培養した細胞などで修復、再生し、働くようにするものです。再生医療に主に用いられるのは「幹《かん》細胞」です。

幹細胞とは

幹細胞は体のさまざまな組織を作る細胞に成長するもので、多能性幹細胞と組織幹細胞に大別されます。多能性幹細胞はES細胞と.iPS細胞に分かれます。ES細胞は受精卵から取り出して特定の条件のもとで培養し、あらゆる細胞に成長する可能性を秘めたものです。組織幹細胞は臓器などにあり、骨髄や脂肪、歯髄《しずい》などの幹細胞が再生医療の研究によく用いられています。脂肪細胞から歯肉や顎の骨も再生されます。

iPS細胞

.iPS細胞は体細胞に4つの特定の遺伝子を導入して未熟な状態の細胞にし、成長してさまざまな細胞になることができる多能性幹細胞の一種です。この細胞は臓器の修復の役割も果たしますが、薬の効果を確認する研究などでも用いられています。ヒトの歯肉から培養した細胞に4つの遺伝子を導入すると、腸管や神経などに分化できる.iPS細胞の作製にもすでに成功しています。再生治療に向けた研究が進んでいて、今後の発展が楽しみですね。

ES細胞とiPS細胞

どちらも無限に分裂し、さまざまな組織細胞に分化します。特にヒトiPS細胞は、体細胞ドナーにとって免疫拒絶のない移植細胞の供給源になると期待されています。

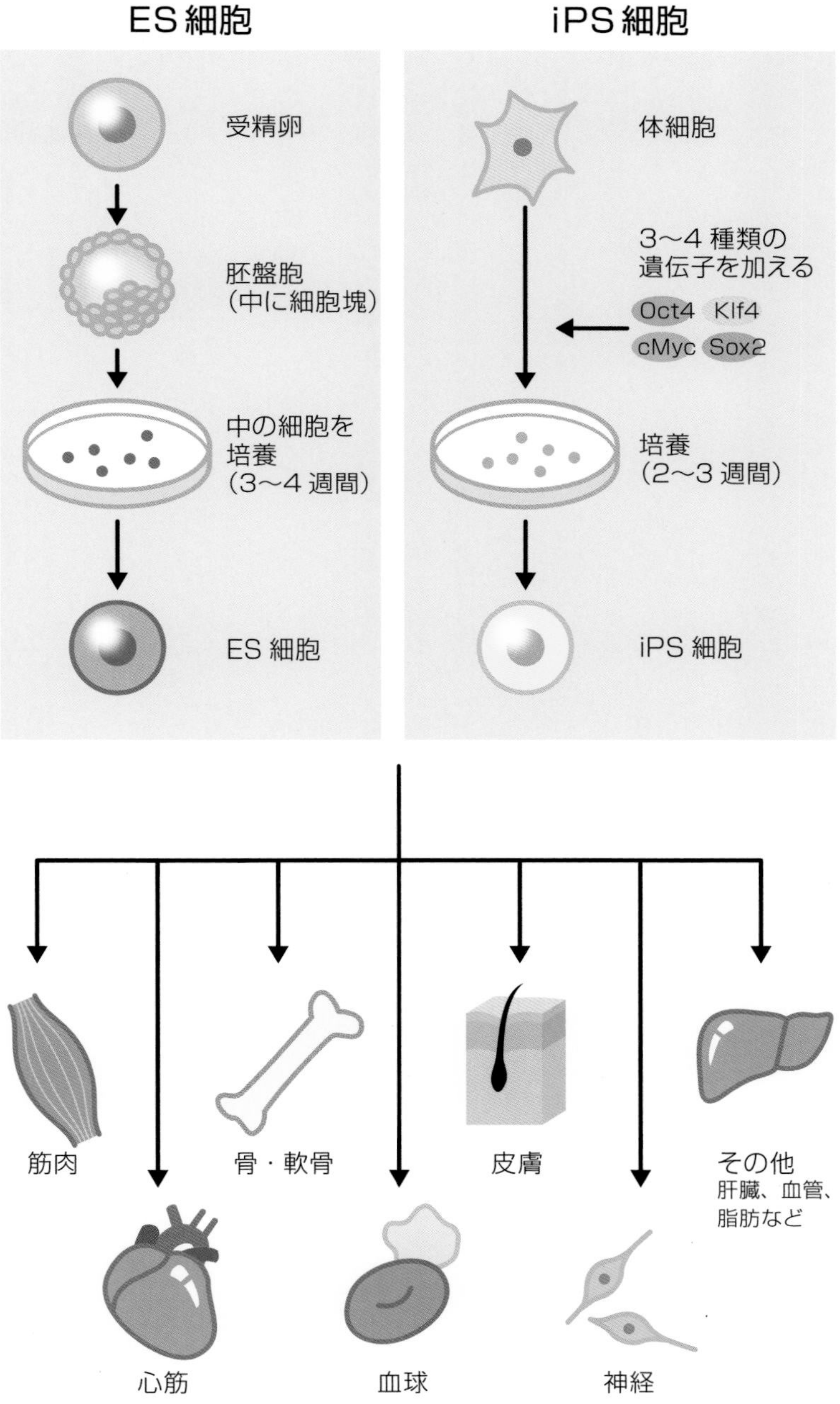

歯の再生へのとりくみ

……研究が進む歯の再生医療

象牙質と歯髄の再生

歯髄《しずい》や骨髄、脂肪などは組織の間を埋める間葉組織と呼ばれ、間葉系幹細胞が含まれています。歯髄幹細胞を体外で培養し、治療のために歯髄を取った歯に移植して、歯の象牙質と歯髄を再生する研究が進んでいます。すでに患者さんを対象に臨床研究が行われていますが、象牙質と歯髄の再生によって歯を生きたまま保ち、かめるようになることなどが期待されています。

また、歯は皮膚や粘膜など上皮《じょうひ》細胞と間葉系細胞が情報を交換し、作用しながら作られます。マウスを使った歯の再生実験では、まず将来歯ができる場所から幹細胞を含む双方の細胞を体外に取り出してそれぞれの細胞の層を作りました。次に2つの細胞層をぴったりくっつけて培養し、できた歯のタネのようなもの（歯胚）をマウスの口の中に移植すると、約1か月で歯が生えてきました。体内には血流があり、移植された細胞にとっては酸素や栄養分が供給される恵まれた環境です。この歯には天然の歯と同様に神経や血管も入り込んでいました。近い将来、歯を丸ごと再生して移植することが実現するといいですね。

全身への応用

歯胚作製法は、唾液を作る唾液腺、涙を作る涙腺《るいせん》、毛の再生などに応用されています。また歯髄幹細胞は高い神経再生能力を有することも明らかになりました。歯髄幹細胞は簡単に入手でき、活性も高いことから、さまざまな再生医療への応用が期待されています。

歯髄細胞

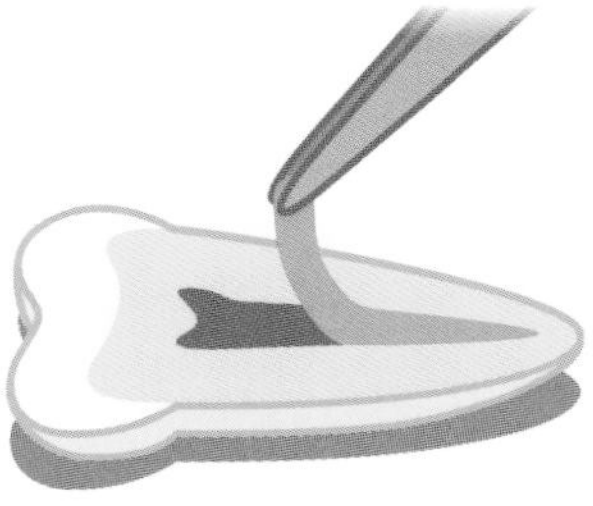

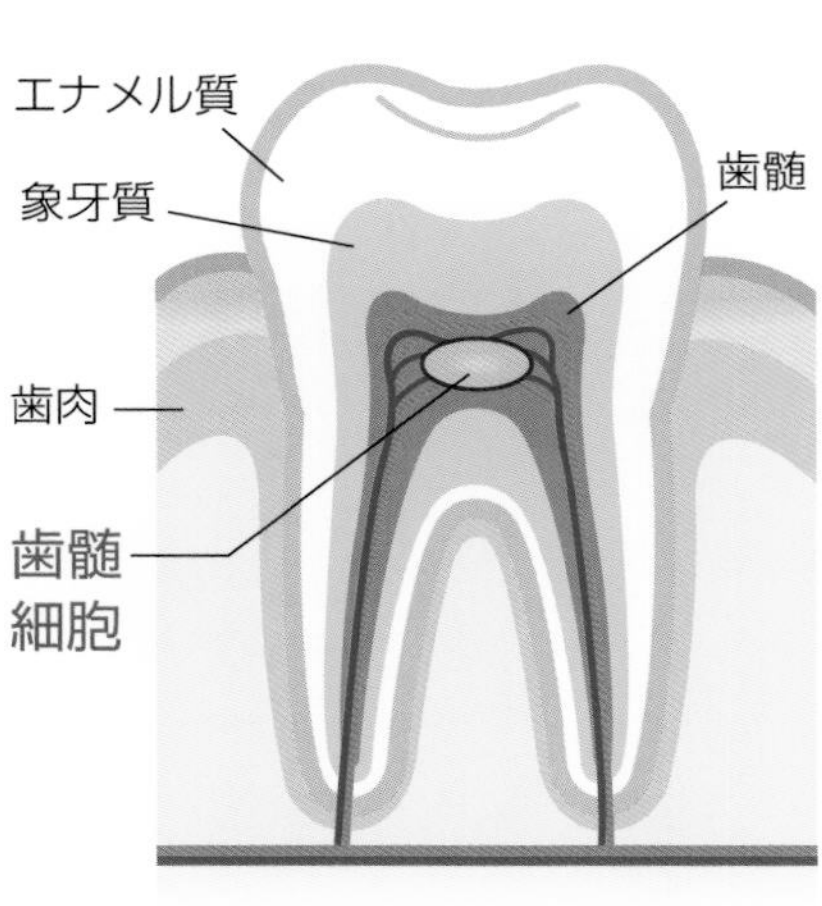

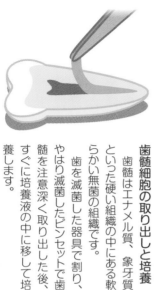

歯髄細胞の取り出しと培養

歯髄はエナメル質、象牙質といった硬い組織の中にある軟らかい無菌の組織です。

歯を滅菌した器具で割り、やはり滅菌したピンセットで歯髄を注意深く取り出した後、すぐに培養液の中に移して培養します。

器官のでき方と歯の再生

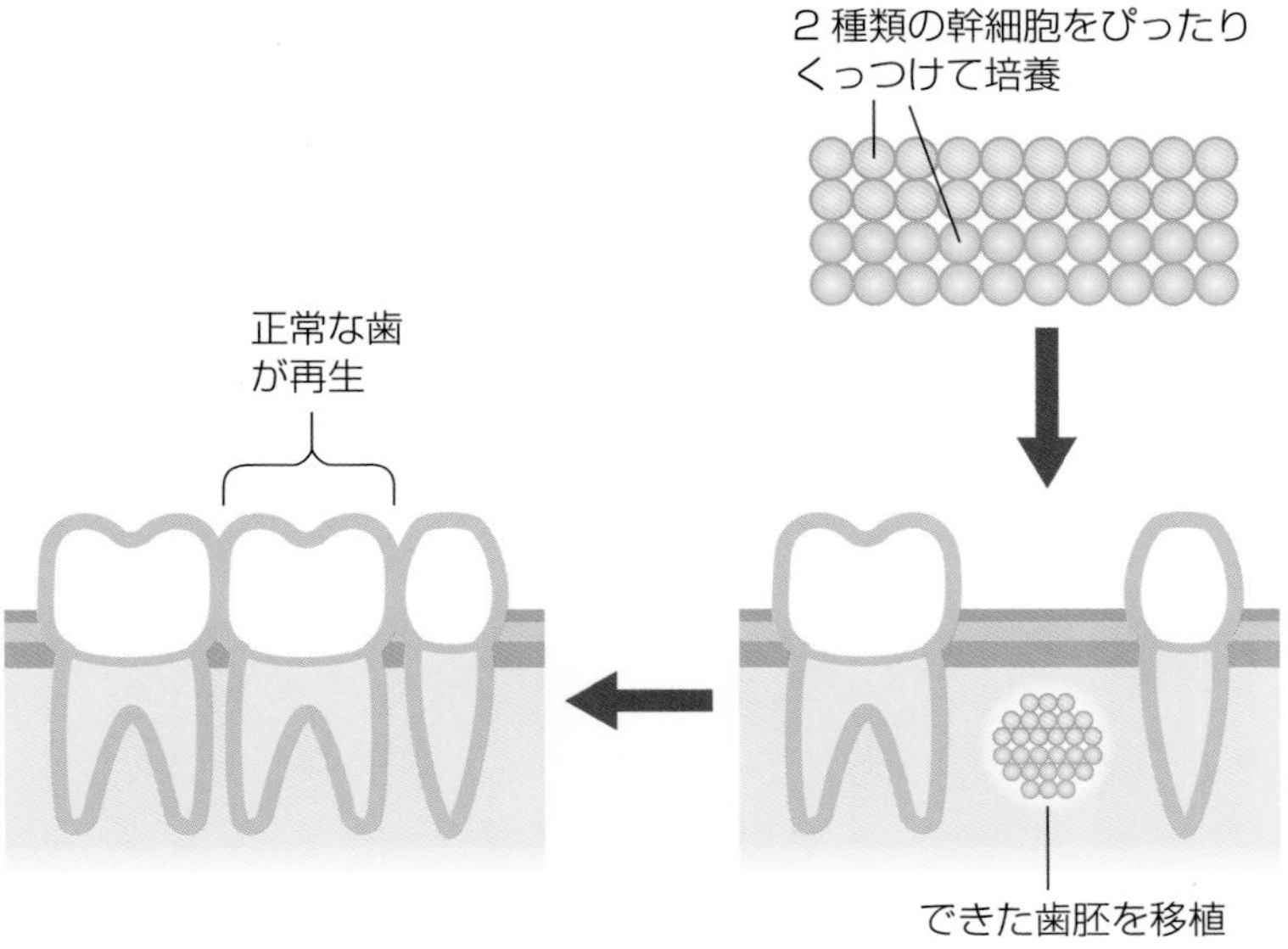

歯とスポーツ

……歯や顎のケガから身を守る

マウスガードとは

健康にとってスポーツはとても大きな役割を果たします。また楽しみにもなりますね。プロスポーツ観戦もついつい応援に力が入ってしまいます。一方で、スポーツに熱中するあまりケガをすることも少なくありません。

スポーツにおける衝撃から歯や顎を守るために、口の中に装着するのが「マウスガード」です。マウスガードはまた、相手に対する傷害の防止にも役立ちます。マウスガードのほとんどは、弾力があるゴムのような材質（EVA：エチレン酢酸ビニル共重合体やPO：ポリオフィレンなど）でできています。歯並びに合った馬蹄形をしており、スポーツで衝撃を受けやすい上顎に装着するものがほとんどです。

マウスガードの必要なスポーツ

ボクシング、キックボクシング、K－1、空手など顔面を殴打するような格闘技、激しくぶつかり合うアメリカンフットボール、ラグビー、サッカー、バスケットボール、ラクロス、アイスホッケーなどでは、マウスガードをつけて試合に出なければなりません。野球、ソフトボール、スキー、スケートなどの多くのスポーツでも、義務ではありませんが装着が推奨されています。

マウスガードと脳しんとうの関係

マウスガードは頭部への衝撃を和らげ、脳しんとうを防ぐとも考えられていますが、今のところ十分に解明されていません。

スポーツに用いるマウスガード

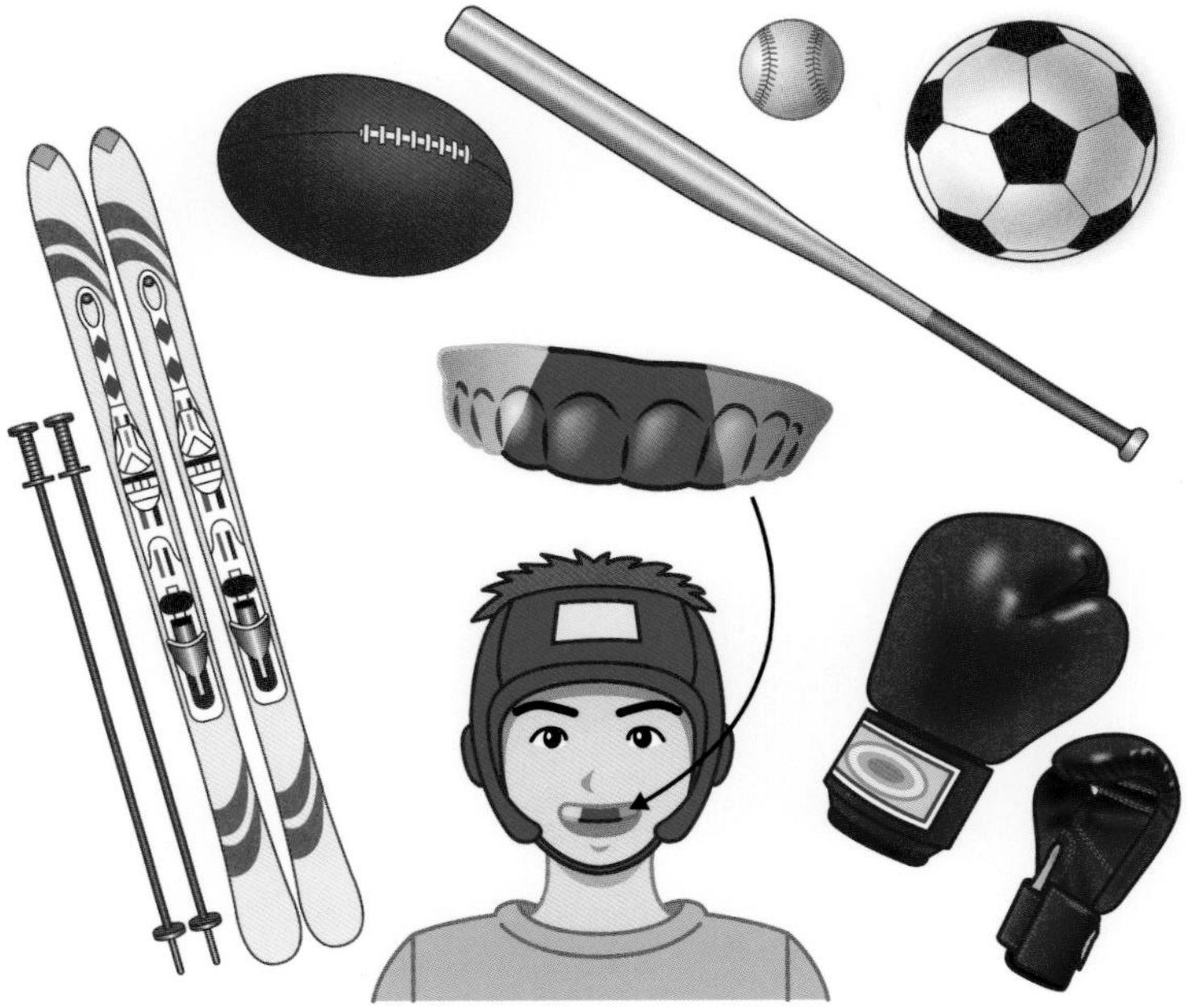

多くのスポーツでマウスガードの使用が推奨されています。歯科医院で口の型をとり、歯科技工士が製作したマウスガードは、顎の形に合っているために自分自身やスポーツでの接触者を傷害から守ります。

マウスガードの基礎知識

……使用・手入れ・保管は正しく行う

スポーツに用いるマウスガードの種類と選び方

スポーツに用いるマウスガードには、スポーツ店などで購入できるマウスフォームドタイプと、歯科医院で作るカスタムメイドタイプがあります。

マウスフォームドタイプは熱湯に漬けてやわらかくなったマウスガードを口の中に入れ、自分で口の形に合わせます。数百円から数千円で手軽に購入できますが、合わせることが非常に難しいうえに装着感が悪く、外れやすいです。

カスタムメイドタイプは、歯科医院で歯型とかみ合わせをとって作られます。顎にぴったりと合うために装着感が良く、外れにくいです。厚さや大きさも、使用する人やスポーツに合わせて調整することが可能です。かみ合わせの部分は顎がだるくならない程度の厚さで、下顎の歯とかみ合うように調整します。

マウスガードの手入れ・保管

マウスガードは水を吸収して色やにおいが付きやすいため、使用後はよく洗い、変形しないように硬いケースに入れて保管します。入れ歯洗浄剤を使用するのも良いです。熱いお湯に漬けたり、温度が上がる場所に保管したりすると変形するので注意しましょう。歯ブラシで強くこすったり、研磨剤入りの歯磨き剤で磨いたりするのも避けてください。

マウスガードは強い力でかみ合わせるため、すり減ったり、徐々に硬くなったりすると効果が落ちます。おかしいと思ったら歯科医院でみてもらいましょう。

治療に用いるマウスピース（マウスガード）

最近睡眠時無呼吸症候群やいびきの治療では、舌がのどに落ち込んで気道を圧迫しないよう、寝ている時にマウスピースを用いるようになりました。また、歯並びを治す歯科矯正にもマウスピースが用いられることがありますが、手軽な反面顎の痛みを訴えるケースもあるので、歯科医師と充分相談しましょう。

医療に用いるマウスピース

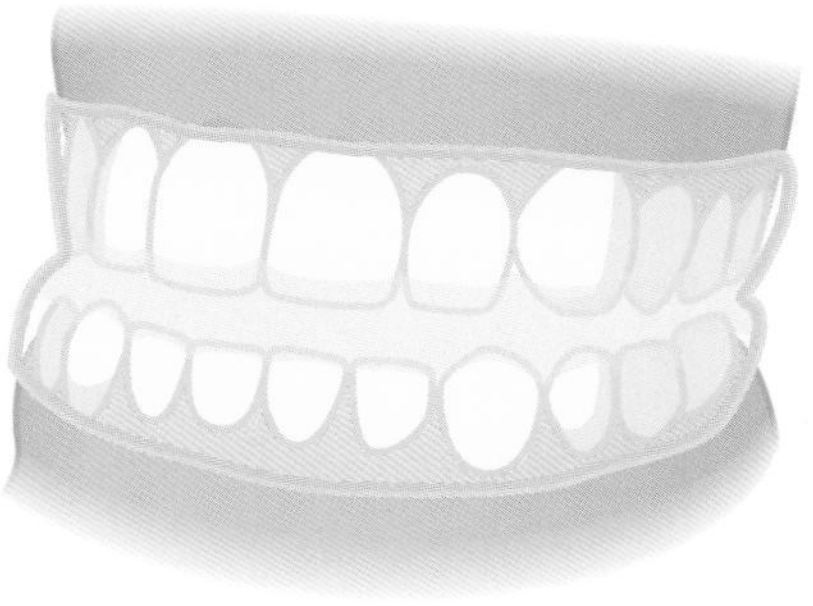

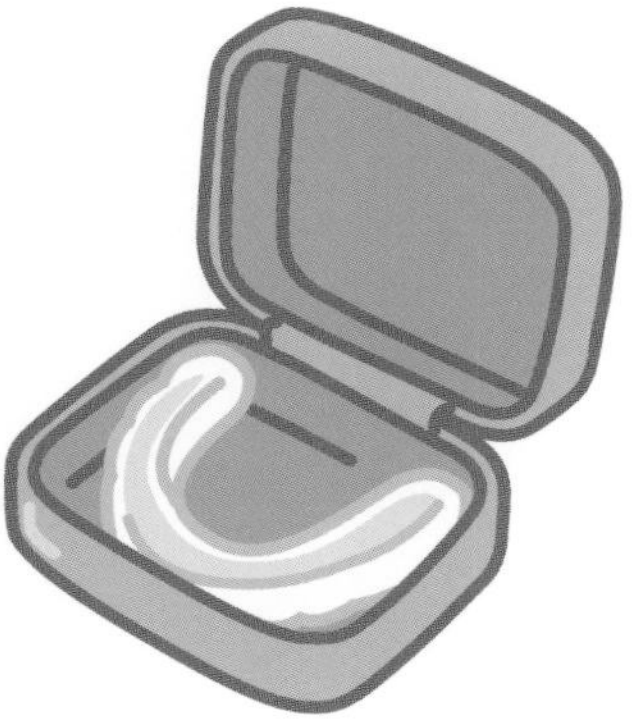

マウスガードはケースに入れて保管！
マウスガードは硬いケースに保管しましょう。

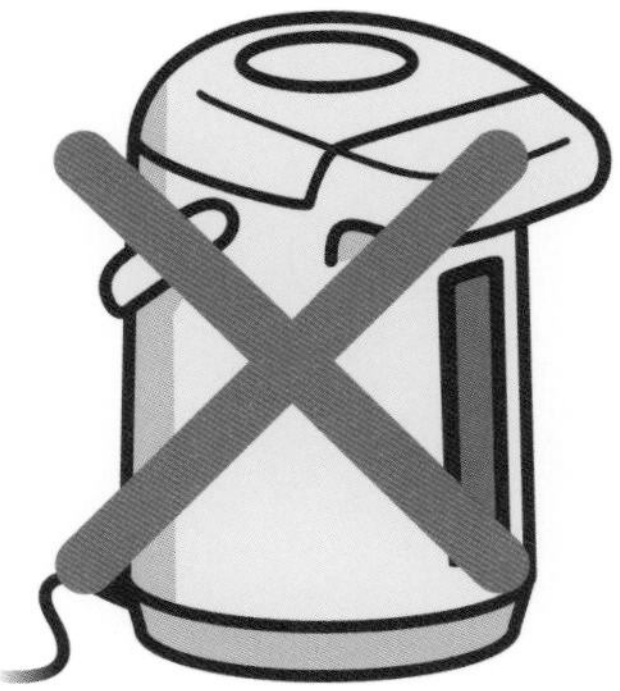

熱いお湯に漬けると変形する！
マウスガードは清掃が必要ですが、60℃以上の熱いお湯に漬けてはいけません。

歯の美容

……白さを保つ方法を知ろう

歯を白くするホワイトニング

歯を白くしたい。誰しもそう思うのではないでしょうか。もともと歯の色が濃い人もいますし、表面の汚れがついて着色した人もいます。表面の汚れによる着色は、歯磨きである程度は落とすことが可能です。美白歯磨きとして売られているものは、歯磨き粉の中の研磨剤や薬用成分で着色を落とします。歯を白くするといわれるマウスウォッシュもありますが、やはり正しい歯磨きは必要ですね。

しかし、歯磨きだけで汚れを完全に落として白い歯にするのは難しいです。定期的に歯科医院に行き、歯科衛生士が行うＰＭＴＣ（Professional Mechanical Tooth Cleaning）という、歯を徹底的にきれいにしてもらうクリーニングを受けると良いでしょう。

歯をコーティングすることで歯を白くする、歯マニキュアもあります。市販品があるほか、歯科医院でしてくれるところもあります。手軽ですが、残念ながら長期間白さを維持することは難しいです。

漂白剤（過酸化水素、過酸化尿素など）を使って歯を漂白する、ホワイトニング（ブリーチング）という方法もあります。ホームブリーチングは家庭で、オフィスブリーチングは歯科医院で行います。

歯自体の色が濃く、漂白等では不十分な場合には、歯の表面を一層削って樹脂やセラミックを貼り付ける方法（ラミネートベニア）もあります。また、むし歯や根管治療をした歯では、歯の色に近いかぶせもの（メタルボンドクラウン、オールセラミッククラウン）などを装着します。

ホワイトニングの過程

ホワイトニングでは、歯の表面や表層の着色物が過酸化水素（OHラジカル）の作用で分解されるとともに、歯の表層の構造が変化し、光が散乱しやすくなって白くなります。

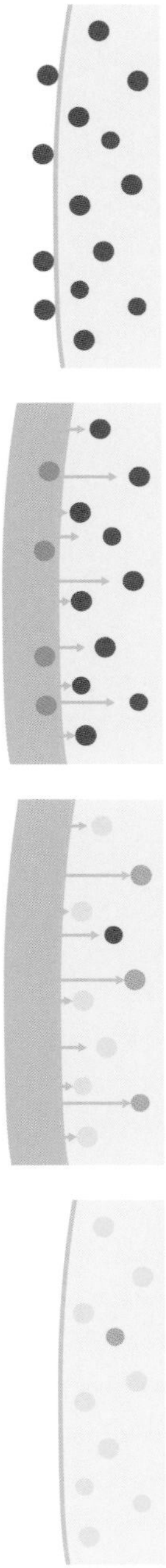

歯の表面のみならず、イオンなどが原因で内部からくすみます。

漂白剤を歯および歯の内部に浸透させているところです。

歯の表面や表層の着色物を過酸化水素（OHラジカル）の作用で分解します。

歯の表層の構造が変化し、光が散乱しやすくなって白くなります。

くすんだ歯

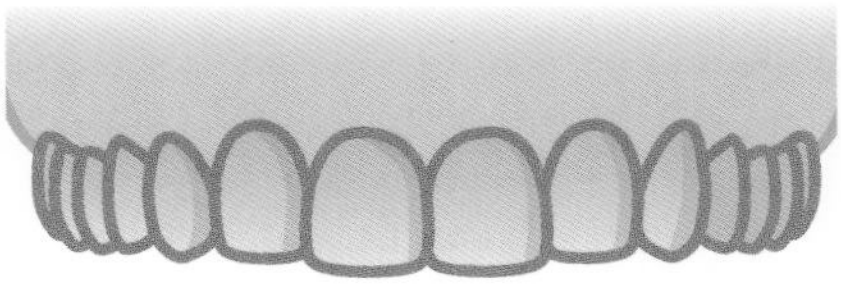

ホワイトニング

オフィスブリーチング

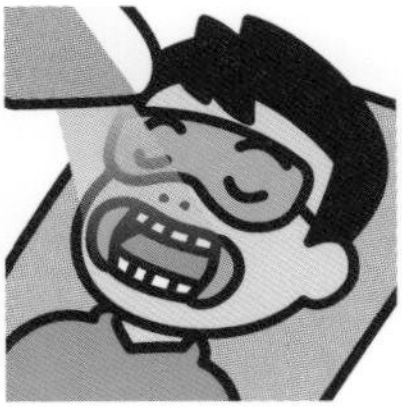

ホームブリーチング

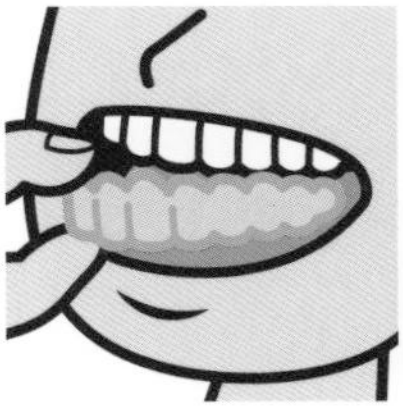

薬剤をマウスガードに入れ、一定時間装着

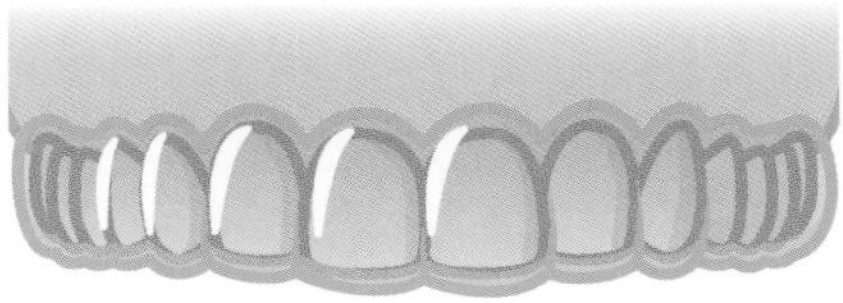

ホワイトニング終了

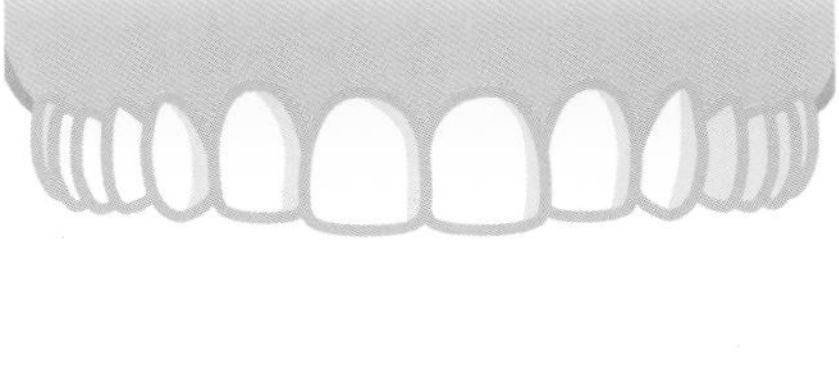

口の健康と長生きの関係

……口の中の細菌が病気の原因になる

口と全身の病気との関係

健康で長生きしたいと誰しもが望みますね。すでに日本人の平均寿命は男女ともに80歳を超えていますが、お年寄りの健康と口の健康は大きく関係しています。

死亡原因で徐々に割合を増やしている病気、それは肺炎です。中でも注目されているのが誤嚥性肺炎《ごえんせいはいえん》で、唾液や食べ物が誤って気管に入ることで生じます。

誤嚥性肺炎を起こす原因として考えられているのは、口の中にいる細菌。従って、予防には口の中の健康が欠かせません。肺炎のほかにも糖尿病、動脈硬化、心疾患などの多くの病気と口の中の健康との関係が知られ、特に歯周病が悪化すると糖尿病も悪化するものの、歯周病を治療すると糖尿病の進行が抑えられることがわかりました。

歯と認知症

歯と認知症との間にも大きな関係があるといわれています。健康な人と認知症の人とでは残っている歯の数に大きな差があり、残っている歯の数が20本以上ある人は認知症のリスクが低いこともわかっています。残っている歯の数が少なくても、入れ歯やインプラントなどでかむことが十分にできる人は、やはり認知症になる確率が低いといわれています。

かむことは食事に欠かせないばかりか、かむことによって脳に刺激を与えてもいます。脳への刺激は脳の働きを活発にしますが、それが認知症の予防につながっているといえるでしょう。

恐ろしい肺炎

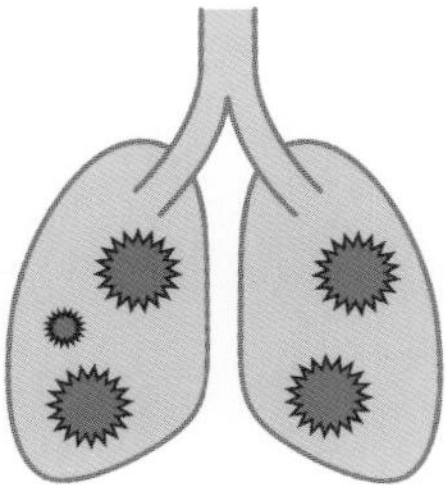

口の中が汚れていると、寝ている間に唾液に混じった細菌が気管から肺に入り、肺炎を起こすことがあります。

口の中の歯の数が減ると…

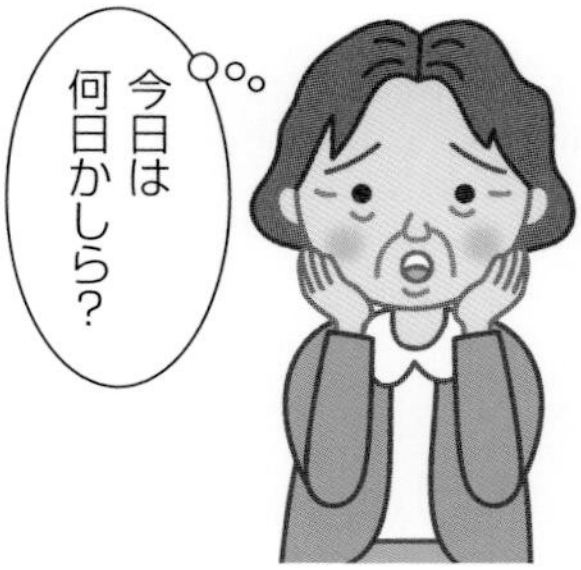

認知症の症状の1つである見当識障害が出ることがあります。現在の自分、日時、場所、周囲の人との関係などが正しく認識できません。

認知症の予防

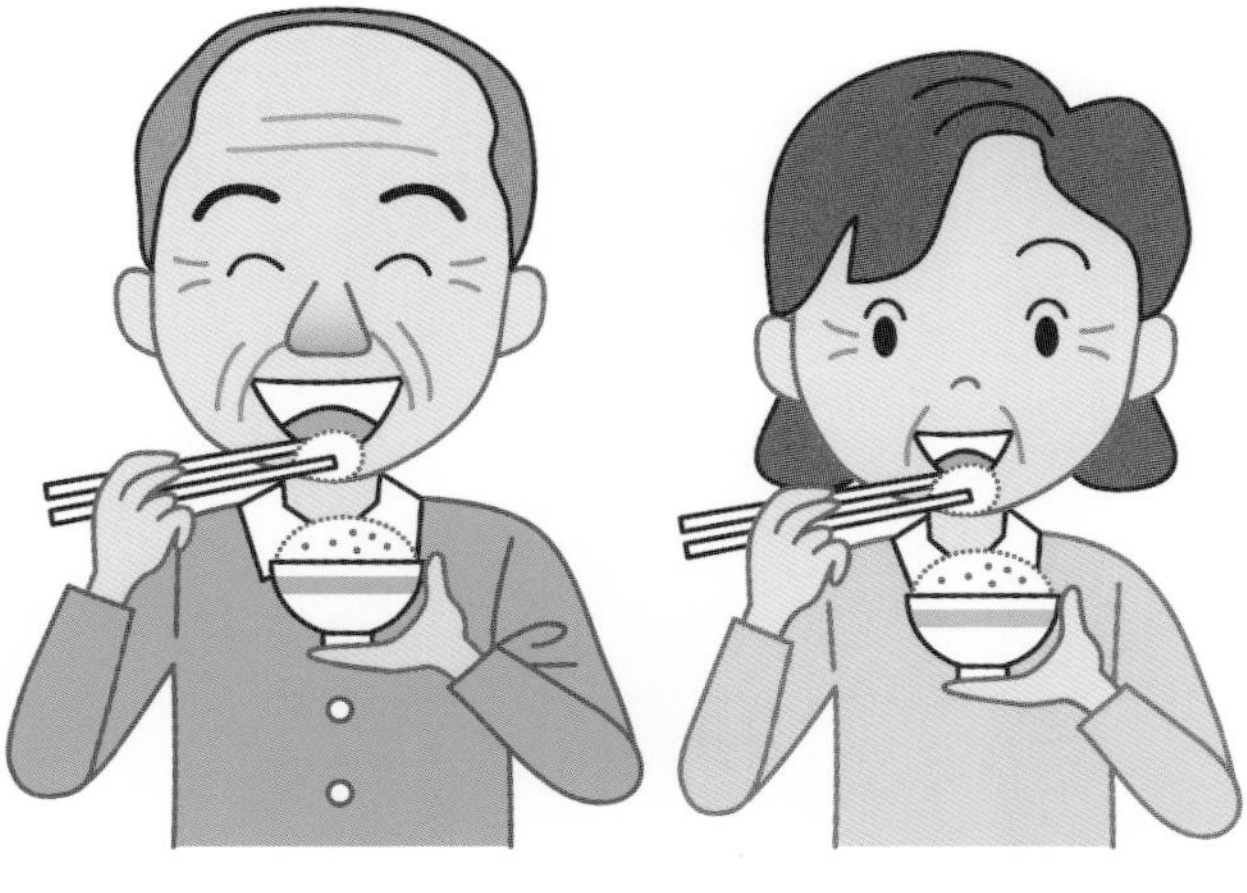

しっかりかんでおいしく食事することが認知症の予防につながります。口の手入れをよくし、味わいながら食べていきたいですね。

歯が悪いとうつ病の可能性が高まるのか

……腸内環境を保つために歯は大事

うつ病は気分の落ち込みや喜びなどの気持ちの減退が続き、日常生活にも支障を来すようになったものです。慢性ストレスを誘因として発症することが多く、腸内細菌叢《そう》（腸内フローラ：腸内でバランスを保って共存している多種類の腸内細菌の集まり）とストレス応答（常に変化する外部環境に適応する反応）との間に関連があると考えられています。

最近、腸内フローラの乱れに歯周病が関与していることが研究で明らかになりました。口の中の細菌は傷ついた歯肉の血管を通し、血流に乗って全身に運ばれるとされていましたが、日々飲み込んでいる唾液によっても腸に届き、細菌が全身をめぐるといわれています。特に腸に届いた歯周病原因菌の1つ、ジンジバリス菌により腸内フローラがバランスを崩し、免疫機能が低下することがわかってきました。腸内で作られる脳内の神経伝達物質であるセロトニンは、腸内環境が悪化すると産生が低下するため、うつやイライラ、不安などを引き起こすといわれています。

脳と腸は互いに影響を及ぼし合っている、このことを「脳腸相関」といいます。ストレスや不安を感じると腹痛や下痢になりますが、これらは迷走神経が情報伝達をしているといわれています。また脳腸相関に腸内フローラが影響していることも報告されています。さらに、腸内フローラはジンジバリス菌の影響を受けているとなると、口の中をしっかり清掃しておくことが脳の情報処理にいい影響を与え、うつやイライラ、不安などの予防に何らかのよい影響を与えそうな感じですね。今後の研究に大いに期待したいところです。

口腔ケアは丁寧に

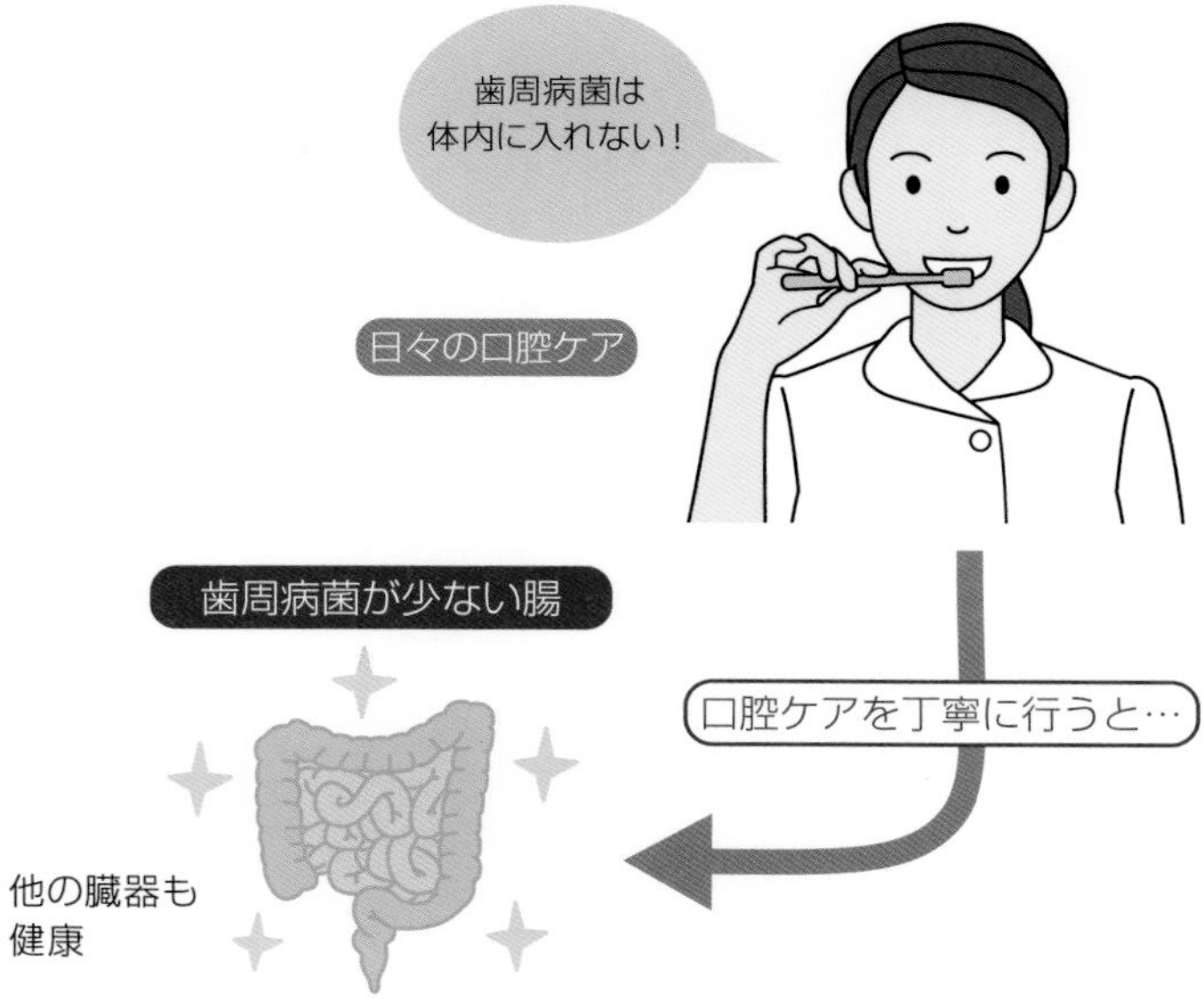

口腔内を清潔に保つと、脳の情報処理にいい影響を与えるだけでなく、全身が健康に向かっていきます。

脳腸相関

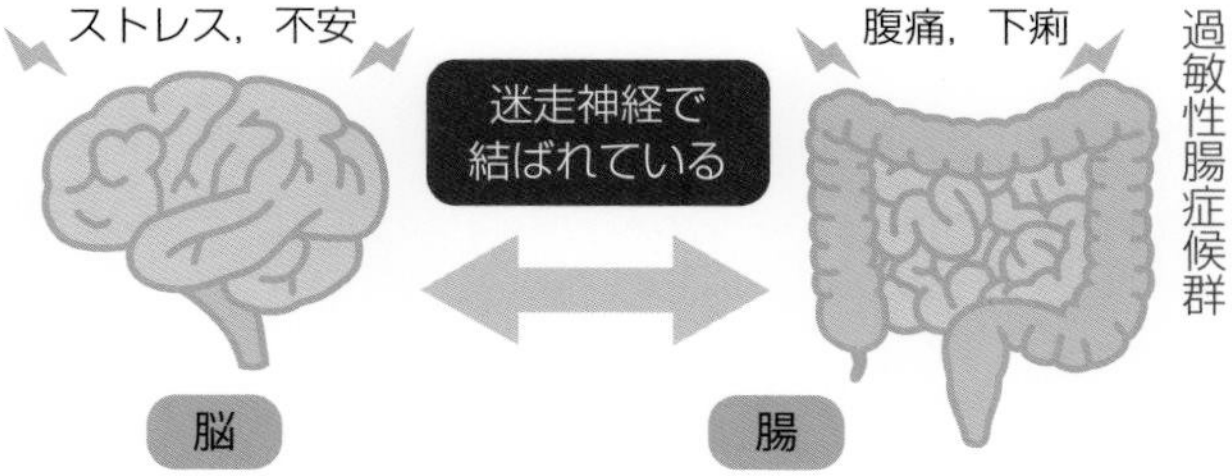

腸内細菌と脳腸相関

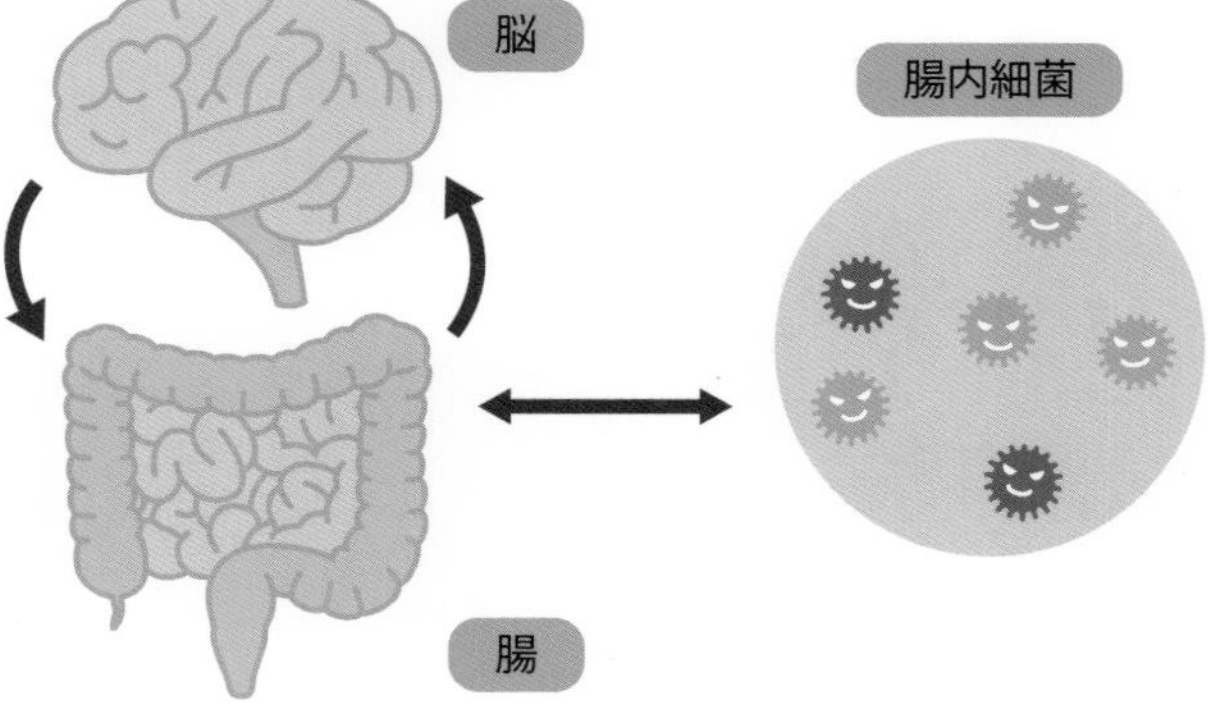

脳が腸に情報を伝えるだけではなく、腸も脳に影響を及ぼします。また腸内細菌が脳に影響を及ぼすことも近年明らかになりました。

コラム

日本と世界の歯科事情

木床《もくしょう》義歯

　木床義歯は日本独特のもので、明治時代まで使われていました。西洋の入れ歯は上下の入れ歯をスプリング(バネ)でつないでいましたが、木床義歯は顎の粘膜に吸着し、現在の入れ歯とほぼ変わらないものでした。

　世界最古の木床義歯は１５３８年に74歳で死去した女性のもので、仏師によりツゲの木で作られ、お歯黒も施されていました。ツゲの木は硬くて緻密であるうえに抗菌作用もあり、入れ歯に適した材料です。使われた形跡があり、十分機能していたと考えられています。

　西洋の入れ歯はこれまでに18世紀のものが見つかっていますが、１８５５年のゴムで作られた入れ歯が登場するまでは普及しませんでした。アメリカの初代大統領であるジョージ・ワシントンも、入れ歯を入れた時の痛みに悩まされたそうです。

ゴム床義歯

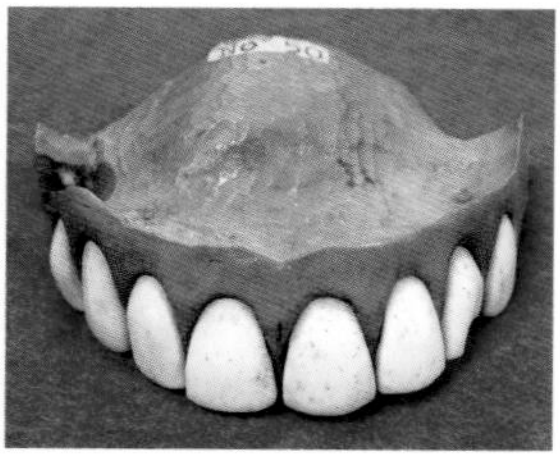

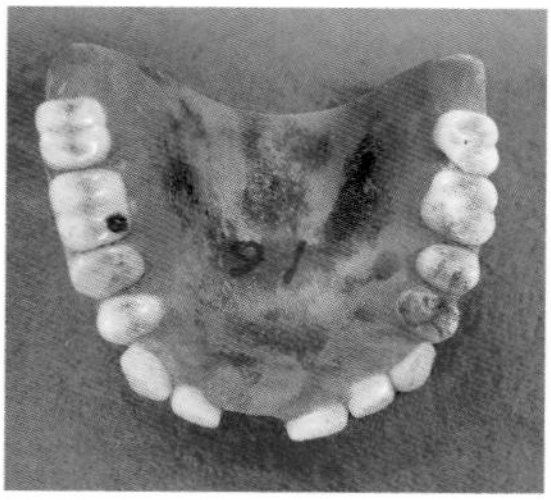

木床義歯

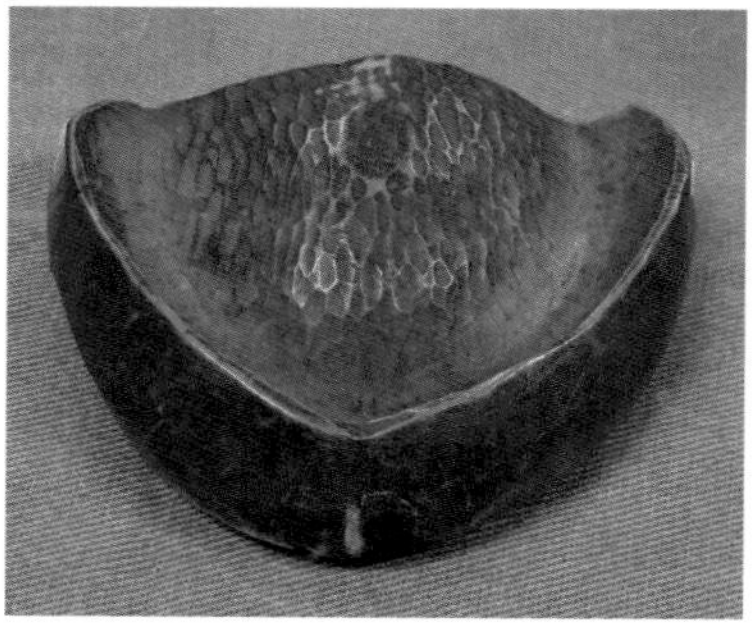

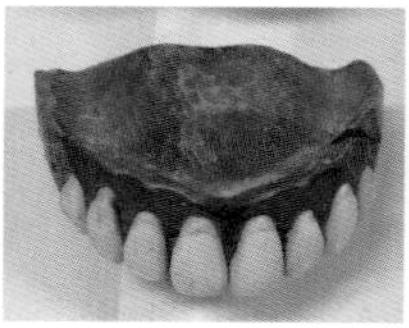

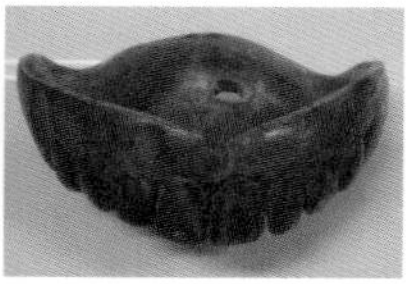

全て大阪歯科大学所蔵

5

歯科医院と携わる人々

歯科医院の選び方

……医師と患者の意思疎通が大事

みなさんはこれまでどのような歯科医院が通いやすいと思いましたか。また、行きたくないと思ったのはどういうところでしょう。

どの歯科医院が自分に合っているか、行ってみないとわからないところが多分にありますね。選択するポイントは人によって千差万別。そこで、基準となる歯科医院のかかり方について考えてみましょう。

まずは自分自身が思っていることや治療についての希望を十分に話しましょう。そして診察の結果を聞き、十分に理解できたか、納得したかを確認してみます。医療は医師から患者への一方通行ではありません。お互いの意思疎通が治療を成功させるうえでもとても大切です。気になることや過去に歯科受診した時の嫌な出来事、困ったことなども具体的に伝えておきましょう。

現代の病気は、生活習慣や社会状況が大きくかかわってきています。人生100年時代といわれるようにもなっていることから、患者さん側と医療スタッフ側との相互の協力関係を築き、長く付き合える環境がよい医療には必要ですね。

歯科診療所や歯科医療スタッフとのかかり方がわかれば、次は優れた医療技術を持ち、人当たりがよい先生にお願いしたいところ。しかし、こればかりはすぐにはわかりません。医療機関を選ぶ際、医療に対して真摯に取り組んでいるかを大きなポイントにするといいかもしれませんね。

技術的に難しいケースでも安請け合いせず、その技術を持つ歯科医師らと連携して治療に当たり、最後まで責任を持つ歯科医師からは真摯な姿勢を感じます。

歯科医院のかかり方

思っていることや治療の希望を話す

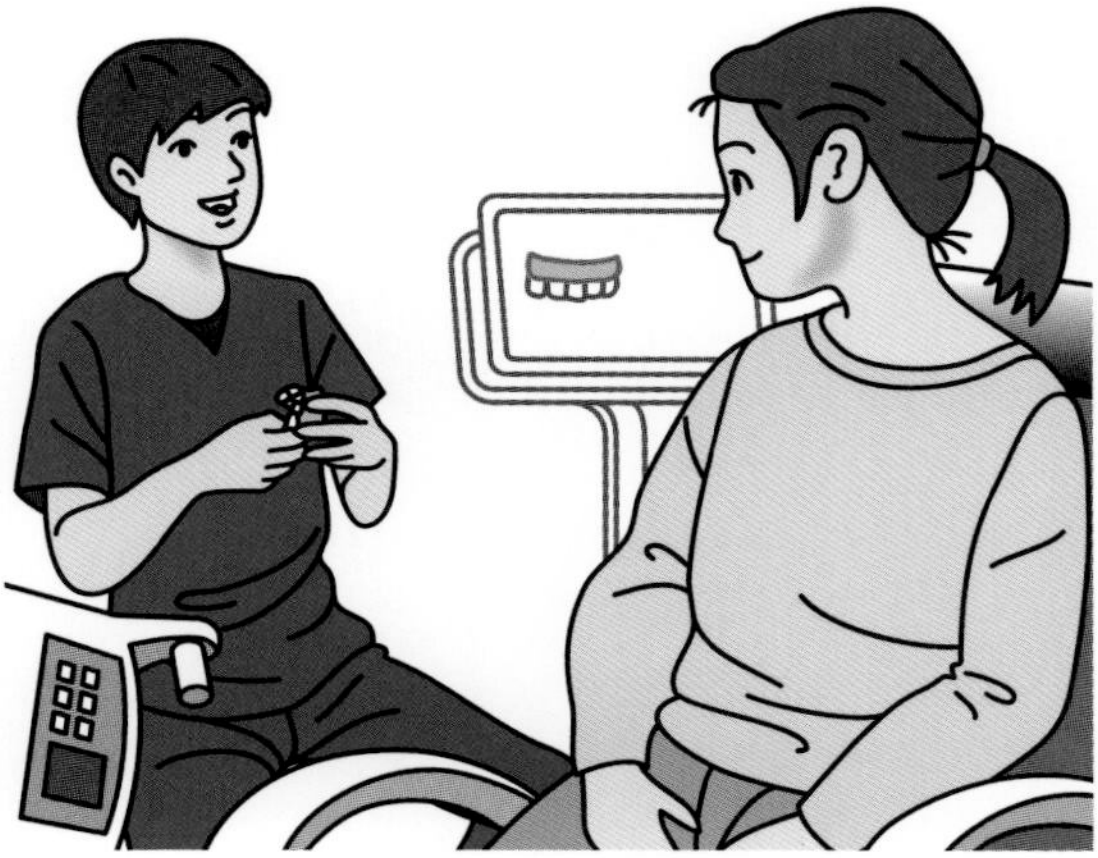

気になることや歯科受診した時の嫌な出来事、困ったことなども具体的に伝えましょう。

患者さんと医療スタッフの相互協力が必要

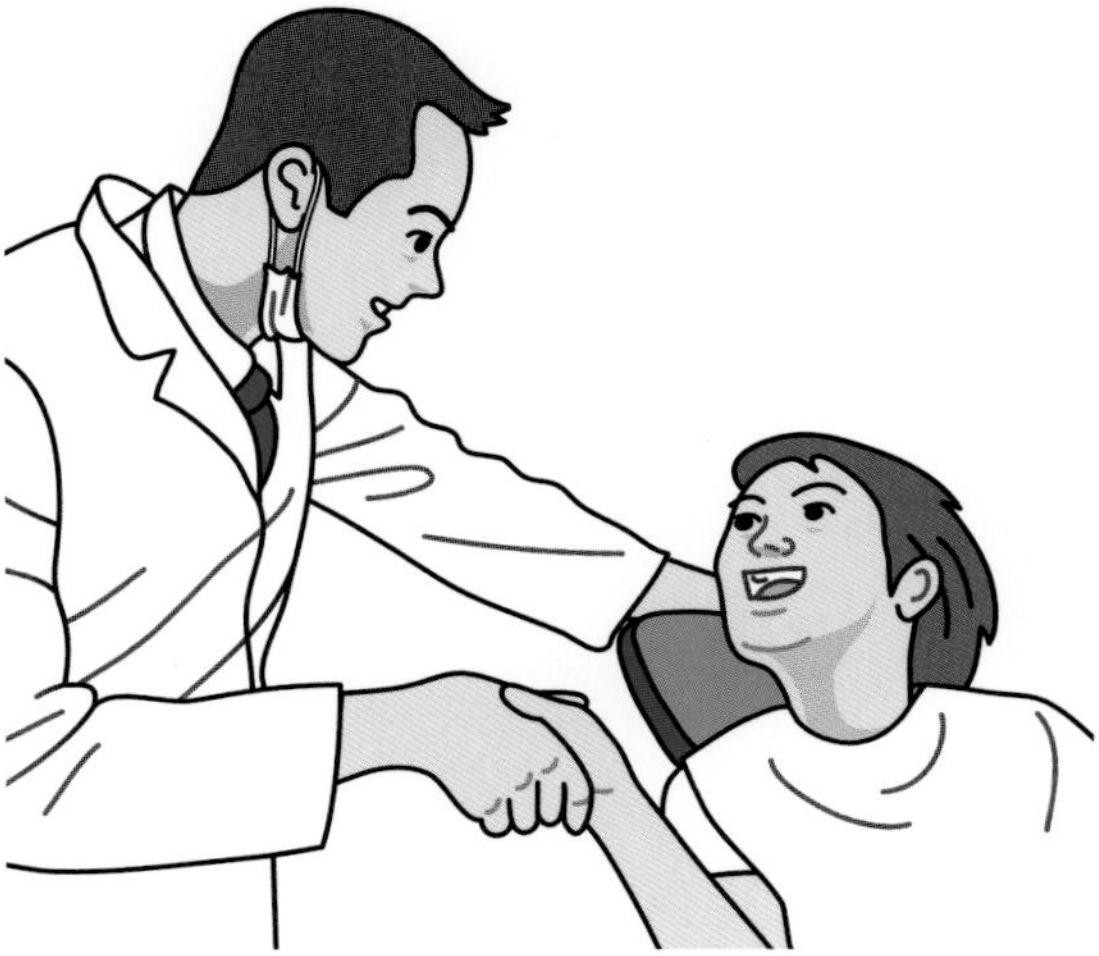

医療に対して真摯に取り組んでいるかを大きなポイントにするといいかもしれませんね。

歯科医院にある機器

……チェアーユニットで様々な治療に対応する

歯科医院には背もたれが倒れる、動く治療用の椅子があります。歯科用チェアーユニットと呼ばれ、それには照明や歯を削る機械、唾液を吸うバキューム、さまざまな器具を置くテーブルやうがいをするコップ、吐き出すためのスピットンと呼ばれるものがついています。このユニットの上でさまざまな治療を受けます。

歯を削る機械はエアータービンと呼ばれ、空気の力で回転させているため「キーン」という音がします。毎分30万から50万回転というスピードで歯を削るダイヤモンドバーがついています。これでむし歯を削ったり、歯の形を整えたりしますが、その際すごい摩擦熱が発生するため、冷却用の水も同時に噴射されます。

マイクロモーターには口腔内で使用する、先が曲がったコントラアングルや、口の外で入れ歯などを削るまっすぐなストレートハンドピースがあります。通常毎分4万回転とタービンよりも回転数が少ないですが、回転力が強くて馬力があります。削った部分などをきれいにするためにあるスリーウェイシリンジは、空気・水・空気と水の3パターンで噴射させることができます。

テーブルの上には診療でよく使うものをバットの上に置いてあり、基本セットとも呼ばれ、デンタルミラー・ピンセット・探針（エキスプローラー）・エキスカベーター・練成充填器の5本セットが一般的です。

抜歯鉗子
（ともに下顎歯用ですが、左側は親知らず用です）

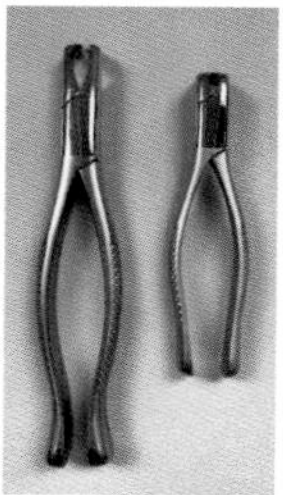

代表的な器具

診療で用いる歯科の「基本セット」

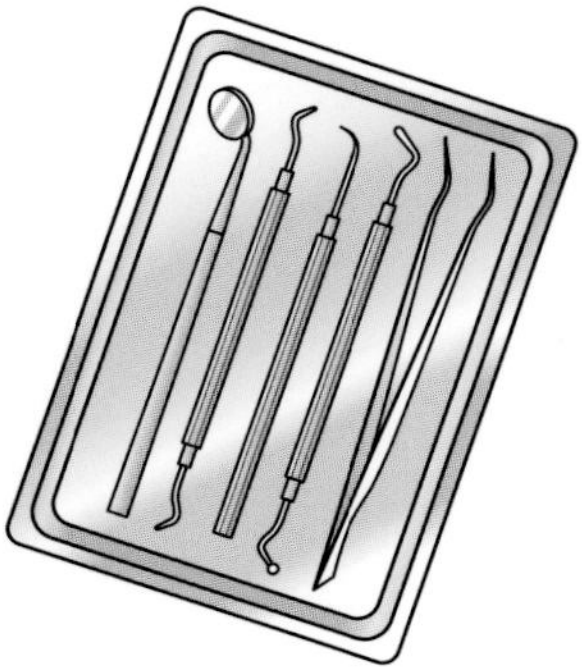

（左から）デンタルミラー、エキスカベーター、探針（エキスプローラー）、練成充填器、歯科用ピンセット

スリーウェイシリンジ

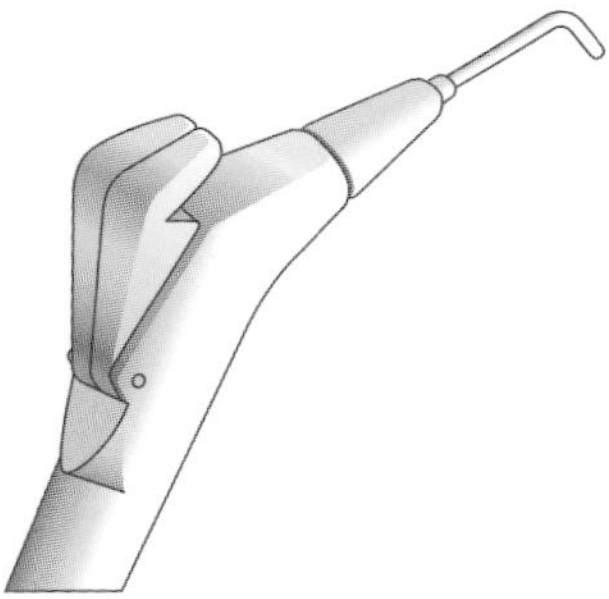

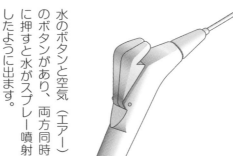

水のボタンと空気（エアー）のボタンがあり、両方同時に押すと水がスプレー噴射したように出ます。

歯科用チェアーユニット

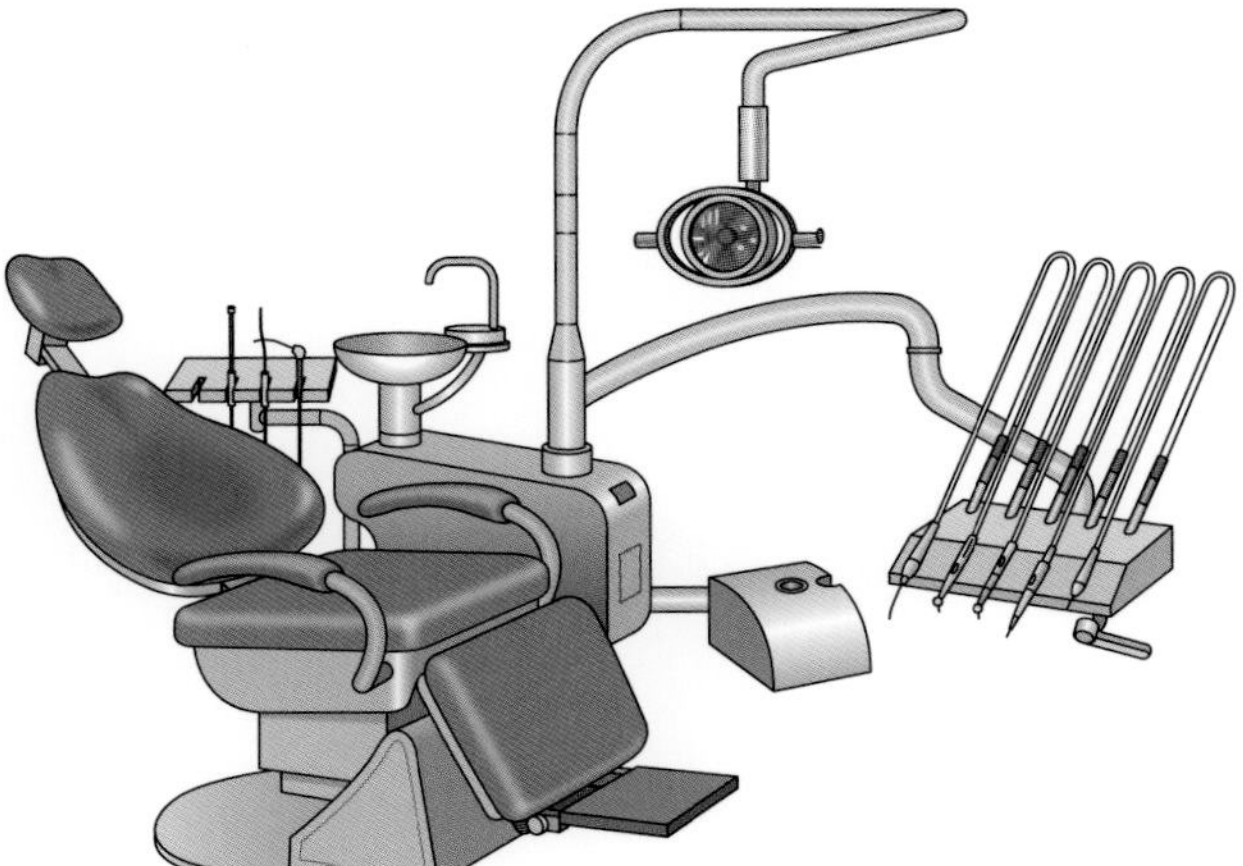

歯科用チェアーユニットは機械工学、電子工学、人間工学などのあらゆる技術を結集して作られています。

治療費の話

……保険診療と自費診療

歯の治療はとてもお金がかかる、というイメージがありますか。確かに見た目を美しくしたいと考えて受ける治療は高額になることが多いかもしれませんね。しかし、歯科治療は健康保険を用いることが可能で、一部の治療を除き、基本的に自己負担は医療費の3割（ただし年齢や条件により異なる）です。

健康保険を用いて受けられる治療は、その方法、材料などが決まっています。全国どこで治療しても、治療内容が同じであれば治療費も同額です。

しかし、健康保険を用いて治療できる白いかぶせものは、歯の種類や条件によって異なります。本物の歯に比べて着色しやすい、質感や強度が劣ることも現状否めませんが、新しい歯科材料や技術の発達で今後条件が緩和されることに期待しましょう。

健康な方が「歯は大切だ」と考えて受けるむし歯予防や歯周病予防の処置も、残念ながら保険適用外になります。金属を使用して薄くした入れ歯や、固定するための金属を使わない入れ歯も保険外診療（自費診療）です。インプラントも健康保険が認められていず、自己負担になります。

ここまで書くと、健康保険が使える範囲の歯科治療はいい材料や技術を使ったものではないように感じるかもしれませんね。しかし、技術の進歩により基本的には質の良い医療が受けられます。

一般の治療を考える際に、保険診療と自費診療を同時にするのは混合診療と呼ばれ、通常認められません。ところが歯科治療では歯を削った後や歯を抜いた後の処置に限り、患者さんが希望すれば保険診療から自費診療に移行できます。自費診療の費用は、各施設が自由に決めるのでばらつきがあります。

健康保険でできる治療と自費診療になる治療

保険診療	神経の除去、歯石の除去、むし歯を削る、抜歯 詰めもの・かぶせもの（プラスチック、銀歯） ブリッジ※、入れ歯※、口腔清掃指導※ ※口腔内の状況や条件により自費診療になる。
自費診療	クリーニング、ホワイトニング、フッ素塗布 歯列矯正、インプラント 詰めもの・かぶせもの（セラミック、金歯など）

保険でできる治療の範囲と内容

充てん	むし歯の穴をきれいにし、材料を詰めてもとの形に修復する
鋳造歯冠修復（インレー等）	歯を削り、その型をとって模型上で詰めものを作り、もとの形に修復する［条件により自費診療］
前装冠	天然歯に似た色調の材料で歯の見える部分の表面を覆う［条件により自費診療］
ジャケット冠	天然の歯に似た色調をもつ材料だけで歯冠の全表面を覆う［条件により自費診療］
ブリッジ	なくなった歯の隣にある歯を削って覆い、それを土台に歯がないところに人工の歯を固定装着する［条件により自費診療］
有床義歯（入れ歯）	人口の歯と土台からなる、取り外しのできる入れ歯［条件により自費診療］

歯科業界で働く人々（その1・医師）

……様々な専門知識を持つ医師がいる

患者さんの治療を行う歯科医師

歯科医師、と一口にいっても行う仕事はさまざま。すぐに思い浮かぶのは、「キーン」という耳をつんざくような音を出して歯を削る歯科医師の姿ではないでしょうか。

歯科治療は主に歯科診療所や病院で行われます。その内容はむし歯や歯周病の治療、欠けたり抜けたりした歯を補う治療、入れ歯を作って合わせる治療といったものから、顎《がく》関節の治療、口や顎の炎症やがんの治療など多岐にわたります。また歯並びを専門に治療する歯科医師もいますね。

むし歯の治療のみで手術をすることはまずないですが、顎の骨の骨折やがんの治療になると手術をすることも多いので、治療内容もさることながら歯科医師に必要な知識や技術も異なってきます。基本的な知識や技術全般は大学で学びますが、骨折やがんの治療は口腔外科を専門に学んだ歯科医師、歯並びの治療は歯科矯正を専門に学んだ歯科医師が携わっていることが多いです。また歯科治療が怖いという患者さんや、障がいや全身の病気を持つ患者さんが安心して治療が受けられるよう、歯科麻酔を専門に学んだ歯科医師が携わることもあります。

歯科治療にはその内容や使用する材料、技術により健康保険で一部負担されるものとされないもの（自費診療）があり、患者さんの希望が尊重されます。最新の技術や材料を用いる自費診療を専門に行っている歯科医師もいます。

近年訪問歯科診療を行う歯科医師も増えました。ポータブルの歯科機材を携えて対象のご家庭にうかがい、むし歯の治療や入れ歯の調整などを行うほか、口《こう》腔《くう》のケアも行います。これらの活動を通じ、肺炎をはじめとした全身の病気の予防、また患者さんがおいしく食事ができる環境づくりに努めています。

診療室以外では、一般の方々を対象にした健康診断、むし歯や歯周病を予防するための講演、口腔ケアについて介護に携わる方々などに研修を行い、歯や口の大切さについて伝えています。

警察歯科医

ニュースなどで「身元確認」という言葉を時々耳にします。事件や事故などで亡くなられた方や、亡くなられてから時間が経って発見された方などは生前の状態がわからず、身元確認が難しいことがあります。警察歯科医はご遺体の歯や口の状態と、生前の歯科診療記録（カルテやエックス線写真など）を照らし合わせ、身元確認の一部を担います。遺跡などからヒトの歯が見つかることがありますが、歯の表面のエナメル質は人体で最も硬く、骨よりも長く原形を留めます。また一人一人口の中の様子も異なることから、歯や口の状態は身元を明らかにする有力かつ重要な手掛かりになるのです。自分にとって大切な存在の人がこのようなことになったと考えると、身元が明らかにするための歯科医師の仕事がいかに重要か理解できますね。

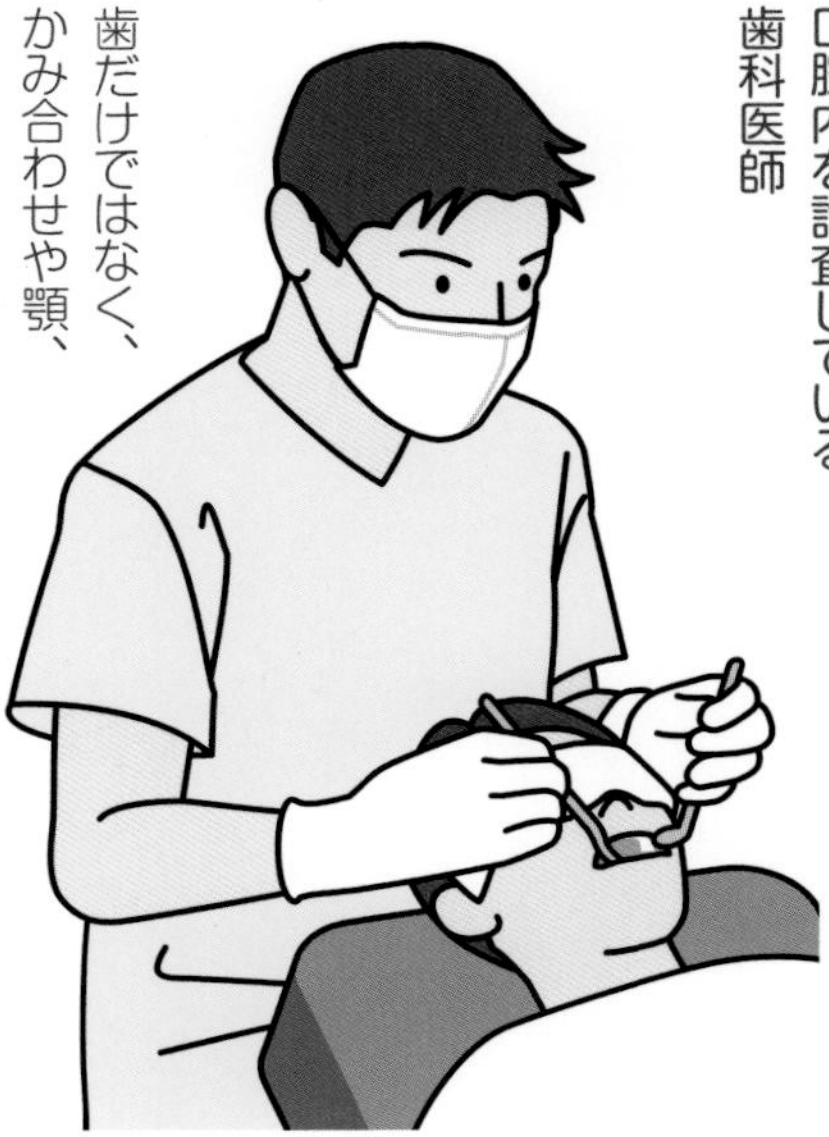

口腔内を診査している歯科医師

歯だけではなく、かみ合わせや顎、粘膜の状態も診ます。

学校歯科医

1年に1回、学校で行われる定期健康診断。この中には「7○、6×、・・・」と、怪しげな言葉を耳にする歯科健康診断もあります。これを唱えているのは学校歯科医で、「大学以外の学校で、歯科健康診断や歯科保健指導、歯科保健教育などの職務を非常勤で行う歯科医師」と、学校保健安全法で定められています。

学校歯科医は歯科健診に携わるだけでなく、歯や口の健康相談や指導、また歯科を通じて広く健康づくりに関する助言や資料の提供なども行います。

教員や研究者

将来の歯科医師、歯科衛生士、歯科技工士を育てるため、少数ですが、大学や専門学校などで教員として働く歯科医師がいます。大学教員の場合、多くは研究者としての顔も持ち、研究を通して歯科医療の発展に貢献するために働いています。

公務員

公務員には国家公務員と地方公務員がいます。国家公務員は日本全体の、地方公務員はその管轄地域の歯科保健業務に携わります。「歯や口の健康が全身の健康につながる」という意識を国民や地域住民全体に広めるため、口腔保健に関する政策や法律、条例などの原案を作成したり、健診業務などを通して国民や住民の口腔の状態を把握し、国民や地域住民のための口腔保健に関する制度を設けたりします。

産業歯科医

産業歯科医は、職場で歯や歯肉《しにく》にとって有害なものを取り扱う従業員に対して健康診断を行います。人体で最も硬いエナメル質は酸に弱く、塩酸や硫酸などがミスト状になっているところなどに長時間いると、エナメル質が薄くなり、歯が脆くなります。産業歯科医は労働者の口腔の健康を守る役割を果たしています。

小学校で歯科の
定期健康診断を行っている
歯科医師

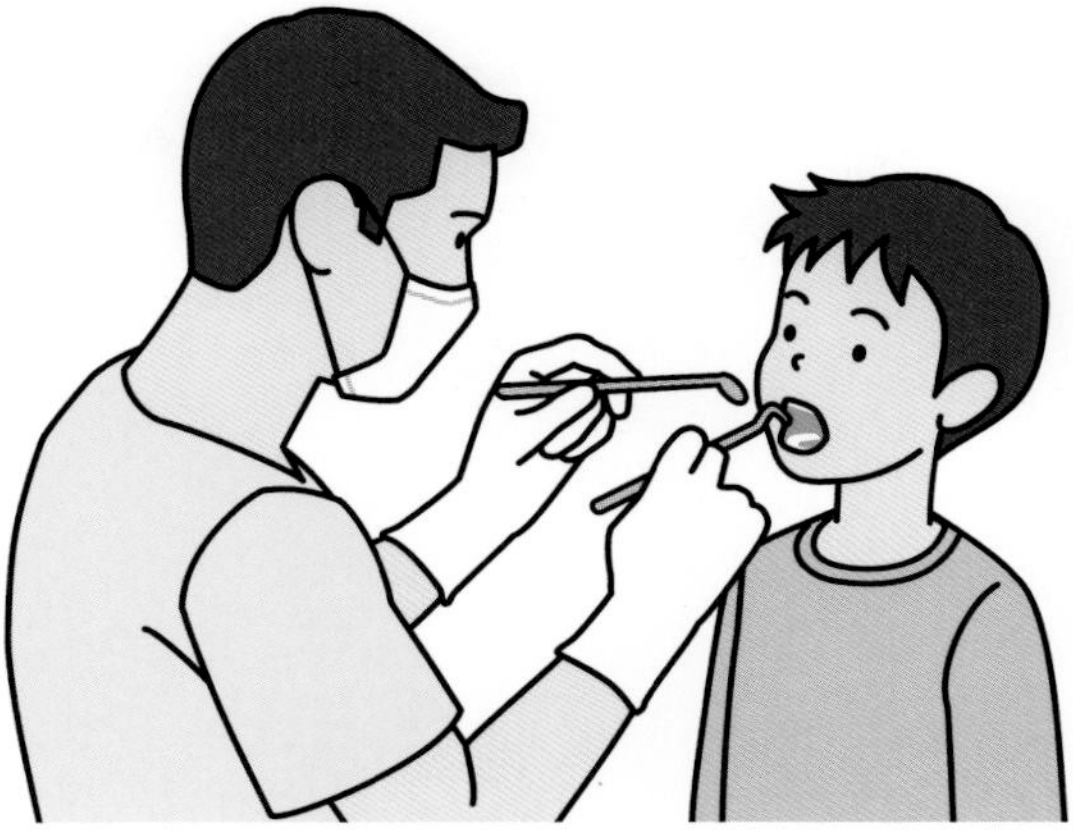

歯科健診だけではなく、歯や口の健康を
保つための助言や指導なども行います。

研究している歯科医師

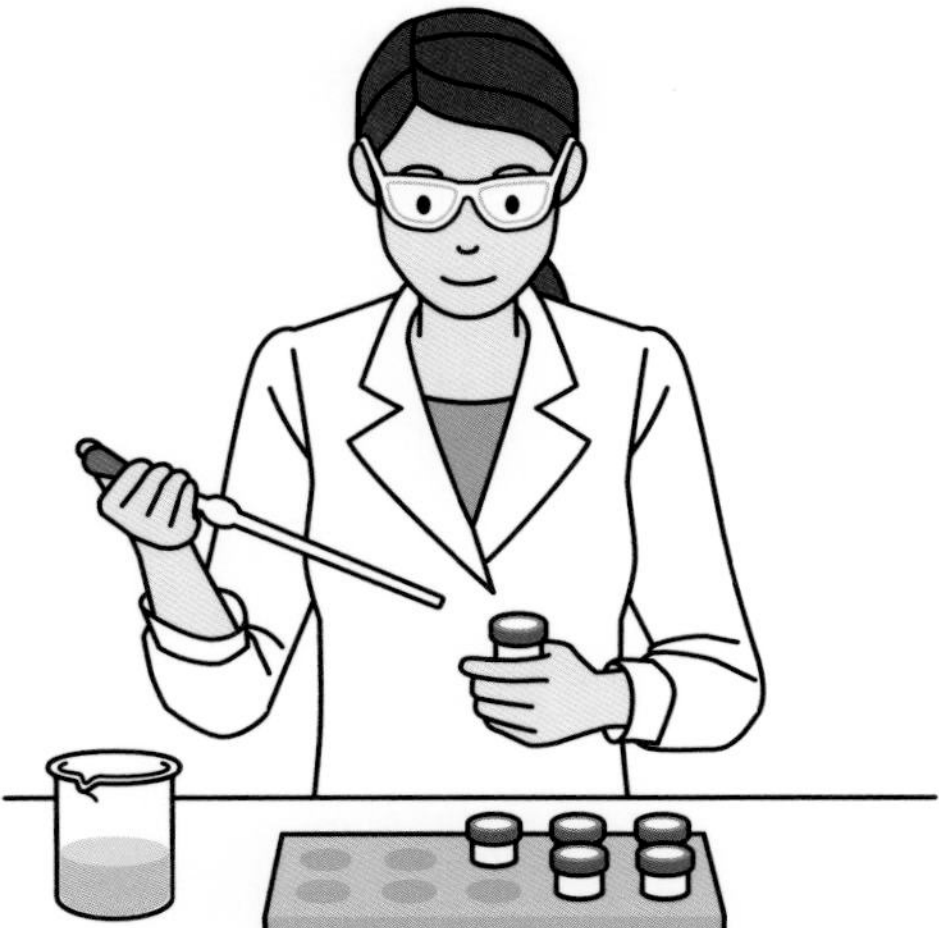

歯科領域の研究において、細胞を培養して
薬剤に対する反応をみたり、歯の再生の可
能性を探ったりすることもあります。

歯科業界で働く人々（その2・歯科医療技術者）

……医師以外の歯科を支える仕事

歯科衛生士

歯科衛生士は国家資格で、歯科衛生士法で定められた範囲で歯科医師の指示のもと歯科治療の一部を担当します。具体的にはむし歯予防のための歯へのフッ化物の塗布、歯周病予防のためのＰＭＴＣ（歯科衛生士などが専門知識と技術、ならびに専門の器具などを用いて行う口腔の清掃）などです。また患者さん自身、あるいは介護業務に就いている人などへの口腔ケアの指導も行います。口腔ケアが糖尿病の改善や肺炎などの予防につながることがわかってきたことから、その指導役としての歯科衛生士の活躍の場がさらに広がっています。

歯科技工士

歯科技工士は国家資格で、歯科医師が作成した指示書に基づきかぶせものや入れ歯、矯正の装置などを作製します。入れ歯の修理も担当します。またスポーツ選手や睡眠時無呼吸症候群の患者さんが用いるマウスピース、口腔や顔面で大きな手術をした患者さんの機能回復のための入れ歯や顔面の一部（皮膚や眼球、耳など）も製作しています。精緻な技術で食べる、話すといった人間らしく生きる上で欠かせない装置を作る歯科技工士の存在は本当に大きいといえます。

歯科助手

歯科助手は民間資格で、歯科診療がスムーズに進められるよう歯科診療所などで歯科医療行為以外の業務を行います。気持ちよく治療が受けられる雰囲気づくりも歯科助手の大切な仕事です。

そのほか

近年医師、薬剤師、看護師、言語聴覚士、管理栄養士、介護福祉士など医療や福祉などの資格を持った人々がそれぞれの専門性を活かし、歯科医療従事者と連携して患者さんを治療することが多くなっています。

歯科医療現場を支える製造業者や卸売業者も忘れてはいけません。歯科医療の現場では実に多くの機器、材料、薬品を使いますが、必要時にすぐに適切なものを供給するために不可欠な存在です。また大学等と研究開発を行い、歯科医療の発展の牽引役も担っています。

さらに、歯科の最先端の治療法、新しい製品や材料、歯科医療業界の動向などを発信する新聞社や、歯科を学ぶ学生や歯科医療スタッフが用いる書籍などを発行する出版社といった媒体も歯科業界を支えています。

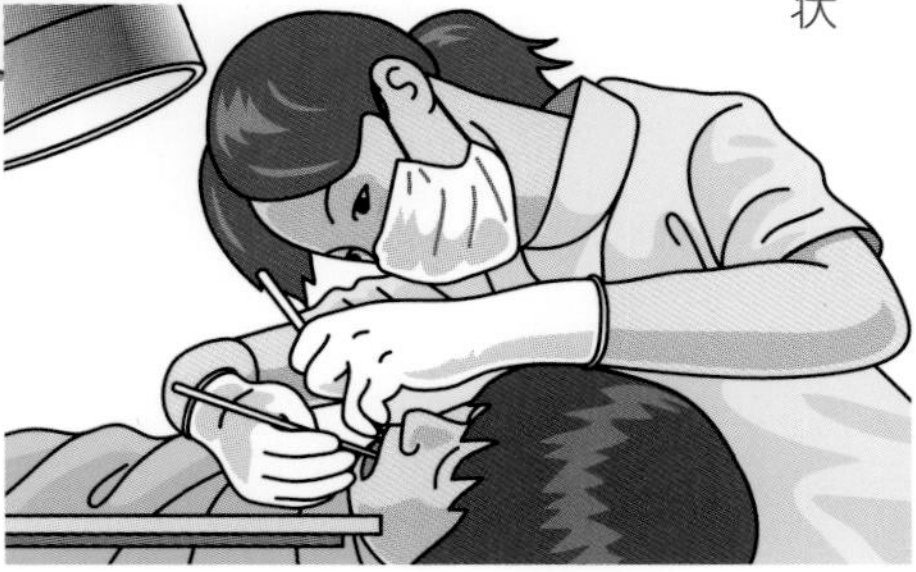

歯科衛生士
患者さんの口の中の状態を検査しています。

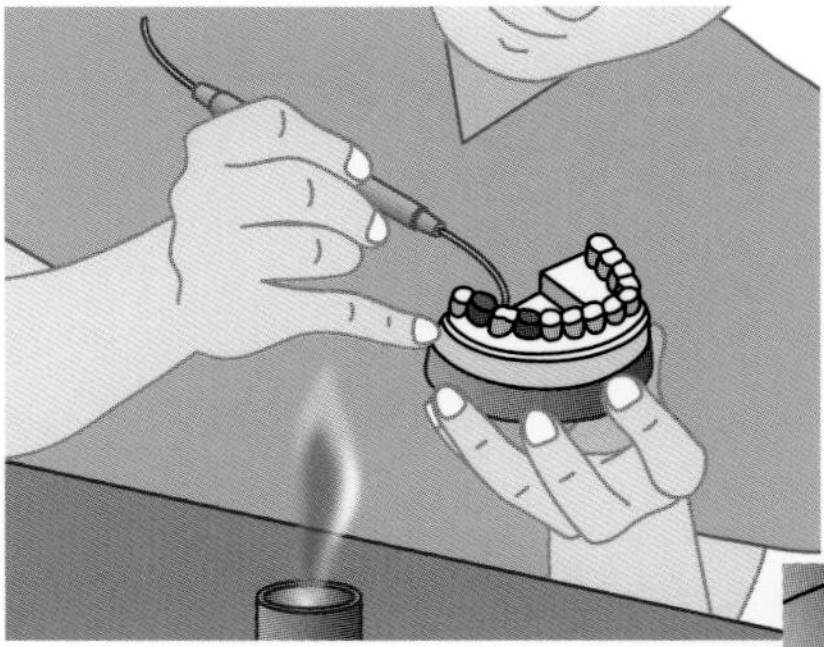

歯科技工士
ろう（ワックス）でかぶせものの原形を作っています。

資格の種類

……国家資格で業務の範囲が決まっている

歯科医療に主に携わる歯科医師、歯科衛生士、歯科技工士は全て国家資格で、法律で行える業務の範囲が決まっています。歯科医師は歯の治療や歯科矯正治療を行うほか、口腔内に用いる装置の製作もできます。顔面の骨折や口腔がんなどを治療する口腔外科の医師も、大半は歯科医師です。

歯科医師の中には認定医や専門医、指導医という資格を有する人がいます。専門の学術団体が経験年数や治療したケースの数、論文発表の数、認定試験の結果などで審査し、一定の要件を満たした場合に認定しています。これらの資格を持っている歯科医師は、その専門分野において充分な診療技能や知識を持っているといえるでしょう。

歯科衛生士は歯科医師の指示のもと患者さんの口腔ケアや保健指導などを担当しますが、歯を削る、X線写真を撮影することなどはできません。特定の専門分野において高い技能と知識を持つ場合、研修の受講など一定の要件を満たすと審査の合格を経て日本歯科衛生士会認定の認定歯科衛生士になることができます。他の学会でも同様の認定資格があります。

歯科技工士は歯科医師の指示のもと、主に患者さんが口腔内で用いる装置を製作します。しかし、患者さんの口の中で型取りを行ったり、かみ合わせを調整したりすることはできません。専門歯科技工士は高い技術と豊富な知識、経験を有すると日本歯科技工学会から認められた歯科技工士に対し、試験および審査の合格など一定の条件を満たすと与えられます。他の学会でも同様の認定資格があります。

歯科医師が行うこと

歯を抜くこと

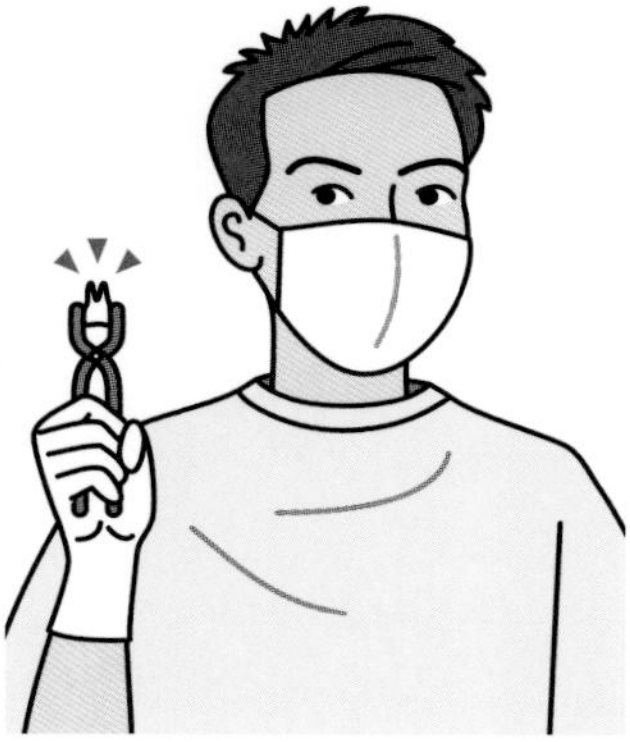

手術で執刀すること

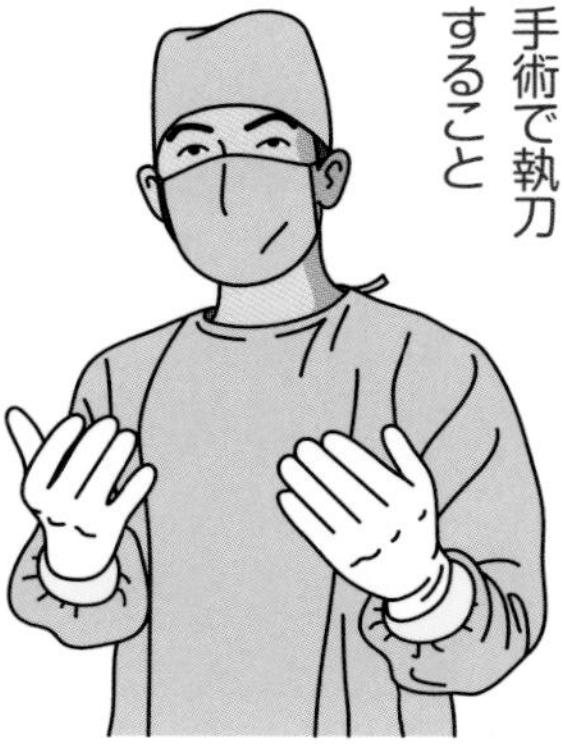

矯正装置を装着すること

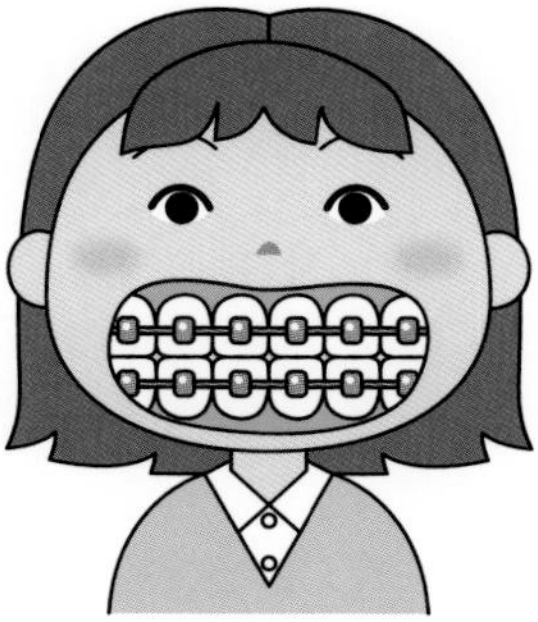

エックス線撮影をすること

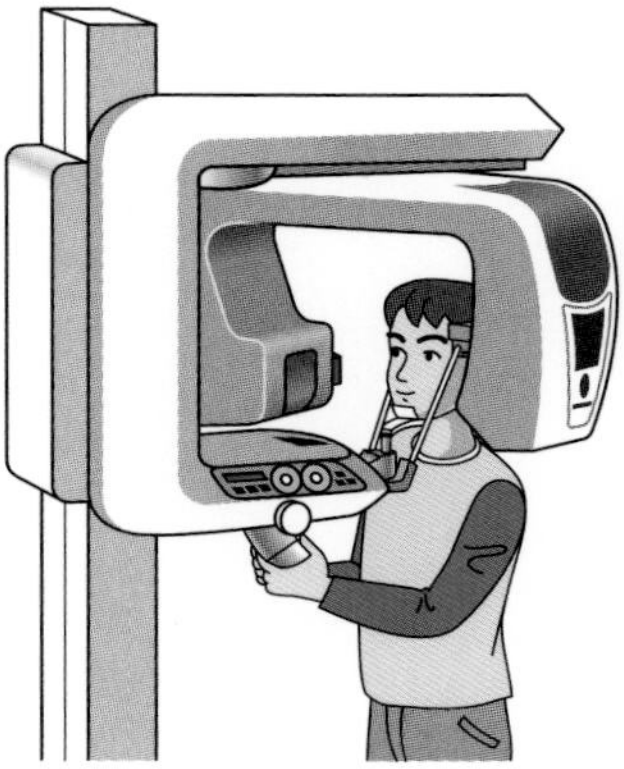

歯を削ったり、レーザーを当てたりすること

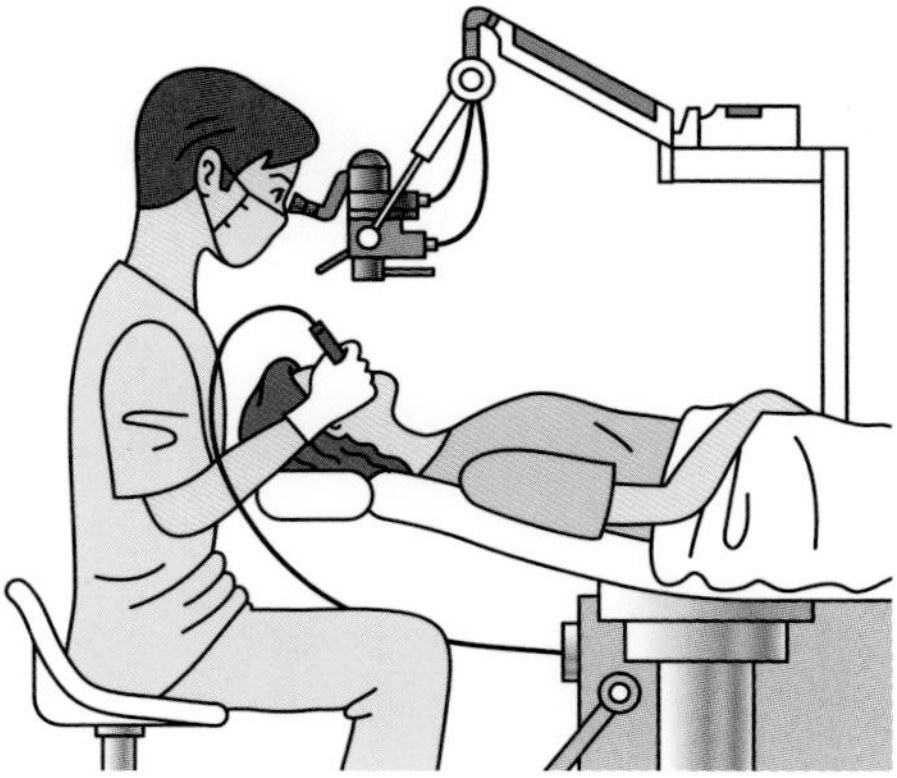

歯科医院の治療用語

……歯科医院で聞くかもしれない用語

歯科医院で使われる歯科用語には、診断や治療に関連する医学的な専門用語と、保険請求に関連するレセプト用語、治療手技に用いる器具や材料を識別するための用語、医院独自で決められた用語など各種の用語があります。ここではチェアに座って治療を受けている間に耳にするかも知れない用語を取り上げてみましょう。

・**印象**：一般的には物体の外形を再現するために型どりをしたもので、歯科ではトレーとよばれる器具に印象をとるための材料を盛り上げ口の中に入れ、歯や顎の型をとります。印象材にはアルギン酸、寒天、シリコーンゴムなどが使われます。とった印象に石膏を流し込み、石膏模型を作ります。近年は口腔内スキャナーでデジタルデータを得てコンピュータ上で口腔内を再現し、歯科用CAD／CAMシステムを用いてかぶせものなどを作製するようになってきています。

・**エキスカベーター**：手用切削器具の一つで、むし歯などにみられる細菌感染した象牙質の除去に用います。

・**エキスプローラー**：探針ともいわれ、むし歯の診査やかぶせものなどをつけた際の余分の接着剤（セメント）を除去するときに用いられます。

・**マイクロモーター**：歯科用チェアーユニットに付属。歯科用電気エンジンとも呼ばれます。100～4万回転／分と歯科用エアタービン（P.146）より遅いので、感染した象牙質の除去やかぶせものの研磨の際などに用いられます。

・**仮封**《かふう》：治療のために歯を削った時、あるいは根の治療を行った時に一時的にその部を封鎖することで、テンポラリーストッピング、仮封セメント、レジン系仮封材などと呼ばれるものを用います。

・**研磨**：口腔内ではザラザラしたものや尖ったものは非常に不快で、舌や粘膜を傷つけることがあります。かぶせものなどをかみ合わせの調整などで削った場合などに、最終的にマイクロモーターなどの回転切削器具の先端にシリコーンポイントなどの研磨材を取り付けてツルツルにします。

・**試適**《してき》：模型上で作られたかぶせものや入れ歯などを口腔内で実際に適合させ、その適否を診査することをいい、完成するまでの段階で数回にわたり繰り返すこともあります。

・**浸麻**《しんま》：浸潤麻酔。局所麻酔薬を目的のところの粘膜や歯根膜などの組織に注射し、知覚神経を麻痺させせま

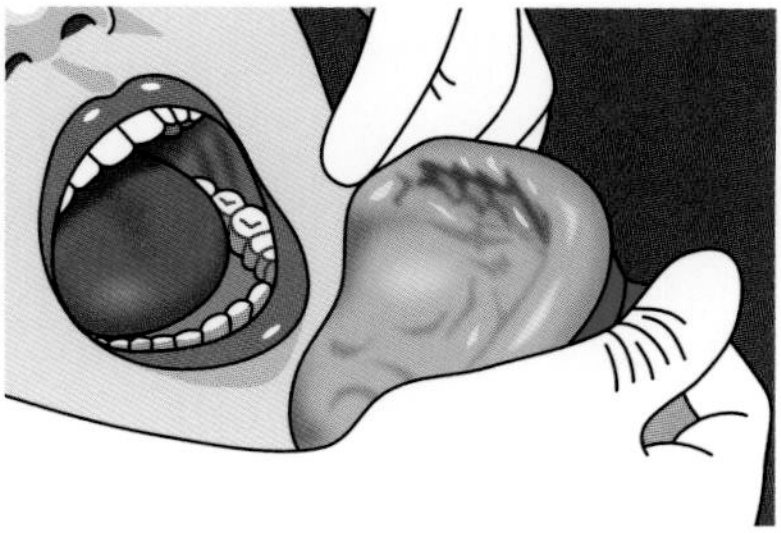

上顎歯列の印象採得をしたところ

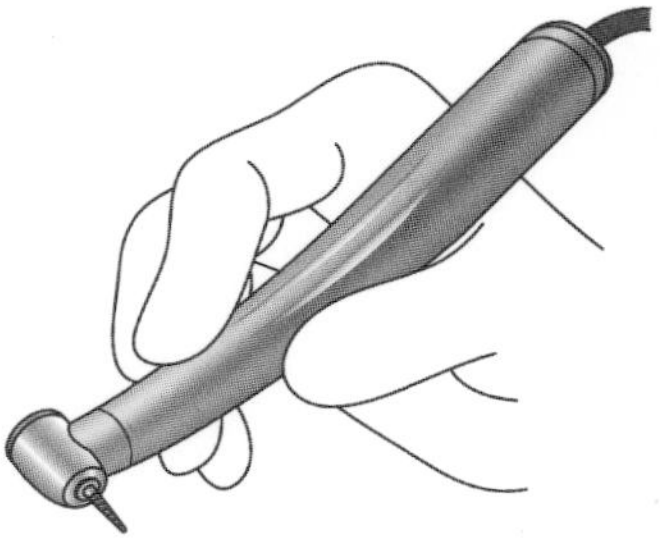

歯科用エアタービン
ハンドピースを取り付けて用います。

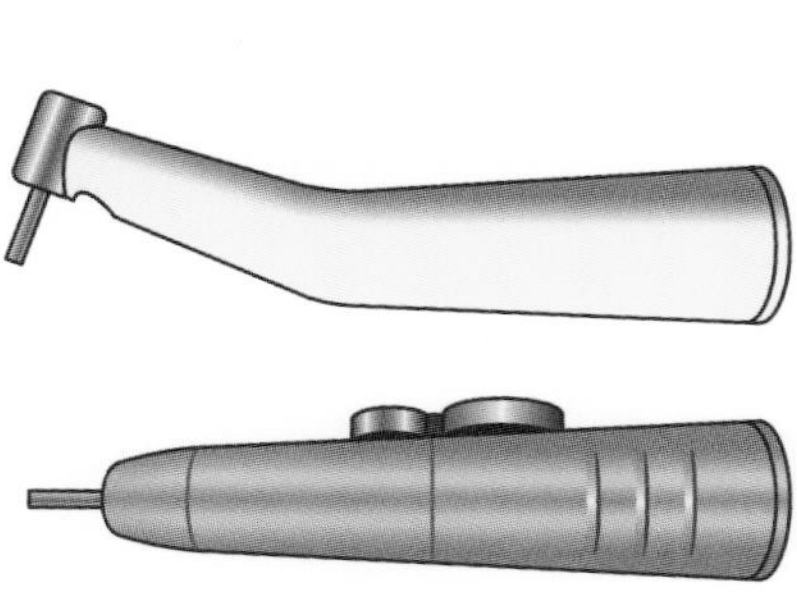

マイクロモーター
ストレートまたはコントラアングルのハンドピースを取り付けて用いる。

す。狭い範囲の治療によく使われます。

・**ストッピング（テンポラリーストッピング）**：ガッタパーチャと呼ばれるものを主材料とした、熱によって形態を変えられる白色の仮封材。根管治療の途中などで、歯冠にあけた穴を一時的に塞ぐのに用いられます。

・**スリーウェーシリンジ**：歯科用チェアーユニットに付属。水・エアー・水＋エアーと3つのパターンで吹きかけられます。

・**セット（set）**：かぶせものなどを口腔内の目的の箇所に装着することです。

・**歯科用エアタービン**：歯科用チェアーユニットに付属。30万〜50万回転／分の超高速で回転し、先端にダイヤモンドのポイントを取り付け、水を噴射し冷やしながら歯を削ります。

・**テック（TeK）**：テンポラリークラウンの略称で仮《かり》歯《ば》ともいいます。治療の途中で患部をむき出したままにしておくと見た目にも問題があり、周囲の歯との位置関係も狂ってくるので、出来合いのプラスチックの歯を調整し、かぶせものなどが完成するまで仮に装着しておきます。また奥歯でもかみ合わせの関係に狂いが生じてこないよう、プラスチックのテックを作製して仮に装着しておくことがあります。

・**伝麻《でんま》**：伝達麻酔。神経によって刺激が脳に伝わる途中で局所麻酔薬を作用させ、その部より末端を麻痺させます。神経の出口に用いますが、よく使われるのは下顎孔《かがくこう》伝達麻酔で、下顎の親知らずの抜歯の際などに用いられます。奥歯付近の下顎の骨は皮質骨が緻密で分厚いため、浸潤麻酔では効きが悪いです。

・**バキューム**：歯科用チェアーユニットに付属。口腔内の水や唾液、歯を削った粉などを吸引します。

• **Pul（プル）**：レセプト（診療報酬明細）における傷病名の一つで、Pulpitis（歯髄炎《しずいえん》）の略称です。急性化膿性歯髄炎、慢性潰瘍《かいよう》性歯髄炎など、歯髄が生きている歯で炎症を起こした歯髄を取る処置をした時に用います。

• **Per（ペル）**：レセプトにおける傷病名の一つでPeriodontitis（歯根膜炎・根尖《こんせん》性歯周炎）の略称です。急性化膿性根尖性歯周炎、慢性化膿性根尖性歯周炎など、歯髄が死んでしまっている歯で細菌に感染した歯髄を取る処置をした時に用います。

• **歯科用CAD／CAMシステム**：Computer-aided design/Computer-aided manufacturing の略です。コンピューターを用いて詰めものやかぶせものを設計し、加工する技術です。設計や加工には印象をとって作った石膏模型をスキャンしたり、口腔内スキャナーで口の中の状態をスキャンしたりして得られたデジタルデータを用います。

浸潤麻酔（浸麻）

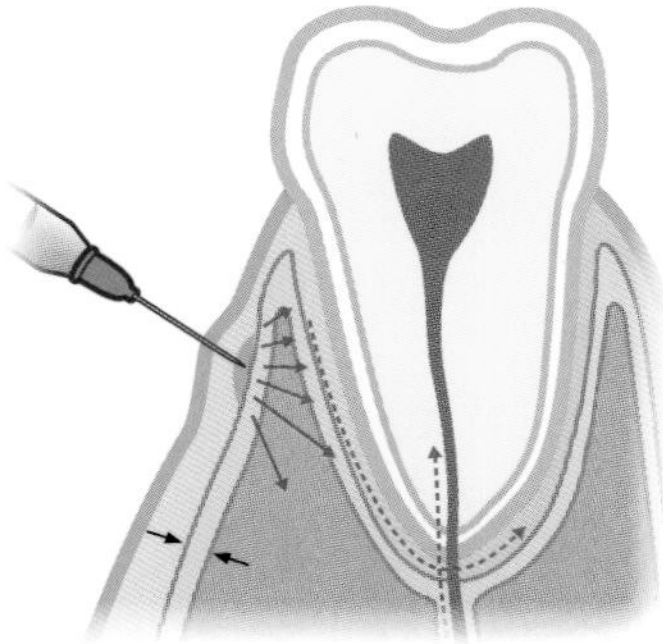

治療する歯の近くに麻酔し、細い神経に麻酔を効かせます。

伝達麻酔（伝麻）

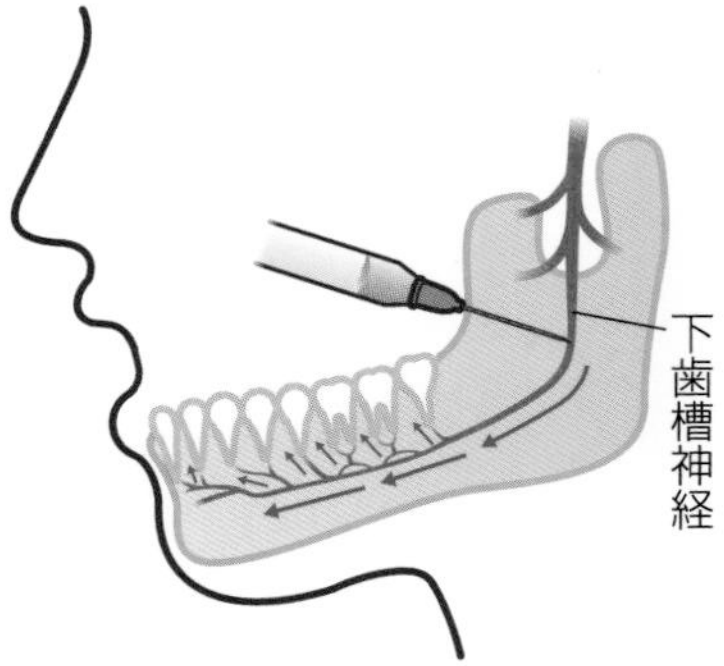

枝分かれする前の太い神経に麻酔し、その部から末端にある細い神経に麻酔を効かせます。

歯科医療を支える人々

……さまざまな職種が協力して成り立っている

歯科の世界を支えているのは大別すると診療現場、教育および研究機関、行政、機器や材料などの製造および販売企業といえるかもしれません。

歯科診療はこれまで歯科医師、歯科衛生士、歯科技工士による治療が中心でした。現在は特に病院や訪問歯科診療などで医療職や福祉職などさまざまな専門資格を持った人々が連携し、「チーム医療」が行われています。地域包括支援センターなどは好例です。またこういった医療の在り方をはじめ、医療制度や医療に関する法律の制定を進めるのが行政です。

歯科医療に携わるには、専門の教育を受ける必要があります。歯科医師を養成する6年制の大学、歯科衛生士や歯科技工士を育てる4年制の大学や短期大学、ならびに専門学校があります。これらの教育機関で所定の科目を修め、年1回行われる国家試験を経てそれぞれの免許を取得します。

忘れてはならないのが歯科で用いる治療機器や器具、材料や薬剤などを製造するメーカーや商社です。詰めものやかぶせものの材料はできるだけ天然の歯に近く見えることも大切ですが、治療機器や器具、材料や薬剤の全てにおいて安全で丈夫、また患者さんや医療従事者にとって不快感ができるだけ少ないことが大切。これらの開発に向け、歯科関連の企業などでは日々研究がなされ、提供され、改良されています（医療機器や材料等の製造、販売は国の承認が必要）。大学などでは研究のみならず、実際に患者さんを対象として臨床試験も行われます。

歯科医療には多くの人々や組織が関わっているのです。

多職種協働による歯科診療

これまでは歯科医師、歯科衛生士、歯科技工士で行われることが多かったが、さまざまな職種が連携、協働して患者さんの治療に当たっています。

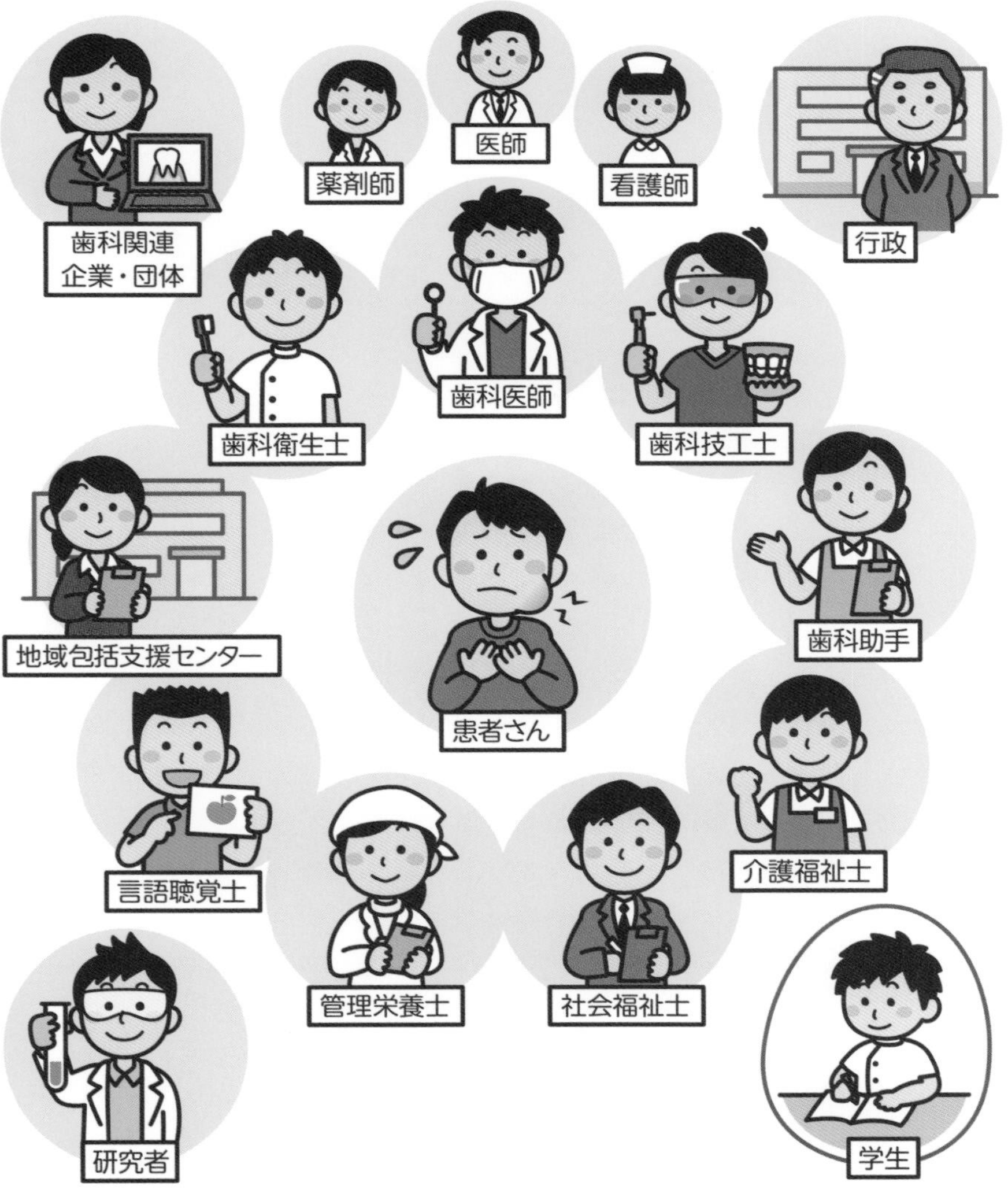

医師
薬剤師
看護師
歯科関連企業・団体
行政
歯科衛生士
歯科医師
歯科技工士
地域包括支援センター
歯科助手
患者さん
言語聴覚士
介護福祉士
管理栄養士
社会福祉士
研究者
学生

歯科医学の歴史

……人々は昔から歯の医療に取り組んできた

歯科医学の発祥、渡来経路

誰でも一度は経験がある歯の痛み。紀元前3000年頃の古代メソポタミア文明の遺物に、歯痛が起こるのは虫のせいだというような記述があり、当時は呪術や植物を用いて痛みに対応していたようです。

紀元前3世紀頃の「ヒポクラテス全集」には、病気は祟りではなく自然現象と書かれ、歯数の表示や歯痛の原因、治療法（抜歯、焼灼）なども記述されていました。

わが国で歯科医療の歴史が始まったのは、701年の「大宝律令」にみられる「耳目口歯科」です。その頃中国から仏教および歯磨きの風習が伝わり、楊枝（歯木《しぼく》）も持ち込まれ、口の中を清潔にしていたようです。氏族や官人の子弟から選抜された学生を医師として養成していました。

平安時代末期に歯科は「口歯科」となり、医博士である丹波康頼が編纂した「医心方」には、むし歯予防や歯石、口臭について書かれていました。

口中医《こうちゅうい》

戦国時代、丹波兼康が宮中から民間の口中医となった後、鉄砲伝来を機に西洋から南蛮医学が流入しました。口中医は朝廷や幕府所属だけではなく町の治療師も名乗っていましたが、来日したヨーロッパ人は医師で、麻酔のようなものを使って歯を抜いていたようです。

江戸時代の歯科治療は宮中の口中医であった丹波兼

康や、教えを受けた口中医が担当していました。また幕府に仕えていた歯医師が口、歯、舌、咽喉などの治療を行い、入れ歯の製作は口中入歯師、抜歯は歯抜き師と呼ばれる人が行っていました。

1853年の開国とともにアメリカの近代医学および歯科医学が入り、日本もその影響を強く受けました。西洋の歯ブラシも入ってきましたが、つくりがよくなく、明治の終わり頃までは房楊枝が主流だったようです。

明治に入り、文部省によって医制が制定され、医師の養成制度も充実していきました。当時は医師と歯科医師の区別はなかったのですが、1875（明治8）年4月に小幡英之助が医術開業試験を受け、「歯科」という言葉が登場するとともに日本初の歯科専門医になりました。歯科医師養成のための教育もこの頃から始まり、外国人歯科医師について歯科医学を学んだ人、外国で歯科を学んできた人、漢方の口腔医で西洋歯学を日本で学んだ人がいて、私塾などを開き、歯科医学の発展に貢献しました。

ワームの伝説

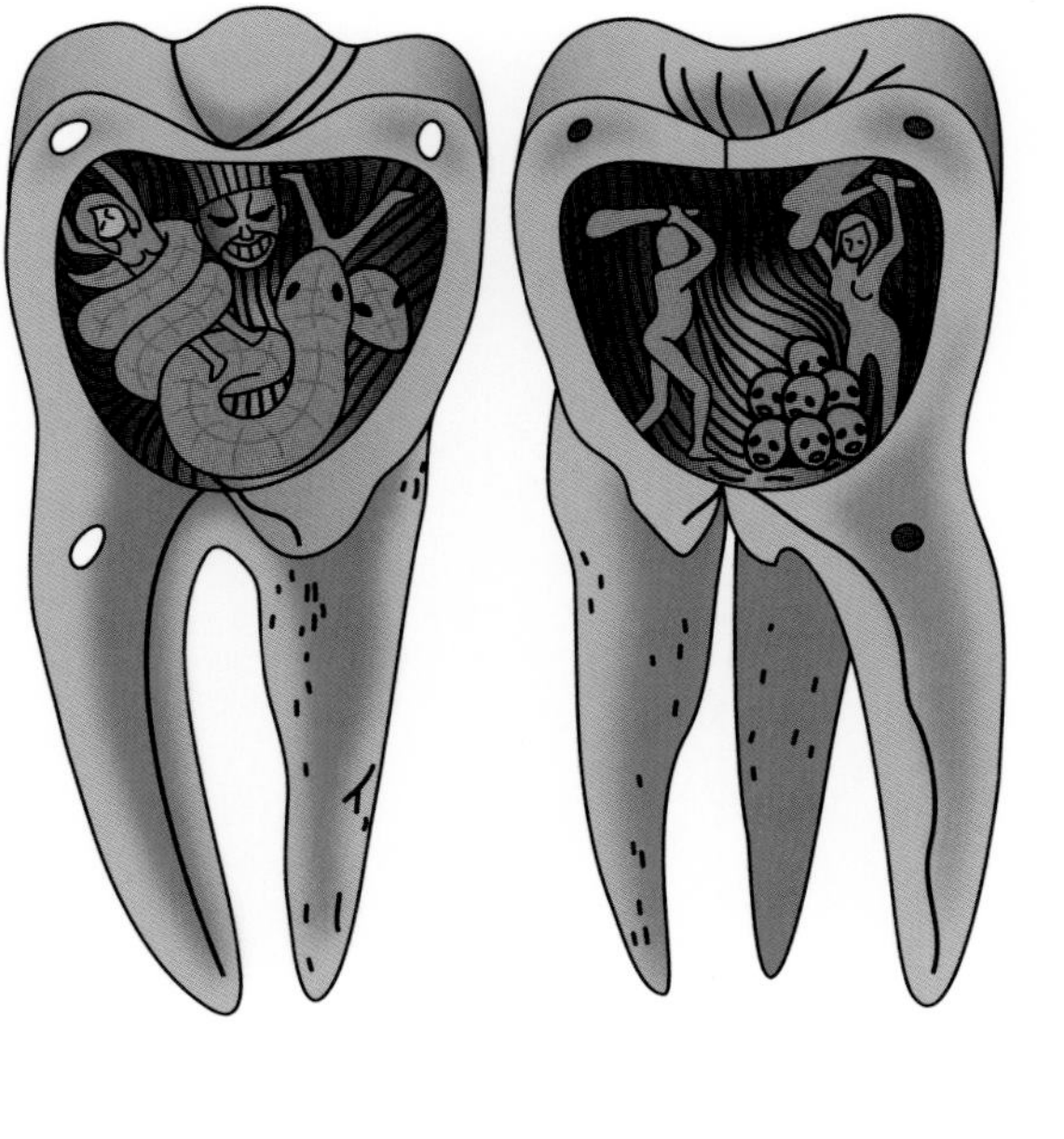

紀元前3000年頃、古代メソポタミア文明の遺物に「Legend of the Worm（ワームの伝説）」という粘土板があります。

「ワーム（足のない虫）は、歯と歯ぐきにひそみ、歯と血を食べ物にする」と刻まれていました。

日本が世界の歯科を支えている

求められる日本の高い技術

日本人には当たり前になっている歯磨き習慣。しかし、特に発展途上国では口の中をきれいにし、管理するという意識や、歯ブラシの正しい使い方などが国民に十分根付いていないところがあります。日本の歯科医師や歯科衛生士などがＪＩＣＡ海外協力隊やボランティアなどで現地に赴き、その国や地域の人々と交流を図り生活習慣を理解しながら、現地に合った方法で歯の磨き方や歯磨きの大切さを伝えています。また現地の歯科医療に携わっている人々に助言し協働することで、その国や地域全体の歯科保健医療の水準を上げることを目標に活動しています。

日本の歯科技工士の技術は世界でトップレベルにあり、アメリカやドイツなどで開業し、厚い信頼を得て活躍している日本人歯科技工士もいます。アメリカは日本のように国民全員が健康保険に加入しているわけではないので、高い治療費を支払う患者さんは天然の歯と見分けがつかないような精巧なものを求めます。日本人歯科技工士はその土地の言葉を学び、直接患者さんの要望を聞きつつ、高い技術を活かして装置を製作しています。

日本製の機械や器具、材料なども海外で大活躍。学生は高い技術力を活かした日本製の歯科用機器や歯の模型を用い、歯科医学を学んでいます。

丁寧な仕事ができる日本人、そしてその息が染み込んだ装置や器具。日本が世界の歯科を支えているといっても過言ではありません。

J　JICA海外協力隊の活動の様子

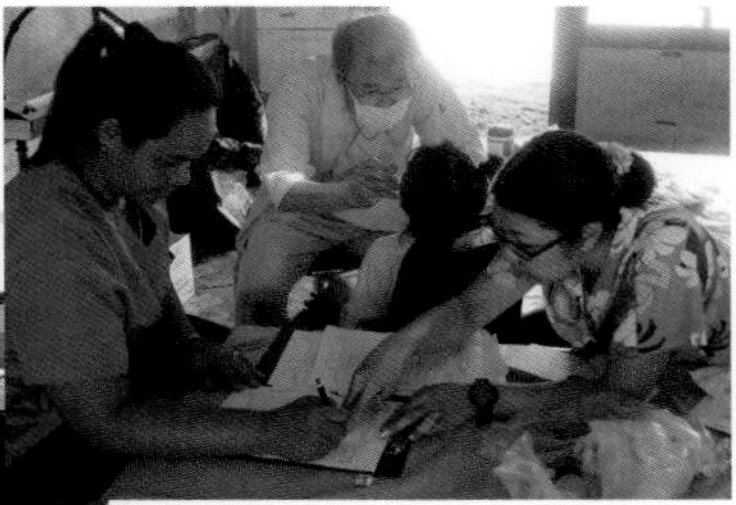

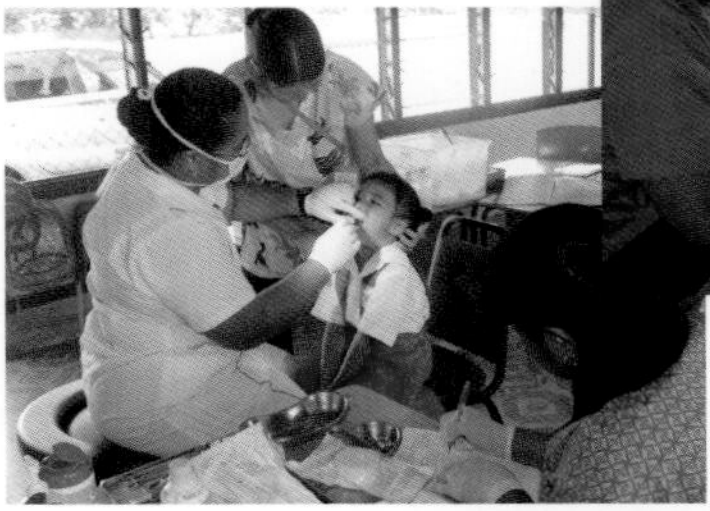

現地スタッフに日本で行っている歯の健診について説明しています。

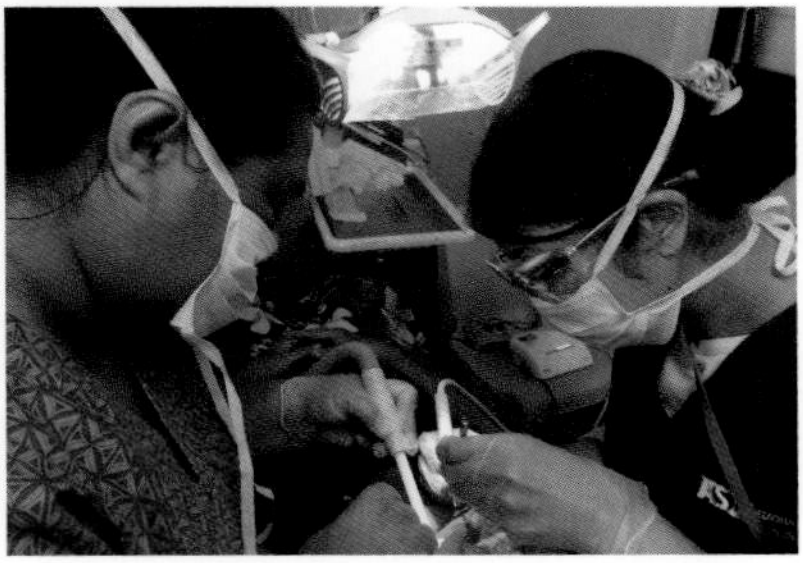

現地スタッフに歯石の取り方について説明しています。

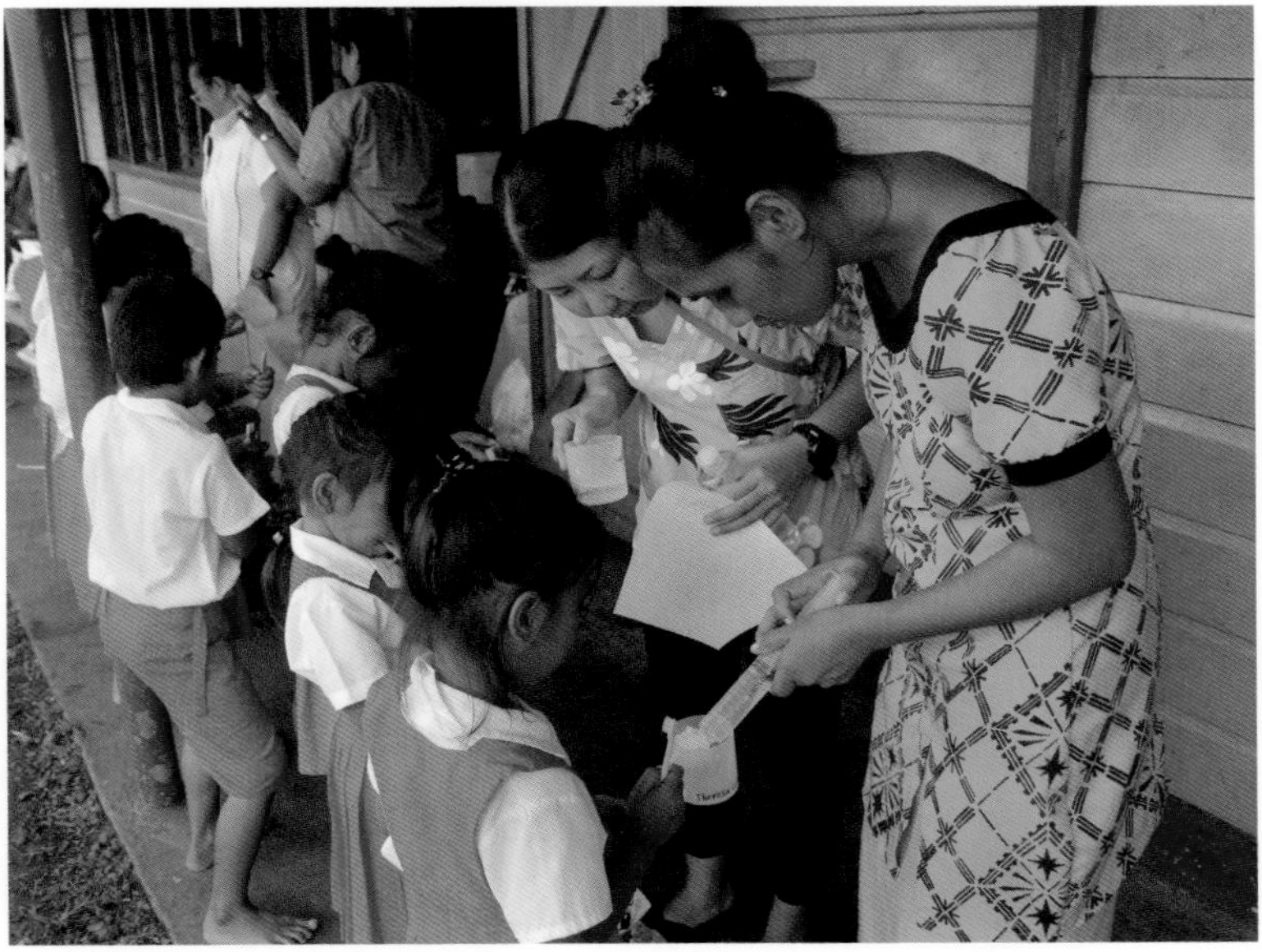

小学校の先生にフッ化物のうがい薬の使い方について説明しています。

写真提供：JICA海外協力隊経験者

さくいん

アルファベット

引用・参考文献一覧

本書の作成にあたり、多くの書籍、論文、ウェブサイトを参考にさせていただきました。

引用・参考文献は以下の通りです。

引用文献一覧

2章 45ページ

1）平成 28 年歯科疾患実態調査．18 ページ．厚生労働省（https://www.mhlw.go.jp/toukei/list/62-28.html）.

2）「第2回 永久歯の抜歯原因調査」報告書．25ページ．公益財団法人 8020 推進財団．2018.

2章 46ページ

1）Nakahara S, Tao SX, Kee CD, Chang YI, Lee YH et al. Ethnic differences concerning the congenital absence of third molars: A comparison of modern people in six Asian countries. Shigaku (Odontology)：84；551-559, 1997.

2章 72ページ

1）非歯原性歯痛の診療ガイドライン　改訂版．5ページ．一般社団法人　日本口腔顔面痛学会．2019.

参考文献一覧

全体

1）歯とお口のことなら何でもわかる テーマパーク 8020．交易社団法人　日本歯科医師会（https://www.jda.or.jp/park/）.

2）香川県歯科医師会編．歯にいいはなし．医歯薬出版 1995.

はじめに

1）Laura S. W, Sebastian D, Julien S, Luis A, Bastien L, et al. Neanderthal behavior, diet, and disease inferred from ancient DNA in dental calculus. Nature：544；357-361, 2017.

2）Israel H, Gerhard W. W, Rolf Q, Mathieu D, Rainer G, et al. The earliest modern humans outside Africa. Science：359；456-459, 2018.

3）Karen H, Stephen B, Matthew J. C, Almudena E, Don B et al. Neanderthal Medics? Evidence for Food, Cooking, and Medicinal Plants Entrapped in Dental Calculus. Die Naturwissenschaften：99；617-626, 2012.

1章

1）赤井三千男編．歯の解剖学入門．医歯薬出版　1990.

2）藤田恒太郎．歯の解剖学第22版．金原出版　1995.

3）後藤仁敏，大泰司紀之，田畑純，花村肇，佐藤巌編．歯の比較解剖学第2版．医歯薬出版　2014.

4）遠藤秀紀．哺乳類の進化．東京大学出版会　2002.

5）エドウィン H・コルバート，マイケル モラレス．脊椎動物の進化原著第4版．築地書館　1994.

6）酒井琢朗．歯の形態と進化．医歯薬出版　1989.

7）本川達雄編著．ウニ学．東海大学出版会　2009.

8）S. N. Bhaskar．ORBAN 口腔組織・発生学第3版．医歯薬出版　1987.

9）和泉博之，浅沼直和．ビジュアル生理学・口腔生理学第 3 版．学建書院　2014.

10）全国歯科衛生教育協議会監修．歯・口腔の構造と機能　口腔解剖学・口腔組織発生学・口腔生理学．医歯薬出版　2011.

11）D. H. Enlow．顎顔面の成長発育．医歯薬出版　1980.

12）下岡正八，五十嵐清治，苅部洋行，木本茂成，鈴木康生，大東道治，田村康夫，本川渉．新小児歯科学第 3 版．クインテッセンス出版　2009.

13）Schour I, Massler M 1941 The development of the human dentition. J Am Dent Assoc 28: 1153-1160.

2章

1）荒川浩久，尾崎哲則，三宅達郎編．歯科衛生士テキスト　口腔衛生学第 4 版　学建書院　2018.

2）松田裕子．オーラルヘルスケア事典―お口の健康を守るために―．学建書院　2013.

3）神原正樹，上根昌子．なぜ日本人の口腔内は改善されたのか?これからのチャレンジは何か?　ヘルスサイエンス・ヘルスケア :12;57-64, 2012.

4）平成28年歯科疾患実態調査．厚生労働省（https://www.mhlw.go.jp/toukei/list/62-28.html）.

5）「第2回 永久歯の抜歯原因調査」報告書．公益財団法人 8020 推進財団．2018.

6）Nakahara S, Tao SX, Kee CD, Chang YI, Lee YH et al. Ethnic differences concerning the congenital absence of third molars: A comparison of modern people in six Asian countries. Shigaku (Odontology)：84；551-559, 1997.

7）Lozano M, Subirà ME, Aparicio J, Lorenzo C, Gómez-Merino G. Toothpicking and Periodontal Disease in a Neanderthal Specimen from Cova Foradà Site (Valencia, Spain). PLOS ONE：8；e76852, 2013.

8）加藤哲男，奥田克爾，高添一郎．歯周病原細菌である黒色集落形成嫌気性桿菌研究 50 年の進歩．歯科学報：104；87-92, 2004.

9）沼部幸博．歯周組織に対する喫煙の影響．日本歯周病学会会誌：45；133-141, 2003.

10）廣畑直子，相澤聡一，相澤（小峯）志保子．歯周病と全身疾患．日大医学雑誌：73；211-218, 2014.

11）吉江弘正，伊藤公一，村上伸也，申基喆編．臨床歯周病学第 2 版．医歯薬出版　2013.

12）天野敦雄，岡賢二，村上伸也監修．ビジュアル　歯周病を科学する．クインテッセンス出版　2012.

13）からだの健康は歯とはぐきから．公益財団法人 8020 推進財団．2018.

14）加藤隆史．睡眠をじっくり見たら気づく現象．第 6 回 ISMSJ サテライトシンポジウム．日本臨床睡眠医学会．2018.

15）馬場一美著，一般社団法人日本顎関節学会編．新編　顎関節症．永末書店　2013.

16）坂本治美，日野出大輔，武川香織，真杉幸江，高橋侑子ほか．妊娠期の歯周状態と低体重児出産のリスクに関する観察研究．口腔衛生学会雑誌：66；322-327, 2016.

17）牧野利彦．妊産婦における口腔健康管理の重要性．厚生労働省　第 2 回 妊産婦に対する保健・医療体制の在り方に関する検討会（平成 31 年 3 月 15 日，https://www.mhlw.go.jp/content/12401000/000488879.pdf）.

18）藤原裕美，青木正則，川口和幸，工田昌也，平川勝洋，原田康夫．ガルバニー電流によると思われた舌炎症例．耳鼻咽喉科臨床：84；1267-1272, 1991.

19）秋葉陽介，渡邉　恵，峯　篤史，池戸泉美，二川浩樹．歯科金属アレルギーの現状と展望　補綴主導の歯科金属アレルギー診療ガイドライン策定．日本補綴歯科学会誌：8；327-339, 2016.

20）口腔外科相談室．公益社団法人　日本口腔外科学会（https://www.jsoms.or.jp/public/）.

21）非歯原性歯痛の診療ガイドライン　改訂版．一般社団法人　日本口腔顔面痛学会．2019.

22）株式会社サンギ　アパガード　歯の事典オーラルペディア　むし歯（https://www.apagard.com/oralpedia/trouble/details/Vcms4_00000097.html）

23）ライオン　予防歯科から生まれたクリニカ　歯の健康基礎知識　むし歯とは?（https://clinica.lion.co.jp/oralcare/mushiba.htm）

3章

1）荒川浩久，尾崎哲則，三宅達郎．歯科衛生士テキスト　口腔衛生学第 4 版．学建書院　2018.

2）伊藤康雅．口腔衛生と口腔内細菌．耳鼻咽喉科展望 :45;226-234, 2002.

3）松田裕子．オーラルヘルスケア事典―お口の健康を守るために―．学建書院　2013.

4）朝日新聞教育プロジェクト 週末 be・e06（今さら聞けない＋）甘味料の種類．朝日新聞社　2014.（https://www.asahi.com/shimbun/nie/kiji/20140510/）

5）公益財団法人ライオン歯科衛生研究所　歯みがき 100 年物語　健康づくりはお口から（https://www.lion-dent-health.or.jp/100years/article/health/005.htm）

6）公益財団法人ライオン歯科衛生研究所　歯と口の健康研究室　歯ブラシでのみがき方基本（https://www.lion-dent-health.or.jp/labo/article/care/01.htm）

7）石井拓男，渋谷　鑛，西巻明彦．スタンダード歯科医学史．学建書院　2009.

6）榊原悠紀田郎．歯記列伝．クインテッセンス出版　1995.

7）笠原　浩．歯科医学の歴史．松本歯科大学出版会　2015.

8）長崎県歯科医師会　歯の歴史博物館（http://www.nda.or.jp/study/history）

9）一般社団法人愛知県歯科医師会　歯の博物館～歯と口の健康ミュージアム～（http://www.aichi8020.net/museum/museum.html）

10）公益社団法人 神奈川県歯科医師会　歯の博物館（https://www.dent-kng.or.jp/museum/ja/）

4章

・口腔外科相談室．公益社団法人　日本口腔外科学会（https://www.jsoms.or.jp/public/）.

・一般社団法人　吹田市歯科医師会　歯の広場（http://www.ha-suita.com/qanda.html）.

・Taylor T.D, Laney W.R. Dental implant：Are They For Me ?, 2nd Ed. Quintessence Pub. Illinois, 1993.

・学校法人藤田学園藤田医科大学医学部応用細胞再生医学講座　幹細胞とは（http://www.fujita-hu.ac.jp/~stemcell/stemcell-page.html）.

・日経 BP 総合研究所　iPS 細胞　ねつ造論文も出たクローンヒト ES 細胞や STAP 細胞との違いは?（https://project.nikkeibp.co.jp/behealth/atcl/keyword/19/00016/）.

・株式会社セルテクノロジー　歯髄細胞ガイド　歯髄細胞の魅力（https://www.acte-group.com/guide/attraction）.

・Sakai K, Yamamoto A, Matsubara K, Nakamura S, Naruse M, et al. Human dental pulp-derived stem cells promote locomotor recovery after complete transection of the rat spinal cord by multiple neuro-regenerative mechanisms. J Clin Invest：122；80-90, 2012.

・特定国立研究開発法人　理化学研究所　理研の博士に聞いてみよう!抜けてしまった歯や毛を再生します。（https://www.riken.jp/medialibrary/riken/pr/fun/kids/2017_tsuji.pdf）.

・池田悦子，中尾一久，辻　孝．次世代歯科治療である「歯の再生」研究の戦略と展開．日本再生歯科医学会誌：5；94-104, 2008.

・安井利一．スポーツ現場での頭頸部外傷　マウスガード（マウスピース）の役割．臨床スポーツ医学：31；236-239, 2014.

・越野　寿，石島　勉，平井敏博．スポーツ現場での頭頸部外傷　マウスガードの選択基準：既製品（市販品）VS．カスタムメイド（オーダーメイド）．臨床スポーツ医学：20；1385-1390, 2003.

・石島　勉．スポーツ歯科医学の過去・現在・未来　マウスガードの材料と製作法．日本臨床スポーツ医学会誌：11；230-237, 2003.

・矢野　顕，野見山和貴，辻村正康，新家義章．ガイドラインに則ったスポーツマ

2）大塚製薬健康保険組合　健保のしくみ　保健給付いろいろ　健康保険でできる歯の治療（https://www.kenpo.gr.jp/opckenpo/contents/shikumi/kyufu/sagaku/teeth.html）.
3）公益社団法人日本歯科衛生士会（https://www.jdha.or.jp/）
4）公益社団法人日本歯科技工士会（http://sp.nichigi.or.jp/）
5）大阪歯科大学．患者さんのための歯科用語集．2014.
6）石井拓男，渋谷　鑛，西巻明彦．スタンダード歯科医学史．学建書院　2009.
7）榊原悠紀田郎．歯記列伝．クインテッセンス出版　1995.
8）笠原　浩．歯科医学の歴史．松本歯科大学出版会　2015.
9）長崎県歯科医師会　歯の歴史博物館（http://www.nda.or.jp/study/history）
10）一般社団法人愛知県歯科医師会　歯の博物館～歯と口の健康ミュージアム～（http://www.aichi8020.net/museum/museum.html）
11）公益社団法人 神奈川県歯科医師会　歯の博物館（https://www.dent-kng.or.jp/museum/ja/）

おわりに

1）Sakai K, Yamamoto A, Matsubara K, Nakamura S, Naruse M, et al. Human dental pulp-derived stem cells promote locomotor recovery after complete transection of the rat spinal cord by multiple neuro-regenerative mechanisms. J Clin Invest：122；80-90, 2012.

ウスガード製作ー高品質なマウスガード製作のために必要な知識の整理　前編　マウスガードの種類と設計のポイント．歯科技工：44；338-341，2016.
・加藤純二，部谷　学，鶴田博文，守谷佳世子．歯の漂白のメカニズムと難症例対応．歯界展望：115；837-852，2010.
・加藤純二，五十嵐章浩，中澤妙衣子，明石　豪，守谷佳世子，部谷　学．「ピレーネ」の登場にみる　歯牙漂白の新しい展開　漂泊の基礎とメカニズム．歯界展望：11；734-743，2007.
・山本龍生．歯科から考える認知症予防への貢献．日本口腔インプラント学会誌：30；230-234，2017.
・中里文香．義歯治療による咬合力の上昇が脳活動に及ぼす影響ー7T f MRI を用いた客観的評価ー．岩手医科大学歯学雑誌：43；36-47，2018.
・ヤクルト中央研究所　特集コンテンツ　脳腸相関（https://www.acte-group.com/guide/attraction）.
・須藤信行．脳機能と腸内細菌叢．腸内細菌学雑誌：31；23-32，2017.
・福士　審．過敏性腸症候群と腸内細菌叢 gut microbiota．腸内細菌学雑誌：32；1-6，2018.
・山崎和久．歯周病と全身疾患の関連　口腔細菌による腸内細菌叢への影響．化学と生物：54；633-639，2016.
・石井拓男，渋谷　鑛，西巻明彦．スタンダード歯科医学史．学建書院　2009.

5章

1）全国健康保険協会東京支部　健康サポート　歯の健康　歯の治療はどこまで健康保険が適用されるの？（https://kenkousupport.kyoukaikenpo.or.jp/support/04/20131122.html）.

著者プロフィール

柿本 和俊

1982年大阪歯科大学歯学部卒業、1987年同大学大学院歯学研究科博士課程修了（歯学博士）、同年歯学部助手（歯科補綴学第一講座）。2003年講師（高齢者歯科学講座）、2017年より医療保健学部口腔工学科長、教授。日本レーザー歯学会（指導医、専門医）、日本老年歯科医学会（指導医、専門医）。

中塚 美智子

静岡県立大学経営情報学部卒業後、新聞社勤務を経て九州歯科大学入学。卒業後、大阪歯科大学附属病院にて臨床研修。同大学助手、講師を経て、現在医療保健学部准教授。博士（歯学）、労働衛生コンサルタント、1級キャリアコンサルティング技能士。講義・実習、研究の他学生のキャリア形成も支援。

隈部 俊二

1954年生まれ。1977年東京都立大学法学部卒業。1994年大阪歯科大学歯学部卒業、歯科医師免許下附。1996年大阪歯科大学口腔解剖学講座助手。2004年博士（歯学）の学位受領、講師。2009年准教授。2018年専任教授。歯系組織の発生・微細構造、硬組織の再生などの研究に従事。

三上 豊

1978年岐阜歯科大学卒業、大阪歯科大学第一口腔外科入局。1981年同科助手。1989年日本口腔外科学会認定医、1990年ブローネマルクインプラント認定医取得。2013年博士号取得（大阪歯科大学）。現在、三上歯科クリニックにて歯科本来の「食べる」をテーマにした総合医療を実践。

神 光一郎

1996年朝日大学歯学部卒業、1997年厚生省（現厚生労働省）に着任。2004年より同省地域保健室長補佐、臨床研修専門官を歴任。2007年より大阪歯科大学口腔衛生学講座助教に着任。2012年同大学にて博士号（歯学）を取得。2017年より同大学医療保健学部准教授。社会経済的見地から歯科学研究に取り組んでいる。

おわりに

「歯のきほん」を手にしてくださったみなさん、最後まで読んでくださり本当にありがとうございました。

今回5名で分担して書きました。ひとくちに「歯」といっても奥は深いです。歯や口のことから全身との関連まで幅広く、それぞれの専門を活かしてできる限り分かりやすくみなさんに知っていただくべく筆を進めてきたつもりです。

歯や口の中はなかなか見づらく、イメージしにくいですね。文章だけではうまく伝わらない内容も多かったことから、特にイラストはできる限りこちらの要望を表現していただきました。最終的に歯や口がどのような状態になっているか、一目でわかるようになったと思います。

ひろく一般の方々を対象にした、歯や口のことを1冊にまとめた本はありそうでありながらあまり見当たりません。その意味でも「ワンチーム」で取り組んだ誇れる本になったのではないかとうれしく感じています。「歯のきほん」でお伝えした内容をもっともっと深く、複雑にしたことが日々臨床現場で行われています。これまでは諦めていたが、歯科医療の発展で諦めなくてよくなった症例もあります。また歯髄の細胞を使った再生医療に関する研究などは歯が持つ可能性を示しただけではなく、歯や口の機能の回復や生活の質の向上に明るい道を開きました。歯や口は一見すると狭い世界のようですが、実際は本当に奥深く、可能性を大いに秘めた器官だとみなさんに理解をいただけたらこの上ない喜びです。

最後に、このような機会を与えてくださいました株式会社誠文堂新光社の秋元宏之様、また終始こちらの意向が最大限表現されるよう常に細やかなお気遣いを賜りました有限会社ケイデザインの長道奈美様をはじめとした関係各位に、執筆者一同厚く御礼申し上げます。

2020年6月　執筆者一同

編集制作：有限会社 ケイデザイン
編　　集　長道 奈美
本文デザイン　北村 裕子・松永 葵
本文イラスト　ソウケン・ぼん＊ねぎとろ・東野 小夜子・塚越 勉
本文 DTP　屋田 優佳
カバーデザイン　谷口 聡和子

歯《は》のしくみから病気《びょうき》、予防《よぼう》や治療《ちりょう》、
美容《びよう》、健康《けんこう》、歯科業界《しかぎょうかい》まで
図解《ずかい》でよくわかる 歯《は》のきほん

NDC497

2020年7月20日　発　行

著　者　柿本《かきもと》 和俊《かずとし》、隈部《くまべ》 俊二《しゅんじ》、神《じん》 光一郎《こういちろう》、中塚《なかつか》 美智子《みちこ》、三上《みかみ》 豊《ゆたか》
発行者　小川雄一
発行所　株式会社 誠文堂新光社
〒113-0033　東京都文京区本郷 3-3-11
（編集）電話 03-5800-5779
（販売）電話 03-5800-5780
https://www.seibundo-shinkosha.net/
印刷所　広研印刷 株式会社
製本所　和光堂 株式会社

ISBN978-4-416-62045-8